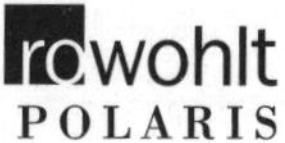

**Dr. med. Peer Aries**
mit Ana González y Fandiño

# RHEUMA

**Wissen statt Mythen – rheumatische Erkrankungen verstehen und in den Griff bekommen**

Rowohlt Polaris

2. Auflage September 2023
Originalausgabe
Veröffentlicht im Rowohlt Taschenbuch Verlag, Hamburg, September 2023

Redaktion Steffen Geier
Covergestaltung HAUPTMANN & KOMPANIE Werbeagentur, Zürich
Coverabbildung Asja Caspari
Satz Freight Text Pro bei Dörlemann Satz, Lemförde
Druck und Bindung CPI books GmbH, Leck
ISBN 978-3-499-01109-2

Die Rowohlt Verlage haben sich zu einer nachhaltigen Buchproduktion verpflichtet. Gemeinsam mit unseren Partnern und Lieferanten setzen wir uns für eine klimaneutrale Buchproduktion ein, die den Erwerb von Klimazertifikaten zur Kompensation des $CO_2$-Ausstoßes einschließt.
www.klimaneutralerverlag.de

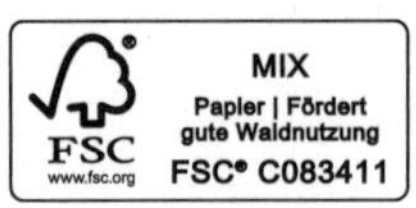

# Inhaltsverzeichnis

# Vorwort

Auch ohne persönlich betroffen zu sein oder sich groß für Medizin zu interessieren – von *Rheuma* haben wir alle schon einmal gehört. Sofort steigen stereotype Bilder vor unserem inneren Auge auf. Und so unterschiedlich sie auch sein mögen, eins ist ihnen allen gemein: Es handelt sich in der Regel um alte Menschen, denen die Schmerzen und Beeinträchtigungen durch die Krankheit anzusehen sind. Ob das nun Oma Gertraud ist, die mit ihren verformten Fingern nicht mehr richtig greifen kann, oder Herr Schmitz von gegenüber, der wegen seiner Kniegelenke nach Jahrzehnten das Wandern aufgeben musste.

An diese Vorstellungen ist häufig jede Menge vermeintliches Wissen geknüpft. Denn tatsächlich stimmt nicht vieles von dem, was im Familien-, Freundes- und Bekanntenkreis ausgetauscht wird beziehungsweise in den Medien zu lesen, sehen oder hören ist. Dabei befindet man sich leider schnell in bester Gesellschaft, denn manch einem Irrglauben sitzen sogar Menschen auf, die im Gesundheitsbereich tätig sind, einschließlich vieler Ärzt:innen.

Insofern haben wir Rheumatolog:innen es nicht nur mit der jeweiligen entzündlich-rheumatischen Krankheit zu tun. Wir sind immer auch gefordert, das Sammelsurium aus falschen Grundannahmen, Missverständnissen und (gefährlichem) Halbwissen zu berücksichtigen, das sich über die Jahre, Jahrzehnte und Jahrhunderte zu dem verdichtet hat, was im Zentrum dieses Buches steht: der «Mythos *Rheuma*». Heutzutage würde man dazu wahrscheinlich nicht mehr «Mythos» sagen, stattdessen heißt es in der Sprechstunde häufig: «Ich habe im Internet gelesen, dass ...» Inhalt und Effekt solcher Informationen sind aber traditionellen Mythen sehr ähnlich. Denn allzu häufig werden im Internet (oder im Fernsehen, in der Zeitung, im Radio etc.) angebliche Tatsachen als «wahr» und «bewiesen» dargestellt, mit dem einzigen Nachweis, dass man da jemanden kenne, der das eben genau so erlebt oder erfahren habe. Und sobald die Aussage dort schwarz auf weiß steht, ist sie ohne jegliche Zeitverzögerung von überall auf der Welt abrufbar (und wird ihrerseits als Beleg für den angeblichen Wahrheitsgehalt des Mythos angeführt). Stolpert man dann über eine ähnliche Behauptung auf einer oder mehreren anderen Webseiten, hat man auch schon die vermeintliche Bestätigung gefunden. Es kommt zu dem, was wir einen Bestätigungsfehler oder auch *confirmation bias* nennen.

Vor diesem Hintergrund habe ich für dieses Buch aus dem großen Meer der Mythen zu den entzündlich-rheumatischen Krankheiten diejenigen herausgefischt, die mir in meiner Sprechstunde, in Internetforen sowie auf Veranstaltungen mit Patient:innen am häufigsten begegnen. Dabei beschränke ich mich nicht nur auf traditionelle Mythen aus vorherigen Jahrhunderten, also gewissermaßen die «Klassiker», sondern behandele bewusst auch moderne Mythen, die erst in jüngerer Vergangenheit entstanden sind. Alle zusammen lassen sich in drei große Gruppen unterteilen:

- Allgemeine Mythen
- Mythen zu Ursachen
- Mythen zu Therapien

Jeder einzelne Mythos wird nach demselben Muster unter die Lupe genommen, wobei ich mich an folgenden drei Fragen orientiere:

- Wie lautet der Mythos und worauf gründet er? → *Der Mythos*
- Wie sieht der aktuelle Stand des Wissens dazu wirklich aus? → *... und die Fakten dazu*
- Was können Sie für sich mit nach Hause und in Ihren Alltag beziehungsweise mit in die nächste Sprechstunde nehmen? → *die Take-home-Message*

Wie Sie sehen werden, verfolge ich zwei Ziele mit diesem Buch: Zum einen möchte ich in einem kurzen ersten Teil die gesellschaftliche Wahrnehmung von *Rheuma* erweitern. Die Kursivsetzung mag Sie irritieren, doch aus medizinischer Sicht ist sie unerlässlich – weil *Rheuma* eben keine einzelne Erkrankung ist, sondern ein Sammelbegriff für Hunderte von Erkrankungen, die in jedem Alter auftreten können. Wir Rheumatolog:innen verstehen uns deshalb auch grundsätzlich als klinische Immunolog:innen und Expert:innen für Autoimmunerkrankungen.

Zum anderen möchte ich in einem längeren zweiten Teil mit den gängigsten Mythen in der Rheumatologie aufräumen, um betroffenen Menschen zu helfen, ihre Chance auf die bestmögliche medizinische Versorgung wahrzunehmen und besser zwischen Mythen und Fakten unterscheiden zu können. Dabei setze ich auf die mündige Patientin beziehungsweise den mündigen Patienten. Und das geht nicht ohne eine fundierte Entscheidungsgrundlage. Denn je mehr Betroffene über ihre Erkrankung wissen, desto besser können sie

1. sich mit ihr auseinandersetzen und sie verstehen,
2. individuell passende Bewältigungsstrategien finden und dauerhaft anwenden sowie
3. informierte Entscheidungen über Behandlungsoptionen gemeinsam mit den behandelnden Ärzt:innen treffen.

Der Weg dorthin ist ein Prozess, den man heute auch als *Empowerment* bezeichnet und zu dem ich auch mit diesem Buch beitragen möchte. In diesem Sinne lade ich Sie ein, mit mir zu erkunden, welche Mythen und Narrative sich um die rheumatischen Erkrankungen ranken – um sie zu entlarven und zu entdecken, was wirklich hinter diesen Krankheiten steckt und wie man bestmöglich mit ihnen leben kann.

# Teil 1

# Entzündlich-rheumatische Erkrankungen – eine Einführung

## *Rheuma* damals und *Rheuma* heute

Was ist das denn nun eigentlich, dieses *Rheuma*? Das Wort hat einen altgriechischen Ursprung und bedeutet wörtlich so viel wie «fließender Schmerz». Das bezieht sich darauf, dass es sich historisch betrachtet um einen Sammelbegriff handelt, unter dem jegliche Schmerzen im Bewegungsapparat zusammengefasst wurden, die typischerweise einen wechselhaften Verlauf zeigen: Während es den Betroffenen an dem einen Tag gut geht, können sie sich an einem anderen nicht einmal mehr selbst einen Pullover anziehen.

Bis heute hält sich hartnäckig die Vorstellung, dass Schmerzen im Bewegungsapparat immer gleich *Rheuma* seien – und es kein *Rheuma* ohne Gelenkschmerzen gebe. Was allerdings genauso falsch ist wie die weitverbreitete Annahme, dass die Rheumatologie ein Untergebiet der Geriatrie (Altersmedizin) oder Orthopädie darstelle. Die Medizin hat sich im Laufe der Jahrhunderte weiterentwickelt, hinzugelernt und spezialisiert, sodass heute streng genommen ausschließlich entzündliche Erkrankungen unter den Begriff *Rheuma* gefasst werden. Nicht entzündliche Veränderungen wie Arthrose – der ein fortschreitender Verschleiß der Gelenke zugrunde liegt – oder auch das Fibromyalgie-Syndrom – als nicht entzündliches Weichteilrheuma bekannt – fallen im engeren Sinne nicht unter *Rheuma* beziehungsweise unter die entzündlich-rheumatischen Erkrankungen, wie die medizinisch korrekte Bezeichnung lautet.

Aber wonach entscheidet die moderne Medizin eigentlich genau, welche Krankheit nun zu *Rheuma* dazugehört und welche nicht? Als ausschlaggebendes gemeinsames Kriterium gilt, dass es zu einer generalisierten, das heißt systemischen Entzündung kommt, die durch das Immunsystem vermittelt wird. Diese körpereigene Krankheitsabwehr besteht unter anderem aus Knochenmark, Thymus, Milz, Rachenmandeln, Lymphknoten und speziellen weißen Blutkörperchen, die wie in einem Netzwerk miteinander kommunizieren und interagieren. Erkrankt man an *Rheuma*, dann kommt es also zu einer ungewollten Reaktion des Immunsystems, die sich gegen den eigenen Körper richtet. In der Medizin sprechen wir in solchen Fällen von Autoimmunerkrankungen.

Gehen wir einen Schritt zurück, dann stellt sich die Frage: Was heißt das für die Ursachen von *Rheuma*? Die ursprüngliche Entzündung, die den rheumatischen Beschwerden zugrunde liegt, entsteht nach heutigem Wissen nicht lokal in einem Organ wie dem Auge, der Niere oder der Lunge beziehungsweise in einem Gelenk wie dem Knie-, dem Hüft- oder dem Fingergelenk. Sie bahnt sich stattdessen zentral im Immunsystem an, um dann von dort durch die weißen Blutkörperchen in die einzelnen Organe oder Gelenke getragen zu werden und sich dort weiterzuentwickeln.

Die meisten rheumatologischen Erkrankungen zählen demzufolge zu den Autoimmunerkrankungen, bei denen das Immunsystem offensichtlich nicht nur gegen Viren und Bakterien kämpft, sondern eben auch gegen den eigenen Körper. Es handelt sich dabei um eine übermäßige Aktivierung des Immunsystems, das dann quasi «hochtourig» – im übertragenen Sinne mit einer Leistung von sozusagen 130 Prozent – läuft. Da der eigentliche Fehler nicht in dem betroffenen Organ oder Gelenk an sich liegt, ist es auch selten sinnvoll, nur die eine entzündete Stelle des Körpers zu behandeln. Denn das Immunsystem sucht sich dann in der Regel einfach eine andere Stelle für die Entzündung. Dementsprechend zielen rheumatologische Therapien nicht nur auf die eine Entzündung, die sich bemerkbar macht, sondern versuchen, «ganzheitlich» anzugreifen, also die Ursachen im Immunsystem an der Wurzel zu packen.

Um einmal aus meinem «beruflichen Nähkästchen» zu plaudern: Es kommt zwar nicht täglich, aber doch immer wieder vor, dass Patient:innen nach Monaten der rheumatologischen Betreuung fragen, ob sie denn wirklich *Rheuma* hätten. Denn eigentlich ginge es bei ihnen doch zum Beispiel nur um eine Entzündung im Auge und in der Niere, während der Bewegungsapparat überhaupt nicht betroffen sei. Daran erkennt man vor allem eins sehr deutlich: dass leider auch mein Team und ich es offensichtlich nicht immer schaffen, die Patient:innen informativ dort abzuholen, wo es notwendig wäre.

Der wichtigste Grundsatz – sowohl für uns behandelnde Ärzt:innen als auch für unsere Patient:innen – lautet: *Rheuma* ist nicht gleich *Rheuma*! Ich habe es zwar selbst nicht genau durchgezählt, aber es gibt über den Daumen gepeilt mehr als 400 unterschiedliche entzündlich-rheumatische Erkrankungen, die sich grob in drei Gruppen unterteilen lassen: Arthritiden, Kollagenosen und Vaskulitiden. Schauen wir uns doch einmal etwas genauer an, was sich dahinter verbirgt.

### 1. Arthritiden, also verschiedene Formen der Arthritis *(Gelenkrheuma)*

Die entzündlichen Gelenkrheumaerkrankungen sind diejenigen, die in der Bevölkerung klassischerweise als *Rheuma* verstanden und pauschal mit diesem Etikett versehen werden. Im Vordergrund steht die Entzündung von Gelenkkapseln, Sehnen und Sehnenansätzen, die unter anderem im Knie, in der Hand, im Kiefer oder in der Wirbelsäule auftreten kann. In der Regel geht das mit Schmerzen und einer gewissen Steifheit der Gelenke einher. Häufig haben Betroffene besonders nach dem Aufwachen beziehungsweise Aufstehen größere Schwierigkeiten, die Wirbelsäule und/oder die Gelenke zu bewegen. Alles ist wie eingerostet.

Dieses als Morgensteifigkeit bekannte Phänomen kennen allerdings viele Menschen mit zunehmendem Alter. Im Normalfall braucht es nur ein paar Schritte und wenige Minuten, in seltenen Fällen können es auch mal bis zu 30 Minuten sein, bis die gewohnte Beweglichkeit wiederhergestellt ist. Bei Menschen mit Rheumatoider Arthritis hingegen vergehen meist mehr als 45 Minuten, bis sich die Morgensteifigkeit legt.

Je nachdem, wie viele Gelenke betroffen sind, spricht man von einer Monoarthritis (ein Gelenk), einer Oligoarthritis (weniger als vier Gelenke) oder einer Polyarthritis (mehr als vier Gelenke). Falls Sie sich fragen, wie es mit der Wirbelsäule aussieht: Sie stellt im Grunde eine Aneinanderreihung von Gelenken dar, darunter die kleinen Wirbelgelenke (zum Beispiel Facettengelenke oder Rippengelenke) sowie die großen Steißbeingelenke (Sakroiliakalgelenke).

Die Entzündungen bei gelenkrheumatischen Erkrankungen beschränken sich aber nicht auf die Gelenke. Sie können auch, wie eingangs erwähnt, sowohl die Sehnen betreffen (= Tendinitis), beispielsweise die Achillessehne, als auch die Schleimbeutel (= Bursitis). Darüber hinaus kann es im Rahmen sämtlicher Arthritiden (Mehrzahl von Arthritis) zu extraartikulären Entzündungen kommen, also zu entzündlichen Veränderungen außerhalb der Gelenke. Hierzu zählen unter anderem Entzündungen des Auges (zum Beispiel Uveitis), des Darms (zum Beispiel chronisch-entzündliche Darmerkrankung), der Haut (zum Beispiel Psoriasis) oder der Lunge (zum Beispiel Lungenfibrose).

Die effektive medikamentöse Entzündungshemmung verfolgt daher das Ziel, sowohl die Entzündungen in den Gelenken herunterzufahren als auch extraartikuläre Entzündungen zu verhindern.

Zu den Arthritiden gehören unter anderem:

- Rheumatoide Arthritis,
- Spondyloarthritis,
  - undifferenzierte Spondyloarthritis,
  - reaktive Arthritis,
  - CED-assoziierte Arthritis,
  - Spondylitis ankylosans, eine früher als Morbus Bechterew beschriebene Sonderform,
- Psoriasisarthritis.

### 2. Kollagenosen, also verschiedene Formen der Kollagenose (*Weichteilrheuma*)

Bei den unterschiedlichen Formen der Kollagenosen spielen sich die entzündlichen Veränderungen in erster Linie im Bindegewebe ab, das zu einem großen Teil aus Kollagen aufgebaut ist. Bindegewebe findet sich überall im menschlichen Körper. Aufgrund seiner formgebenden und stützenden Funktion stellt es einen unerlässlichen Bestandteil unserer Körperorgane dar – von Herz, Lunge und Niere über das zentrale Nervensystem bis hin zur Haut. Auch unsere Gelenkkapseln bestehen komplett aus Bindegewebe.

Dementsprechend können die entzündlichen Veränderungen, die im Rahmen einer Kollagenose auftreten, nahezu alle Organe betreffen. Sie machen zwar auch vor den Gelenken nicht halt, diese stehen allerdings nicht so sehr im Vordergrund. Die entzündlichen Schwerpunkte konzentrieren sich vielmehr je nach Krankheit auf bestimmte Organe, hierzu zählen unter anderem:

- die Drüsen – zum Beispiel die Speichel- und Tränendrüsen
- die Haut und die Schleimhäute – zum Beispiel die Haut, die das Herz umgibt, bei der Herzbeutelentzündung (Perikarditis); die Haut, die die Lunge umgibt und den Brustraum auskleidet (Pleuritis); die äußere Haut, also die den Körper umgebende Hülle, bei Lichtempfindlichkeit oder Haarausfall,
- die Niere – zum Beispiel das Kapillarsystem der Niere bei der Glomerulonephritis (eine besonders gefürchtete entzündliche Veränderung).

Neben den Symptomen, die mit der akuten Entzündung einhergehen, kann es nach deren Abklingen zu Vernarbungen des Bindegewebes – also beispielsweise von Drüsen, Organen, Haut und Nerven – kommen, die sich langfristig bemerkbar machen können und entsprechend berüchtigt sind.

Zu den Kollagenosen zählen unter anderem:

- systemischer Lupus erythematodes (SLE),
- Sjögren-Syndrom,
- Dermatomyositis/Polymyositis,
- Systemische Sklerose (auch Sklerodermie genannt),
- Mischkollagenosen.

### 3. Vaskulitiden, also verschiedene Formen der Vaskulitis *(Gefäßrheuma)*

Bei den Vaskulitiden stehen in erster Linie die Wände der Blutgefäße (lat. *vasa sanguinea*) im Mittelpunkt. Unsere Blutgefäße bilden ein weitverzweigtes Netzwerk, über das der Körper mit Blut versorgt wird. Schwellen die Gefäßwände durch die Entzündung an, kommt es zu einer Behinderung des Blutflusses. Je nachdem, wie groß das betroffene Gefäß ist und welches Organ es – nur noch eingeschränkt – versorgt, besteht die Gefahr einer akuten Durchblutungsstörung und Unterversorgung. Die Folgen können dramatisch sein: Ist das Herz betroffen, kann sich das als Herzinfarkt äußern. Wird das Auge unterversorgt, kann das zu Blindheit führen. Und stehen die Nieren am Ende einer solchen eingeschränkten Versorgung, droht ein akutes Nierenversagen.

Grundsätzlich kann jedes Blutgefäß von einer Vaskulitis betroffen sein. Die verschiedenen Arten kennzeichnen sich im Wesentlichen dadurch, dass meist eine bestimmte Größe der Blutgefäße hauptsächlich betroffen ist. Bei den Großgefäßvaskulitiden werden beispielsweise überwiegend die großen Blutgefäße in Mitleidenschaft gezogen, bei den Kleingefäßvaskulitiden entsprechend die kleinen.

Zu den Vaskulitiden gehören unter anderem:

- Vaskulitis der **großen** Gefäße:
  - Riesenzellarteriitis (RZA, früher bekannt als Arteriitis temporalis oder Morbus Horton),
  - Takayasu-Arteriitis,

- Vaskulitis der **mittelgroßen** Gefäße,
  - Panarteriitis nodosa,
  - Kawasaki-Syndrom.
- Vaskulitis der **kleinen** Gefäße:
  - ANCA-assoziierte Vaskulitiden,
  - Granulomatose mit Polyangiitis (GPA),
  - Eosinophile Granulomatose mit Polyangiitis,
  - Mikroskopische Polyangiitis,
  - Immunkomplexvaskulitiden,
  - Kryoglobulinämische Vaskulitis,
  - Hypokomplementämische Urtikaria Vaskulitis (HUV),
  - IgA-Vaskulitis (früher Purpura Schönlein-Henoch),
  - GBM-Vaskulitis (früher Goodpasture-Syndrom).
- Vaskulitiden mit Beteiligung von Gefäßen mit **variabler Größe**:
  - Morbus Behçet,
  - Cogan-I-Syndrom.

Aus medizinischer Perspektive ist also klar definiert, was zu den rund 400 entzündlich-rheumatischen Erkrankungen gehört und was nicht. Demgegenüber herrscht in der breiten Öffentlichkeit die Vorstellung, dass *Rheuma* eine Krankheit mit lediglich einer Handvoll Symptomen sei, die sich im Wesentlichen mit denen der häufigsten Krankheit decken: den Gelenk- und Muskelschmerzen der Rheumatoiden Arthritis. Und gerade weil sie so weit verbreitet ist, kursieren falsche Vorstellungen zu den Ursachen sowie etliche im Laufe der Zeit entstandene Tipps und Tricks, mit denen man die Beschwerden vermeintlich selbst behandeln könne.

Das ist leider nicht ganz unproblematisch: Denn wer die Vielschichtigkeit der Symptome nicht kennt, kommt gar nicht auf die Idee, die eigenen Beschwerden mit *Rheuma* in Verbindung zu bringen und entsprechend behandeln zu lassen. Das wiederum kann sowohl die Diagnose als auch die Therapie verzögern und unerwünschte Auswirkungen auf den Behandlungserfolg haben. Erschwerend hinzu kommt, dass sogenannte Hausmittel und natürliche beziehungsweise nicht-medizinische Behandlungsalternativen so gut wie immer an den tatsächlichen Ursachen vorbeigehen und bestenfalls in der Lage sind, die jeweils angemessene medizinische Therapie zu unterstützen.

Alles schön und gut, denken Sie sich vielleicht gerade. Aber wie bekommt man *Rheuma* denn dann wirklich in den Griff?

## *Rheuma* haben oder im Griff haben

Wie im vorherigen Kapitel beschrieben, ist *Rheuma* ein Begriff, der leicht darüber hinwegtäuscht, wie viele verschiedene Erkrankungen und Symptome sich eigentlich dahinter verbergen. Hinzu kommt der Irrglaube, dass man ein fortgeschrittenes Alter erreichen muss, um betroffen zu sein – und zu bleiben. Die Wahrheit mag überraschen: Jeder Mensch kann eine entzündlich-rheumatische Krankheit entwickeln – und sie in den Griff bekommen.

Bei den unterschiedlichen entzündlich-rheumatischen Erkrankungen handelt es sich in den allermeisten Fällen um Autoimmunerkrankungen. Daher besteht das bei Weitem häufigste Therapiekonzept in der Rheumatologie darin, das Immunsystem mithilfe von Medikamenten in seiner Funktionsweise zu verändern oder teilweise zu hemmen. Das Ziel besteht darin, die aktuelle Entzündung zu unterdrücken sowie Schäden zu verhindern, die durch die Entzündung an sich oder durch die narbige Abheilung der Entzündung entstehen können. Es wird also versucht, ein hochtourig laufendes Immunsystem wieder auf Normalbetrieb zu bringen.

Angestrebt wird ein Zustand ohne jegliche Entzündungszeichen, und zwar in Bezug auf die Beschwerden, die Laborwerte sowie ergänzende Untersuchungen (zum Beispiel Ultraschall, Röntgen, Computertomografie/CT oder Magnetresonanztomografie/MRT). Ist das erreicht, sprechen wir von einer «Remission» (fehlende Krankheitsaktivität). Sie ist das ausdrückliche Ziel einer jeden Therapie. Wird sie nur zum Teil erreicht, sprechen wir von einer «Teilremission». Das heißt im Umkehrschluss: Das Gegenteil der Remission ist eine «aktive Erkrankung».

Folgende Therapiekonzepte haben sich in den letzten Jahren durchgesetzt:

- *Hit-hard-and-early*
  Der Einsatz der Therapie muss rechtzeitig erfolgen. Einerseits, um die Zeit des Leidens möglichst kurz zu halten, andererseits, um die Entwicklung von Schäden durch die Entzündung zu verhindern. Bei der Auswahl muss darauf geachtet werden, dass die Art der Therapie auch eine ausreichende Chance hat, diese Ziele zu erreichen. Sie soll nicht zu schwach, aber eben auch nicht zu stark sein.
- *Treat-to-target*
  Es kommt bei der Therapie nicht alleine darauf an, welches Medikament eingesetzt wird, sondern ob die gesetzten Therapieziele auch innerhalb eines angemessenen Zeitraums erreicht werden. Stellen sich nach meistens zwölf Wochen (bis maximal 24 Wochen) keine zufriedenstellenden Ergebnisse im Sinne einer Remission ein, ist in der Regel eine Therapieumstellung zu empfehlen.
- *Tight-control*
  Werden Medikamente eingesetzt, dann ist es notwendig, ihre Wirkung regelmäßig zu kontrollieren. Sowohl bezüglich möglicher Nebenwirkungen als auch im Hinblick auf die Frage, ob das Therapieziel erreicht wird. Deshalb sind zur Verlaufskontrolle regelmäßige medizinische Untersuchungen, zum Beispiel bei den Hausärzt:innen oder Rheumatolog:innen, unerlässlich.

Dieses letzte Therapieprinzip ist in erster Linie einer der Hauptnebenwirkungen geschuldet, die leider fast alle in der Rheumatologie eingesetzten Medikamente nach sich ziehen können: eine erhöhte Infektanfälligkeit. Das lässt sich durch den Zusammenhang mit dem Immunsystem gut nachvollziehen, in der Therapie aber leider nicht umgehen. Bei der Auswahl der Therapiekonzepte heißt es also neben der Wirksamkeit auch das Risiko der Nebenwirkungen und insbesondere der Infektanfälligkeit im Auge zu behalten.

## Mythen in der Medizin

Das ursprünglich griechische Wort «Mythos» bezeichnet eine Erzählung beziehungsweise eine Geschichte, die sich um einen beliebigen Sachverhalt rankt. Das wichtigste Kennzeichen besteht darin, dass der Mythos dabei einen Wahrheitsgehalt für sich in Anspruch nimmt, der nicht weiter hinterfragt, sondern einfach hingenommen wird.

Erkennen lassen sich Mythen daran, dass sie weder durch logische Argumente hergeleitet werden noch unabhängig überprüfbare Beweise ins Feld führen. Ihre Grundlage bilden stattdessen Beobachtungen und selbst Erlebtes beziehungsweise Überliefertes, woraus dann scheinbar offensichtliche Schlüsse gezogen werden. Oft reichen Mythen etliche Generationen zurück oder gründen sich gar auf jahrhundertealten tradierten Wissensvorstellungen und vermeintlichen Weisheiten. Das wiederum verleiht ihnen eine gewissermaßen «gewachsene» Legitimation, die über jeden Zweifel erhaben scheint.

Es gibt aber natürlich auch moderne Mythen – Erzählungen, Gerüchte und Dinge, die man sich erzählt, weil man sie irgendwo aufgeschnappt hat. Zudem können sich Mythen im Wandel der Zeit ausgesprochen flexibel, anpassungsfähig und erneuerungsfreudig zeigen. So ist man früher felsenfest davon ausgegangen, *Rheuma* sei eine unvermeidbare Folge des Älterwerdens. Später gab es Phasen, in denen man glaubte, *Rheuma* hänge irgendwie mit den Zähnen zusammen. Dann gerieten wahlweise Borreliose beziehungsweise «die Gene» ins Visier, und inzwischen gelten diverse Umweltgifte als Verdächtige, wenn es um die Ursachen von *Rheuma* geht. Glaubt man den selbst ernannten Expert:innen, die sich in Talkshows, Tageszeitungen und anderen Medien trotz begrenztem medizinischen Fachwissen eifrig zu Wort melden, dann entstehen aktuell die meisten Autoimmunerkrankungen durch COVID-19-Infektionen. Um es hier kurz zusammenzufassen: Ja, es gibt sicher einzelne Patient:innen, die im Anschluss an eine COVID-19-Infektion eine entzündlich-rheumatische Erkrankung entwickelt haben. Das ist aber kein spezifischer Effekt des SARS-CoV2-Virus, sondern wird seit Jahrzehnten genauso auch nach anderen Infektionen beobachtet.

Schon Aristoteles unterschied zwischen Mythos, also einer Erzählung, die sich der Wahrheit bestenfalls annähern kann, und Logos, dem analytischen und vernunftbasierten Denken, mit dem wir uns die Wahrheit rational erschließen. Spätestens im Siegeszug der Aufklärung, für die Vernunft und rationales Denken die Leitprinzipien darstellen, hätten Mythen also eigentlich keine große Rolle mehr spielen dürfen. Stattdessen überlebten aber selbst längst widerlegte Mythen über die Jahrhunderte hinweg. So neigen Menschen gerade in Zeiten von gehäuften Krankheitsausbrüchen oder Pandemien dazu, nach Erklärungen und Schutzmaßnahmen zu suchen, um ihre Ängste und Unsicherheiten zu bewältigen. Ein Beispiel dafür ist der Glaube daran, dass Amulette oder Talismane Schutz vor ansteckenden Krankheiten bieten könnten. Obwohl die moderne Medizin die angebliche Wirkung solcher magischen Schutzmaßnahmen längst widerlegt hat, halten sich diese Mythen weiterhin hartnäckig.

Es stellt sich nicht nur aus philosophischer Sicht die Frage, welche Mechanismen dem Mythos seine Widerstandskraft verleihen. Und ob das womöglich darin begründet liegt, dass der Mythos sogar etwas kann, was der Wissenschaft verschlossen bleibt. Denn bei allen Verdiensten, die wir der Wissenschaft zu verdanken haben: Sie kann nur das erklären, was sie durchschaut und verstanden hat. Entsprechend sind nach wie vor viele Fragestellungen offen, für die es (noch) keine Antworten, Lösungen und Erklärungen gibt. An diesen Leerstellen docken Mythen besonders gerne an: Sie stiften «Sinn» in genau diesen Bereichen, ohne irgendwelche Beweise für die Annahmen und Aussagen ins Feld führen zu müssen, auf denen sie beruhen. Sie erklären Phänomene, Rätsel und Probleme auf eine nachvollziehbare Weise und geben der Gesellschaft, der sie entspringen, dadurch das beruhigende Gefühl, die eigene Lebenswelt besser zu verstehen. Philosoph:innen sprechen in diesem Zusammenhang von der Entwicklung einer gemeinschaftlichen Identität, was den Mythos zum Katalysator für ein Selbstverständnis macht, das über das eigene Ich hinausreicht.

Grundsätzlich ist es natürlich zu begrüßen, wenn Beobachtungen zu Ursache und Wirkung systematisiert und zur Problemlösung herangezogen werden. Auch die frühe Medizin ist nach diesem Prinzip verfahren und hat sich – notgedrungen – über Versuch und Irrtum weiterentwickelt. Die Errungenschaften der modernen Medizin verdanken sich allerdings im Wesentlichen naturwissenschaftlichen Methoden, auf deren Basis Diagnostik und Therapie enorme Fortschritte gemacht haben. Inzwischen stützt man sich in sämtlichen Teildisziplinen der Medizin auf die Ergebnisse wissenschaftlicher Studien, in denen die Wirksamkeit von Methoden und Medikamenten nachgewiesen – oder eben widerlegt – werden.

Was wir diesen Studien verdanken, sind objektive und vergleichbare Daten und Ergebnisse, dank deren individuell angepasste Entscheidungen für die einzelnen Patient:innen vorgenommen werden können. Dabei gilt es unter anderem folgende Fragen zu berücksichtigen:

- Anhand welcher Kriterien lässt sich die Krankheit am besten bestimmen?
- Welche Behandlungsmöglichkeiten sind erwiesenermaßen wirksam?
- Welche Methoden versprechen keinen nachweislichen Erfolg?
- Und welche Empfehlungen sind womöglich sogar schädlich?
- Welche individuellen Faktoren spielen eine Rolle – und welche nicht?
- Welche Aussichten auf Heilung und/oder Linderung gibt es?

Gerade bei Krankheiten, die schon lange bekannt und weitverbreitet sind, haben sich allerdings oft Behandlungsweisen etabliert, die mehr auf Erfahrungswerten und weniger auf medizinischen Erkenntnissen beruhen. Wir alle kennen sogenannte Hausmittel, um eine Erkältung oder Magen-Darm-Beschwerden selbst in den Griff zu bekommen.

Und in der Tat kann es bei einer aufkommenden Erkältung möglicherweise helfen, wenn man mit einer selbst gekochten Hühnersuppe verwöhnt wird – auch wenn keine Studienergebnisse existieren, die eine vorteilhafte antientzündliche Wirkung beweisen würden. Womöglich entfalten gar nicht die Inhaltsstoffe der Suppe eine heilende Wirkung, sondern die wohltuende Wärme und die damit verbundene Gefäßerweiterung? Ebenfalls denkbar, aber genauso wenig bewiesen ist die Annahme, dass die Hühnersuppe dem Körper Energie liefert und dadurch die Genesung unterstützt.

Gerade zu Zeiten, als die evidenzbasierte, also auf wissenschaftlichen Erkenntnissen fußende Medizin noch in den Kinderschuhen steckte und nicht allen Menschen gleichermaßen zugänglich war, kam medizinischen Mythen auch noch eine andere Funktion zu: In Ermangelung einer wissenschaftlich fundierten Erklärung liefert ein Mythos den scheinbaren Beweis dafür, dass die jeweilige Behandlung tatsächlich effektiv und damit richtig ist. Er liefert sozusagen die Legitimation für das medizinische Handeln, während er den empirischen Beweis für seine Wirksamkeit schuldig bleibt. Dabei kommen ihm zwei interessante psychologische Mechanismen zu Hilfe:

1. Je mehr wissenschaftliche Erkenntnisse, desto weniger Platz für Mythen – könnte man meinen, dem ist aber nachweislich nicht so. Denn Mythen bieten auch immer Raum für Wünsche und suggerieren uns, dass es eine Hintertür für einen Plan B gibt: Es muss doch möglich sein, meine Arthritis/meine Kollagenose/meine Vaskulitis anders zu behandeln als mit (mehr oder weniger starken) Medikamenten! Auf dieser Hoffnung basierend propagieren Mythen alternative Therapieformen, denen man eine gewünschte Wirkung zuschreibt, zumal sie dem Hörensagen nach in der Vergangenheit bereits erfolgreich gewesen sein sollen. Aber, ich wiederhole mich an dieser Stelle gern, häufig fehlt dafür jeder wissenschaftliche Beleg.
2. Allein der Glaube an die Wirksamkeit einer Behandlung kann sich tatsächlich positiv auf den Körper auswirken. Das heißt, es tritt eine Besserung ein, nur weil ich glaube, dass die Ärztin/der Therapeut/das Medikament/die Maßnahme mir hilft. Dieser sogenannte Placebo-Effekt lässt sich in wissenschaftlichen Studien nachweisen, wenn Personen beispielsweise nach Einnahme eines vermeintlichen Schmerzmittels über eine Linderung ihrer Beschwerden berichten, obwohl sie lediglich eine wirkungslose, aber echt aussehende Tablette eingenommen haben. Das Ganze funktioniert übrigens auch mit umgekehrten Vorzeichen, nur dass es dann Nocebo-Effekt heißt: In diesem Fall treten Nebenwirkungen auf, weil es zu einer vermeintlichen Gesundheitsbeeinträchtigung gekommen ist und Beschwerden erlebt werden, ohne dass sich dafür medizinische Gründe nachweisen lassen.

Beide Effekte macht sich die heutige medizinische Forschung zunutze, wenn sie versucht, solchen Zusammenhängen von Ursache und Wirkung mithilfe naturwissenschaftlicher Forschung auf die Schliche zu kommen: Inwiefern gehen (Neben-)Wirkungen von Medikamenten und nicht-pharmakologischen Therapieformen über einen Placebo- beziehungsweise Nocebo-Effekt hinaus? Hat tatsächlich die Therapie oder das Medikament den beobachteten positiven Effekt – oder gibt es einen anderen Grund dafür, der womöglich weniger offensichtlich ist?

Vermutlich ahnen Sie schon längst, worauf ich hinaus möchte: Es existieren in der Medizin mehr als genug Mythen über die Heilungswirkung von Hausmitteln und den Nutzen vermeintlich gesundheitsfördernder Verhaltensweisen einerseits und die Nachteile ärztlich verordneter Medikamente und Behandlungsformen andererseits – und sie alle beruhen genau auf dem Placebo- beziehungsweise dem Nocebo-Effekt. Diese Effekte sind wie gesagt nachweisbar, also durchaus vorhanden, doch man übersieht dabei leicht einen ganz wichtigen Fakt: Korrelation ist nicht gleichbedeutend mit Kausalität. Man könnte schließlich auch meinen, dass sich das Risiko für Sonnenbrand erhöht, je mehr Speiseeis konsumiert wird – dabei bedingen sich diese beiden Faktoren nicht gegenseitig, sondern hängen von einer dritten Variablen ab, nämlich strahlendem Sonnenschein und damit einhergehenden sommerlich warmen Temperaturen.

In Anbetracht fehlender medizinischer Optionen mögen solche Mythen in der frühen Medizin vielleicht hilfreich gewesen sein und eine gewisse Berechtigung gehabt haben. Schwierig wird es aber immer dann, wenn sie heute – angesichts des inzwischen umfassenden faktenbasierten Wissens – einer korrekten Diagnose und angemessenen Therapie im Weg stehen. Denn dann behindern sie die Behandlung und damit womöglich einen Therapieerfolg. Und das ist weder im Sinne der behandelnden Ärzt:innen noch der Patient:innen.

Die gleiche entzündlich-rheumatische Erkrankung hat bei einer frühen Diagnosestellung und Therapieeinleitung nun einmal eine deutlich bessere Prognose als bei einer verzögerten Einleitung derselben Therapie. Wie gesagt: bei exakt derselben Erkrankung und ein und derselben Person.

Ich kann es in meiner Sprechstunde immer wieder beobachten: Nicht wenige Menschen haben insbesondere zu Beginn der Erkrankung Schwierigkeiten, die Diagnose anzunehmen und die notwendigen therapeutischen Schritte umzusetzen. Stattdessen klammern sie sich an die Hoffnung, die Diagnose sei vielleicht doch nicht richtig oder aber die Erkrankung werde von alleine wieder zur Ruhe kommen beziehungsweise nicht wissenschaftliche Therapieempfehlungen könnten ebenso gut helfen. Und genau dieses Wunschdenken steht den Betroffenen dann im Weg und macht sie für Mythen empfänglich.

## Wissen statt Mythen

Gerade bei anhaltenden oder wiederkehrenden Beschwerden empfiehlt es sich, Selbstdiagnose und Eigenmedikation von ärztlicher Seite bestätigen beziehungsweise revidieren zu lassen. Doch je häufiger eine Erkrankung in der Bevölkerung ist, desto eher entsteht der Eindruck, man könne sowieso nichts dagegen machen. Nur selten ist es uns bewusst, welch außerordentliche Kraft tradierte Vorstellungen von Krankheiten entfalten können.

Die meisten von uns haben es über die Jahre wahrscheinlich schon erlebt, dass zunächst die Großeltern, später dann auch andere ältere Menschen im Freundes- und Bekanntenkreis über steife Gelenke klagten, zunehmend Schwierigkeiten beim Greifen hatten und sich nur schwerfällig bewegen konnten. Ein klarer Fall, könnte man also meinen, solche Beschwerden gehören offensichtlich zum Altern dazu.

*Rheuma*, heißt es dann oft ganz pauschal. Und manchmal schieben Betroffene wie Angehörige noch achselzuckend hinterher: «Da kannste nicht viel machen.»

Dabei greifen hier gleich mehrere Fehlinterpretationen ineinander:

1. Ohne eine medizinische Diagnose besteht die Gefahr, dass Symptome der falschen Krankheit zugeschrieben werden. Besonders für Laien gilt: Was ich nicht kenne, kann ich auch nicht erkennen. Konkret heißt das: Nicht jedes schmerzhafte Gelenk ist Folge einer rheumatischen Erkrankung, und nicht jede rheumatische Erkrankung lässt sich an geschwollenen Gelenken erkennen.
2. Krankheiten werden auf bestimmte Personengruppen reduziert, obwohl sie auch in ganz anderen Kreisen auftreten können. Mit Blick auf rheumatische Erkrankungen heißt das: Es stimmt eben nicht, dass nur alte Menschen *Rheuma* haben. Denn ganz im Gegenteil ist man in keinem Alter davor gefeit, auch Kinder und Jugendliche, ja selbst Säuglinge haben entzündlich-rheumatische Erkrankungen, und zwar gar nicht mal so selten.
3. Vermeintlich erprobte, teils von Generation zu Generation weitergegebene Tipps und Hausmittel können in bestimmten Fällen hilfreich sein, erschweren in vielen Fällen aber auch den Zugang zu einer sinnvollen medizinischen Versorgung. Denn wird eine Krankheit als unvermeidlich wahrgenommen, muss es womöglich erst zu einem enormen Leidensdruck kommen, bevor doch der Gang in die Arztpraxis erfolgt. Dabei haben viele Krankheiten, wie oben schon geschildert, eine deutlich bessere Prognose, wenn sie in einem Frühstadium entdeckt und adäquat behandelt werden.

Schwierig wird es für Ärztinnen und Therapeuten außerdem, wenn ungenaue oder unvollständige Vorstellungen von den Vorgängen im Körper mit dem wissenschaftlich gesicherten Detailwissen der modernen Medizin konkurrieren. Wird anekdotisch überlieferten Hausmitteln und Anwendungen der gleiche beziehungsweise ein noch höherer Stellenwert eingeräumt als ärztlichen Kriterien und Therapien, kann das unter Umständen die Heilung verzögern oder die Erkrankung womöglich verschlimmern. Dabei wird nämlich oft übersehen: Dass schon unsere Großmütter etwas gemacht haben, kann eben auch heißen, dass sie es im Zweifel nicht besser wussten.

Sollte jetzt bei Ihnen der Eindruck entstanden sein, dass hier sämtliche Hausmittel und traditionellen Gesundheitstipps und -tricks in Bausch und Bogen verurteilt werden – dem ist nicht so. Die eine oder andere Überlieferung hat sogar ihre Berechtigung, auch wenn sich dahinter oft ein ganz anderer als der vermutete Wirkmechanismus versteckt. Aber genau das zeigt, dass solche medizinischen Mythen nicht unhinterfragt bleiben dürfen, damit aus Hörensagen nicht gefährliches Halbwissen wird.

Viele Mythen in der Medizin im Allgemeinen und zu rheumatischen Erkrankungen im Speziellen halten sich hartnäckig. Vermutlich auch, weil wir alle schon die vermeintliche Wirksamkeit des einen oder anderen Mythos am eigenen Leib erfahren haben. Doch wir sollten ihnen nicht einfach blind vertrauen, sondern lieber mit offenen Augen hinterfragen, was an ihnen dran ist – und was nicht.

# Teil 2

## Die gängigsten *Rheuma*-Mythen – und was an ihnen dran ist

## Allgemeine Mythen

*Rheuma* gibt es nicht erst seit gestern, daher ist es auch vielen Menschen ein Begriff, ob sie nun selbst betroffen sind oder nicht. Und da Gesundheitsthemen sich allgemein eines großen Interesses erfreuen, findet ein entsprechend reger Austausch statt. Hier etwas gelesen, dort etwas gehört – so setzt sich im Laufe der Zeit ein gewisses Bild zusammen. Doch vieles von dem vermeintlichen Wissen, das verbreitet wird, beruht auf Halbwissen, unzuverlässigen Quellen und Anekdoten.

Das Bedürfnis, ganz allgemein etwas mehr darüber zu wissen, ist nur allzu verständlich. Schließlich stehen mehr als genug Fragen im Raum: Woran erkennt man denn nun eigentlich, dass man *Rheuma* hat – und nicht etwa doch eine andere Krankheit? Endstation *Rheuma* – stimmt es, dass man da wirklich gar nichts machen kann? Und wie sehr beeinträchtigt *Rheuma* die Betroffenen – nicht nur im Alltag, sondern auch mit Blick auf eine längerfristige Lebensplanung? Manche Antwort auf diese Fragen scheint sich geradezu aufzudrängen. Und wird sie nur lange und oft genug unhinterfragt weitergetragen, verfestigt sie sich zur vermeintlichen Wahrheit – et voilà, der Mythos ist geboren.

### «*Rheuma* ist eine Volkskrankheit»

**DER MYTHOS**

*Rheuma* ist eine Volkskrankheit, der man kaum entgehen kann, denn früher oder später erwischt sie (fast) jeden von uns, so zumindest die weitverbreitete Annahme. Man braucht sich ja nur einmal im Familien- und Freundeskreis umzuschauen: Je älter man wird, desto größer ist auch die

Wahrscheinlichkeit, dass die typischen Gelenk- und Muskelschmerzen kommen – und bleiben. Auch wenn es durchaus Menschen gibt, die verschont bleiben: Spätestens mit Erreichen des Rentenalters muss man einfach damit rechnen, dass es mit dem Zwicken und Zwacken in Gelenken und Muskeln losgeht. «Alter = *Rheuma*» lautet die vermeintlich allgemeingültige Formel.

*Rheuma* gilt in der Öffentlichkeit als Volkskrankheit, das heißt, die meisten Menschen sehen einer rheumatischen Erkrankung gewissermaßen mit einer fatalistischen Erwartungshaltung entgegen. Kein Wunder, dass ab einem gewissen Alter dann sofort an *Rheuma* gedacht wird, wenn der Rücken, die Knie oder die Fingergelenke einmal schmerzen. Dabei ist das natürlich bei uns allen hin und wieder einmal der Fall – und mitnichten ein sicheres Zeichen für eine entzündlich-rheumatische Erkrankung.

Dieses Missverständnis ist außerdem auch der Nährboden für einen weiteren Trugschluss, nämlich dass *Rheuma* eine altersabhängige Krankheit ist, die jüngere Menschen grundsätzlich nicht heimsucht. Höchste Zeit also, mit der Vorstellung von der «Volkskrankheit *Rheuma*» aufzuräumen.

### … und die Fakten dazu

Laut der Deutschen Gesellschaft für Rheumatologie (DGRh) leidet rund ein Viertel der Menschen in Deutschland unter irgendeiner Form von Schmerzen und Einschränkungen der Beweglichkeit. Bei etwa zehn Millionen von ihnen hat sich daraus eine chronische Erkrankung entwickelt. Neben Rückenschmerzen in allen möglichen Variationen zählt Gelenkverschleiß (das heißt eine Arthrose beziehungsweise eine degenerative Gelenkveränderung) zu den häufigsten Auslösern für diese Beschwerden: Etwa fünf Millionen Betroffene leiden unter einer solchen degenerativen Gelenkerkrankung allein (vgl. DGRh 2021), das heißt: Was auf den ersten Blick wie *Rheuma* aussehen mag, ist auf den zweiten Blick häufig eine Verschleißerkrankung oder ein nicht entzündlicher Rückenschmerz – und weder das eine noch das andere hat etwas mit *Rheuma* zu tun.

Eins der grundlegenden Missverständnisse über die entzündlich-rheumatischen Erkrankungen beruht in eben dieser Verwechselung beziehungsweise Gleichsetzung. Und dafür gibt es auch eine ganz einfache Erklärung: Für jemanden ohne medizinische Kenntnisse sehen die Beschwerden der mit Abstand häufigsten rheumatischen Erkrankung, der Rheumatoiden Arthritis, denen der Arthrose zum Verwechseln ähnlich.

Entzündlich-rheumatische Erkrankungen treten also wesentlich seltener auf als landläufig angenommen, aber leider noch häufig genug. In Deutschland sind ungefähr 1,5 bis 2 Millionen Menschen im Erwachsenenalter sowie zusätzlich etwa 20000 Kinder und Jugendliche davon betroffen (Albrecht et al. 2023). Grob gesprochen sind das 2 Prozent der Bevölkerung. Damit zählen die entzündlich-rheumatischen Erkrankungen zwar tatsächlich zu den sogenannten Volkskrankheiten, einfach weil sie relativ häufig auftreten und eine gesundheitsökonomische Relevanz haben. Allerdings werden die entzündlich-rheumatischen und die degenerativen Erkrankungen des Bewegungsapparates häufig gemeinsam in einen Topf geworfen.

Dabei kommen allein die einzelnen rheumatischen Krankheiten ganz unterschiedlich häufig vor: So wird die Rheumatoide Arthritis beispielsweise jährlich bei etwa 20 bis 40 Personen je 100000 Einwohner:innen in Deutschland neu diagnostiziert. Sie tritt wie die meisten anderen entzündlich-rheumatischen Erkrankungen grundsätzlich altersunabhängig auf, wobei das Risiko in bestimmten Lebensjahrzehnten durchaus zunehmen kann. Insgesamt tritt sie bei 0,8 Prozent der erwachsenen Bevölkerung auf. Gar nicht mal so häufig – und dennoch sehr häufig im Vergleich zu anderen rheumatischen Erkrankungen, wie beispielsweise den Vaskulitiden, die weniger als 0,01 Prozent der Bevölkerung betreffen und jedes Jahr bei lediglich 2 bis 3 Personen je 1000000 Einwohner:innen in Deutschland neu festgestellt werden (vgl. DGRh 2021).

Im Gegensatz zu den entzündlich-rheumatischen Erkrankungen sind die Arthrosen deutlich häufiger in der Bevölkerung anzutreffen. Je nach Diagnoseverfahren liegen die Angaben zur Häufigkeit dieses übermäßigen Gelenkverschleißes teils weit auseinander. Im Rahmen der regelmäßig stattfindenden Erhebung «Gesundheit in Deutschland aktuell» (GEDA) ermittelte das Robert Koch-Institut (RKI) für das Jahr 2015, dass ca. 22 Prozent der befragten Frauen und ca. 18 Prozent der Männer Beschwerden infolge einer Arthrose hatten (vgl. Fuchs et al. 2017). Ein Blick auf die Altersgruppen zeigt, welch enormen Einfluss das Lebensalter ausübt: Ab 65 Jahren aufwärts ist fast jede zweite Frau beziehungsweise jeder dritte Mann betroffen.

Abgesehen davon, dass man sowohl eine entzündlich-rheumatische Erkrankung als auch eine Arthrose gleichzeitig haben kann, lässt sich also festhalten: Arthrosen sind rund zwei- bis dreimal häufiger als entzündlich-rheumatische Erkrankungen – was sie schon eher zur Volkskrankheit macht.

### Zusammenfassung

Entzündlich-rheumatischen Erkrankungen eilt in der Öffentlichkeit der Ruf voraus, dass man ihnen mit zunehmendem Alter fast schon nicht mehr entgehen kann. Diesem Eindruck liegt ein Missverständnis zugrunde, das zwei Erkrankungsgruppen in einen Topf wirft: zum einen die Rheumatoide Arthritis, die häufigste entzündlich-rheumatische Erkrankung, bei der die Gelenke entzündet sind – und zum anderen die Arthrose, der eine übermäßige Abnutzung vorausgeht.

Doch sosehr sich die Symptome vermeintlich ähneln, so unterschiedlich sind die Ursachen und damit auch die Wahrscheinlichkeiten, im Laufe des Lebens potenziell daran zu erkranken. In der Bevölkerung gilt das Lebensalter als einer der wesentlichen Auslöser für Beschwerden, die von den Gelenken ausgehen, das stimmt aber eben nur für die Arthrose, die als Verschleißerscheinung tatsächlich mit zunehmendem Alter deutlich wahrscheinlicher wird. Bei der Rheumatoiden Arthritis hingegen zeigen sich zwar gewisse Schwankungen, davon abgesehen kann sie aber in jedem Lebensabschnitt auftreten.

Arthrosen sind etwa zwei- bis dreimal häufiger als alle entzündlich-rheumatischen Erkrankungen zusammen. Wenn *Rheuma* als Volkskrankheit bezeichnet wird, ist das zwar nicht ganz falsch, allerdings sind die Verschleißerkrankungen noch deutlich häufiger und prägen das Bild dieser gemeinsamen Erkrankungsgruppe entsprechend stärker.

**Take-home-Message**

*Gelenkerkrankung ist nicht gleich Gelenkerkrankung – und schon gar nicht gleich* Rheuma. *Eine große Verwechslungsgefahr besteht vor allem für die Rheumatoide Arthritis und die Arthrose. Tatsächlich wird die deutlich häufigere Verschleißerkrankung Arthrose oft als* Rheuma *missverstanden. Dabei treten die entzündlich-rheumatischen Krankheiten deutlich seltener auf.*

## «*Rheuma*? Da kann man leider nichts machen.»

**DER MYTHOS**

Viele Betroffene sehen schwarz, wenn ihnen die Diagnose *Rheuma* gestellt wird. Schließlich könne man ja überhaupt nichts dagegen machen, so die Annahme. Und als wenn das nicht schon schlimm genug wäre: *Rheuma* komme nicht nur,

um zu bleiben – es werde zu allem Überfluss mit der Zeit auch noch immer schlimmer.
Immer wieder werde ich als Rheumatologe von meinen Patient:innen gefragt: «Warum gibt es denn immer noch kein Gegenmittel gegen *Rheuma*?» Doch bevor ich antworten kann, schicken viele die Antwort gleich selbst hinterher, dass es ja kaum Forschung zu dem Thema gebe. Gefolgt von dem fatalistischen Fazit: «Da kann man leider nichts machen.»

Dafür, dass viele Menschen eigentlich gar nicht so genau wissen, was *Rheuma* überhaupt ist und welche Behandlungsoptionen existieren, kursieren erstaunlich viele Irrtümer und Halbwahrheiten darüber. Unter anderem meinen viele zu wissen, dass rheumatische Erkrankungen wie ein Schicksalsschlag sind, bei denen den Betroffenen nichts anderes übrig bleibt, als sie stoisch zu ertragen.

Ob in der Familie, im Freundeskreis oder in der Nachbarschaft – kommt das Gespräch darauf, dann wird in seltener Einmütigkeit geseufzt, genickt und mit einem Schulterzucken festgestellt: *Rheuma* ist Schicksal – erwischt es einen, bleibt nichts anderes übrig, als die Zähne zusammenzubeißen.

### … und die Fakten dazu

Es gehört zu den häufigsten Vorurteilen, dass man bei rheumatischen Krankheiten im besten Fall die Symptome lindern kann, während sich die Ursachen gar nicht bekämpfen lassen. Daher zögern es viele Betroffene möglichst lange hinaus, bevor sie sich in rheumatologische Behandlung begeben, oder verzichten sogar ganz darauf. Und aus Angst davor, starke Medikamente verordnet zu bekommen, die dann vielleicht unkalkulierbare Nebenwirkungen mit sich bringen und kaum helfen, werden die unangenehmen Schmerzen lieber so lange ertragen, wie es eben geht.

Zugegeben, früher beschränkte sich die Therapie rheumatischer Erkrankungen häufig genug darauf, die ersten Beschwerden ein wenig zu lindern, und zwar vorrangig mithilfe von Schmerzmedikamenten. Ab den 1960er-Jahren stand dann mit synthetisch hergestelltem Cortison ein neuartiges und vor allem hochwirksames – weil tatsächlich entzündungshemmendes – Medikament für die breite klinische Anwendung zur Verfügung. Das stellte eine Wende in der Rheumatologie und Immunologie dar: Statt wie früher der Krankheit immer nur hinterherlaufen zu können, gab es nun eine schlagkräftige Behandlungsoption, um die Entzündung effektiv unter Kontrolle zu bringen und auch zu halten.

Leider wurden ebenso schnell die unerwünschten Nebenwirkungen einer Cortison-Therapie sichtbar, allen voran ein erhöhtes Risiko für Infekte, Magenschleimhautentzündungen und Magengeschwüre sowie Knochenschmerzen und Osteoporose. Daher wurden bald Stimmen laut, die einen sparsameren Einsatz von Cortison anmahnten und stattdessen Therapien in den Vordergrund rückten, die im Englischen bezeichnenderweise als *disease-modifying anti-rheumatic drugs* (DMARDs, dt. «krankheitsmodifizierende Antirheumatika») zusammengefasst werden. Im Deutschen hatte sich früher der Sammelbegriff «Basistherapie» durchgesetzt.

Auch wenn DMARDs im Vergleich zu Cortison besser abschnitten, hatten auch sie ihre Schwächen: Wie ihr Name schon sagt, konnten sie den Krankheitsverlauf zwar modifizieren, also verändern – doch erst mit der Entwicklung moderner Therapeutika, darunter die Biologika oder zuletzt die Januskinase-Inhibitoren, beziehungsweise mithilfe neuartiger Therapiekonzepte, bei denen die Reihenfolge beziehungsweise die Kombination von Therapien optimal aufeinander abgestimmt werden, lassen sich die rheumatischen Erkrankungen bei einem großen Teil der Patient:innen stoppen (vgl. Detert et al. 2013).

Inzwischen stehen zahlreiche Therapien zur Verfügung, um die jeweilige Krankheit zu stoppen, zum Einschlafen zu bringen oder zumindest einen Zustand zu erreichen, bei dem die Betroffenen nicht mehr bemerken, dass sie eine rheumatische Erkrankung haben. Dabei ist nicht nur die Auswahl eines geeigneten Medikaments von Bedeutung, eine fast noch größere Rolle spielt der Zeitpunkt, ab dem die Therapie einsetzt. Das heißt, je früher eine effektive entzündungshemmende Therapie beginnt, desto schneller werden die Schmerzen gelindert und desto besser gelingt es, die Krankheitsaktivität unter Kontrolle zu bringen beziehungsweise zu halten. Und das verkürzt nicht nur die Leidenszeit der Betroffenen, sondern entscheidet auch wesentlich über den Erfolg der Therapie sowie die Prognose der Erkrankung.

Wir wissen seit einigen Jahren, dass dieselbe Therapie bei demselben Patienten beziehungsweise derselben Patientin bereits deutlich an Wirksamkeit verliert, wenn sie nur drei Monate später beginnt. Wir sprechen in diesem Zusammenhang auch vom *window of opportunity*, also dem Zeitfenster, in dem die Chance besteht, die Krankheit frühzeitig zu stoppen und zum Erliegen zu bringen. Es hängt wesentlich von diesem Zeitfenster ab, ob eine Therapie die Chance hat, eine Remission zu erreichen, also einen Zustand, in dem es keine Hinweise für eine andauernde Krankheitsaktivität mehr gibt (vgl. Aletaha et al. 2002).

Die Auswirkungen zeigen sich aber auch langfristig. Denn während in den ersten Krankheitsjahren das Ziel darin besteht, die Krankheitsaktivität komplett unter Kontrolle zu halten, gibt man sich später mitunter – und notgedrungen – auch mit einer *low disease activity*, das heißt mit einer geringeren Krankheitsaktivität, zufrieden.

Davon abgesehen ist heutzutage jede Therapie darauf ausgerichtet, die Betroffenen möglichst von ihren Symptomen zu befreien, Schädigungen zu verhindern sowie die Funktionalität der einzelnen Organe sowie der Person insgesamt zu erhalten.

## Zusammenfassung

Tatsächlich war es lange Zeit so, dass man bei entzündlich-rheumatischen Erkrankungen nichts machen konnte, außer Schadensbegrenzung zu betreiben. Doch diese Zeiten sind längst vorbei. Schon seit den 1960er-Jahren stehen Therapien zur Verfügung, die vor allem dank entzündungshemmender Eigenschaften den Krankheitsverlauf unterbrechen beziehungsweise verlangsamen können.

Doch es kommt nicht nur auf das richtige Medikament an, sondern auch auf einen möglichst frühen Therapiebeginn. Denn je früher der Krankheit Einhalt geboten wird, desto besser stehen die Chancen darauf, sie in Schach halten oder bestenfalls sogar schachmatt setzen zu können.

Es ist allen Betroffenen zu raten: Nutzen Sie diese Chance! Gehen Sie bei einem Verdacht auf eine entzündlich-rheumatische Erkrankung lieber heute als morgen zu einem Arzt oder einer Ärztin. Der erste Schritt ist, die richtige Diagnose zu finden, der zweite besteht darin, die richtige Therapie zum richtigen Zeitpunkt auszusuchen. Denn man kann sehr wohl etwas gegen *Rheuma* machen!

**Take-home-Message**

*Das Glück der heutigen Zeit besteht darin, dass es für entzündlich-rheumatische Erkrankungen nicht nur eine, sondern meistens eine Vielzahl von Therapien und Therapiekonzepten gibt, die gute Chancen haben, die Krankheit zu stoppen und den Betroffenen ein normales Leben zu ermöglichen. Je früher man sie nutzt, desto besser!*

## «*Rheuma* ist unheilbar, und im Normalfall werden eh nur die Symptome behandelt»

**DER MYTHOS**

Wenn man *Rheuma* erst einmal hat, dann wird man es nie wieder los, höre ich immer wieder. Und das gelte nicht nur für die immer schlimmer werdenden Schmerzen, sondern auch für die immer stärkeren Medikamente, die einem im Laufe der Jahre verschrieben werden. So gesehen sei es dann auch egal, wann man damit zum Arzt oder zur Ärztin geht. Morgen ist schließlich auch noch ein Tag.

Das hartnäckigste Vorurteil gegenüber der sogenannten «Schulmedizin» lautet, dass sie sich mit der Symptombekämpfung begnüge, das Übel aber nicht an der Wurzel packe. Daher neigen viele Patient:innen zu einer scheinbar «ganzheitlichen Medizin», der es stattdessen wirklich um die Ursachenbekämpfung gehe.

Viele Menschen sehen es als gesetzt an, dass keine Therapie in der Lage ist, ihre rheumatische Erkrankung zu heilen. Und das hat Folgen für ihren weiteren Umgang damit: Die einen schieben den Gang zur Ärztin oder zum Therapeuten auf die lange Bank, weil er vermeintlich nicht viel bringt, und verzögern dadurch unter anderem die Diagnostik sowie einen frühzeitigen Therapiebeginn (vgl. den Mythos «*Rheuma*? Da kann man leider nichts machen.»)

Die anderen lehnen Therapievorschläge ab, weil sie glauben, dass es dabei nur um die Linderung der Symptome gehe und nicht etwa um die Behandlung der Ursachen. Solange die Schmerzen oder die Funktionsstörungen auszuhalten sind, möchten daher viele am liebsten ganz auf Medikamente verzichten. Zu groß ist die Sorge, dass sie mehr schaden als nutzen. Häufig kommt gleichzeitig der Wunsch nach einem «ganzheitlichen Ansatz» zur Sprache, der im Gegensatz zu einer medikamentösen Therapie nicht nur einzelne Symptome in den Blick nehme, sondern den Ursachen auf den Grund gehe.

### ... und die Fakten dazu

Wenn wir heute von «Heilung» sprechen, dann verstehen wir darunter eine (Wieder-)Herstellung der körperlichen und seelischen Integrität, wie sie vor der Erkrankung bestanden hat. So werden zum Beispiel bei einer bakteriellen Infektion die Krankheitserreger entweder dank der körpereigenen Abwehrkräfte oder mithilfe eines Antibiotikums abgetötet, sodass die Bakterien am Ende des Heilungsprozesses aus dem Körper verschwunden sind – und wir wieder gesund.

Eine solchermaßen eindeutige einzelne Ursache kann bei entzündlich-rheumatischen Erkrankungen tatsächlich selten konkret ausgemacht und daraufhin beseitigt werden. Stattdessen haben wir es so gut wie immer mit einem Ursachenbündel zu tun, das sich meist über Monate und Jahre entwickelt. Wenn die Krankheit ausbricht, wird also lediglich die Spitze eines Eisberges sichtbar, der lange Zeit unter der Wasseroberfläche gewachsen ist.

Da nicht von einer einzelnen Ursache auszugehen ist, die behoben werden kann, sprechen Rheumatologinnen und Immunologen im Zusammenhang mit entzündlich-rheumatischen Erkrankungen nur äußerst ungern von «Heilung», wenn es um Behandlungsoptionen geht. Es kommt wie so häufig auf den Blickwinkel an. Richtet man die Aufmerksamkeit auf die entzündlichen Symptome, zu denen unter anderem Schmerzen, Hautrötungen, Husten oder Kribbeln in den Beinen gehören können, lässt sich sagen: Es gibt inzwischen Medikamente, die dafür sorgen können, dass sich diese Entzündungen und Symptome komplett zurückbilden, sodass man nichts mehr von der Krankheit merkt.

In einem gewissen Sinne könnte man also durchaus von Heilung sprechen (vgl. Studenic et al. 2023; Ugarte-Gil et al. 2022; Fernández-Carballido et al. 2021), allerdings entspricht das nicht dem eigentlichen medizinischen Verständnis. Denn bei entzündlich-rheumatischen Erkrankungen muss man leider davon ausgehen, dass die Veranlagung für die Entzündung im Immunsystem bestehen bleibt. Schließlich gibt es keine Bakterien, die für immer abgetötet worden wären. Stattdessen ist es durchaus möglich, dass die Erkrankung zu einem späteren Zeitpunkt noch einmal auftaucht, zum Beispiel wenn man die Medikamente reduziert oder ganz absetzt. Es kann sogar passieren, dass sich die Krankheit nach Jahren ohne Therapie wieder zurückmeldet, und zwar sowohl exakt in derselben Region des Körpers wie zuvor als auch in einer völlig anderen. Entsprechend schwer tun Ärzt:innen sich damit, im Zusammenhang mit entzündlich-rheumatischen Krankheiten von Heilung zu sprechen.

Vor diesem Hintergrund besteht das Therapieziel heutzutage im Erreichen folgender Etappen:

1. Etappenziel: die Entzündung unter Kontrolle bringen, um die Betroffenen von ihren Symptomen zu befreien.
2. Etappenziel: das Immunsystem über einen gewissen Zeitraum kontrollieren, sodass die Entzündung nicht wiederkehrt beziehungsweise einschläft. Der medizinische Fachbegriff hierfür lautet «Remission». Gemeint ist, dass die Entzündungszellen, die für die Entzündungen in den Organen sorgen, nicht mehr aktiv sind und sich zumindest weniger schnell verbreiten oder vielleicht sogar absterben.
3. Etappenziel: die Dosis oder auch die Häufigkeit der Einnahme des Medikaments immer weiter reduzieren, in der Hoffnung, dass die entzündlich-rheumatische Erkrankung nicht wieder aktiviert wird.
4. Etappenziel: die Medikamente (zumindest vorübergehend) absetzen. Wir sprechen in diesem Zusammenhang auch von *drug holidays*, das heißt Urlaub von den Medikamenten.

Aber: Auch wenn die Erkrankung im Laufe oder nach Abschluss dieser Therapie nicht erneut auftritt, ist keineswegs garantiert, dass sie den Körper wirklich komplett und dauerhaft verlassen hat. Es ist leider erwiesen, dass diese Erkrankungen zu einem späteren Zeitpunkt wieder auftreten können. Denn mit dem ersten Auftreten wird im Immunsystem eine Art Muster hinterlegt, das durch unterschiedliche Auslöser (Trigger) wieder aktiviert werden kann. Hierzu zählen insbesondere:

- bakterielle oder virale Infekte, die das Immunsystem wieder «anspringen» lassen und zu einer Überreaktion beziehungsweise Aktivierung des Immunsystems führen,
- emotionale Ereignisse, die eben nicht nur die Psyche, sondern auch den Körper belasten,
- eine Unterbrechung der regelmäßigen Medikamenteneinnahme aus Unachtsamkeit oder Vergesslichkeit.

Da kann schon mal die Frage aufkommen: Lohnt es sich denn überhaupt, die durchaus starken Medikamente einzunehmen, wenn doch kaum zu erwarten ist, dass sie zu einer Heilung führen? Die Antwort ist ein klares und deutliches Ja! Nicht nur, weil sie die Symptome lindern, sondern auch, weil sie eine anhaltende unkontrollierte Entzündung im Körper verhindern. Denn völlig unabhängig von der entzündlich-rheumatischen Erkrankung an sich stehen solche chronischen Entzündungsprozesse in einem engen und ursächlichen Zusammenhang mit weiteren Krankheiten. So ist zum Beispiel bekannt, dass Patient:innen mit einer chronischen Entzündung unter anderem häufiger kardiovaskuläre Erkrankungen wie Herzinfarkte und Schlaganfälle entwickeln.

Darüber hinaus richten fortgesetzte Entzündungen im Körper auch Schaden an den einzelnen Organsystemen an. Um nur einige wenige Beispiele zu nennen:

- Chronische Gelenkentzündungen können die Knochenstruktur ausdünnen, sodass der Knochen poröser wird und leichter bricht (Osteoporose).
- Dauerhaft entzündetes Lungengewebe kann versteifen und den dort stattfindenden Gasaustausch so sehr behindern, dass es zu Atemnot kommt.
- Und werden Nerven von kontinuierlichen Entzündungen angegriffen, kann das Missempfindungen oder Taubheitsgefühle zur Folge haben.

Stark vereinfacht gesprochen: Auch wenn die Therapie vielleicht nicht zu einer Heilung führt, kann sie doch dabei helfen, einer zusätzlichen Krankheitslast vorzubeugen.

### Zusammenfassung

Wer sich mit einer entzündlich-rheumatischen Erkrankung konfrontiert sieht, tut sich selbst einen großen Gefallen damit, die Therapie realistisch zu betrachten: Die Symptome können beseitigt und eine unwiederbringliche Schädigung des Körpers vermieden werden. Auch wenn nach der Reduktion oder Beendigung der Therapie keine Symptome spürbar sind, kann man nicht von einer Heilung sprechen, da die gleiche Erkrankung zu einem späteren Zeitpunkt wieder auftreten kann. Trotzdem ist es sinnvoll, Medikamente dagegen einzunehmen, solange die Entzündung besteht.

Und keine Sorge, die behandelnden Ärzt:innen sind immer bemüht, Risiko und Nutzen bestmöglich gegeneinander abzuwägen. Gegen eine kleine ungefährliche Entzündung lohnt es sich sicherlich nicht, ein potenziell nebenwirkungsreiches Medikament zu nehmen. Bei einer gefährlichen Entzündung des Herzens, der Niere oder der Lunge kann es dann aber schon sinnvoll sein, ein Medikament zu nehmen, das mit einem Risiko für gewisse Nebenwirkungen einhergeht.

**Take-home-Message**

*Die heutigen Therapien lindern nicht nur die Symptome, sondern helfen dabei, dass die entzündlich-rheumatische Erkrankung zur Ruhe kommt, einschläft und sich bestenfalls nicht mehr bemerkbar macht. Außerdem sind sie die einzig bewiesene Methode, mit der man verhindern kann, dass die jeweilige Rheumaerkrankung nachhaltige Schäden am Körper verursacht.*

## «Morgensteifigkeit ist ein sicheres Zeichen für *Rheuma*»

**DER MYTHOS**

Es ist schon eine echte Plage, wenn man morgens im Bett liegt und sich kaum bewegen kann. Der Körper fühlt sich an, als wäre er von Kopf bis Fuß eingerostet. Entsprechend schwer fällt das Aufstehen. Und dann dauert es auch noch eine ganze Weile, bis diese Morgensteifigkeit nachlässt und man sich wieder normal bewegen kann.

Eine solche Morgensteifigkeit interpretieren viele Betroffene als schlagenden Beweis: Es kann gar nicht anders sein, bei ihren Beschwerden muss es sich um eine rheumatische Erkrankung handeln. Denn wer morgens nur schwer in die Gänge kommt, hat *Rheuma*.

Für viele Menschen ist die Morgensteifigkeit geradezu der Inbegriff von *Rheuma*. Sie gilt in der Öffentlichkeit neben den schmerzenden Gelenken als *das* klassische Anzeichen für entzündlich-rheumatische Erkrankungen. Daher ziehen aber auch viele Menschen voreilige Schlüsse, wenn sie in den Morgenstunden Schwierigkeiten haben, ihre Gelenke zu bewegen: Sie gehen dann nämlich davon aus, dass bei ihnen eine latente oder unerkannte rheumatische Krankheit vorliegt.

Dieser Mythos wirft gleich zwei Fragen auf: Ist es tatsächlich so eindeutig, dass eine morgendliche Bewegungseinschränkung eine rheumatische Krankheit anzeigt – und müssen sich wirklich alle Betroffenen mit einer rheumatischen Erkrankung Tag für Tag aus dem Bett kämpfen?

### ... und die Fakten dazu

Studien zufolge erleben etwa 37 Prozent der Gesamtbevölkerung dauerhaft eine Morgensteifigkeit von 15 Minuten oder mehr (vgl. Sokka et al. 2007). Sie ist also ein recht weit verbreitetes Phänomen, über das wir aus wissenschaftlicher Sicht allerdings erstaunlich wenig wissen. Dennoch gibt es Erkenntnisse, die mittlerweile als gesichert gelten:

**1. Die Aussagekraft für die Diagnose**

Es gibt nur wenige Daten dazu, wie man allein aufgrund von Morgensteifigkeit sicher zwischen Gesunden und Patient:innen mit einer entzündlich-rheumatischen Erkrankung unterscheiden kann. Zwei kleinere Studien, die sich mit dem Thema beschäftigt haben, untermauern jedoch, worüber inzwischen Einigkeit herrscht: Die Morgensteifigkeit alleine ist nicht geeignet, um zwischen gesund und krank zu unterscheiden (vgl. Hazes et al. 1993; vgl. Yazici et al. 2001). Dass man sie bis vor Kurzem als Diagnosemerkmal herangezogen hat, geht im Wesentlichen auf einen Mangel an alternativen Kriterien zurück.

Aus heutiger Sicht war das ein eher «fauler Kompromiss»: Denn zum einen lässt eine vorhandene Morgensteifigkeit keine verlässliche Aussage darüber zu, ob jemand tatsächlich eine rheumatische Krankheit hat oder nicht (man spricht daher auch von einer geringen Sensibilität als Diagnosemerkmal), zum anderen gibt sie keine eindeutige Auskunft darüber, um welche der rund 400 Erkrankungen es sich genau handelt (man spricht in diesem Zusammenhang von einer geringen Spezifität). Auch wenn Morgensteifigkeit also ein – sogar häufiges – Symptom entzündlich-rheumatischer Krankheiten sein kann, wird sie bei der Diagnosestellung heute weniger berücksichtigt.

**2. Die Aussagekraft über den Verlauf von entzündlich-rheumatischen Erkrankungen**

Morgensteifigkeit steht zweifellos in einer direkten Beziehung zur Aktivität der rheumatischen Gelenkerkrankungen. Es gibt auch Daten, die konkret eine funktionelle Einschränkung durch Morgensteifigkeit belegen (vgl. Yazici et al. 2004). Einer Studie aus dem Jahr 2008 zufolge fühlten sich viele Betroffene – insbesondere in der frühen Phase der Erkrankung – sogar derart in ihrer Arbeitsfähigkeit eingeschränkt, dass sie sich häufig entschieden, vorzeitig in den Ruhestand zu gehen (vgl. Westhoff et al. 2008).

Insbesondere die Dauer der Morgensteifigkeit scheint aber mit der Wahrscheinlichkeit einer entzündlichen Ursache einherzugehen. Mithilfe magnetresonanztomografischer Untersuchungen (MRT) des Rückens konnte gezeigt werden, dass sich bei Betroffenen, deren Morgensteifigkeit länger als 60 Minuten andauert, häufiger entzündliche Veränderungen feststellen ließen als bei Patient:innen mit einer kürzeren Dauer (vgl. Arnbak et al. 2018). Unklar ist hingegen, ob die Morgensteifigkeit einen Risikofaktor für einen schweren Verlauf der Gelenkerkrankung oder für spätere Gelenkverformungen darstellt.

Einerseits gibt es also offensichtlich keine fundierten wissenschaftlichen Untersuchungen zur Morgensteifigkeit. Andererseits wird ihr im Praxisalltag von den behandelnden Ärzt:innen ein immer noch bedeutsamer Stellenwert eingeräumt. Angesichts dieses Widerspruchs hat es sich eine groß angelegte Studie aus dem Jahr 2015 zum Ziel gemacht, den diagnostischen Wert der Morgensteifigkeit zu bewerten (vgl. van Nies et al. 2015). Die Ergebnisse zeigen, dass bei einer Morgensteifigkeit mit einer Dauer von über 30 Minuten der Verdacht auf eine entzündlich-rheumatische Krankheit nicht ganz unberechtigt ist – und ab einer Dauer von über 60 Minuten dem Verdacht auf eine rheumatische Erkrankung doch sehr konkret nachgegangen werden sollte, um sie entweder zu bestätigen oder auszuschließen. In anderen Worten:

- Eine Morgensteifigkeit von bis zu 30 Minuten ist uncharakteristisch und deutet nicht auf eine entzündlich-rheumatische Erkrankung hin.
- Eine Morgensteifigkeit zwischen 30 und 60 Minuten nährt zumindest einen Anfangsverdacht auf eine entzündlich-rheumatische Erkrankung.
- Ab 60 Minuten und mehr ist Morgensteifigkeit ein Symptom, das sehr konkret auf eine entzündlich-rheumatische Erkrankung hindeutet.

Das heißt allerdings auch, dass eine Morgensteifigkeit von über 60 Minuten allein noch nicht ausreicht, um eine entzündlich-rheumatische Erkrankung zu diagnostizieren. Schließlich kann es auch andere besondere Situationen geben, die mit einer solchen vorübergehenden Bewegungseinschränkung einhergehen, ohne dass zwingend eine rheumatische Erkrankung vorliegt.

Eine gemeinnützige wissenschaftliche Organisation, die European League Against Rheumatism (EULAR), hat 2016 – unter anderem auf Grundlage der letztgenannten Studie – die Symptome definiert, die charakteristischerweise auftreten, wenn es im weiteren Verlauf zu einer entzündlichen Gelenkerkrankung wie der Rheumatoiden Arthritis kommt. Mithilfe eines sehr aufwendigen statistischen Verfahrens wurde die jeweilige Tagesform der Studienteilnehmer:innen ausgewertet und auf sämtliche wahrnehmbaren Anzeichen überprüft, die auf eine rheumatische Gelenkerkrankung hinweisen können. Dabei haben sich folgende Symptome als «Hinweisgeber» herauskristallisiert (vgl. EULAR 2016):

**Typische Symptome, die im Vorfeld einer rheumatischen Gelenkerkrankung beziehungsweise Rheumatoiden Arthritis auftreten**

- Morgensteifigkeit mit einer Dauer von über 60 Minuten,
- Gelenkschmerzen, die seit weniger als einem Jahr auftreten,
- Beteiligung der Fingergrundgelenke,
- Schmerzen, die überwiegend in den Morgenstunden auftreten,
- familiäre Vorbelastung, das heißt Angehörige mit einer entzündlich-rheumatischen Erkrankung.

### Zusammenfassung

Morgensteifigkeit beschreibt eine Schwergängigkeit der Gelenke in den Morgenstunden nach dem Aufstehen. Dieses Symptom ist in der Allgemeinbevölkerung, insbesondere mit zunehmendem Alter, sehr häufig vertreten. Aus ärztlicher Sicht unterscheidet man dabei:

- Eine Schwergängigkeit der Gelenke in den ersten 30 Minuten nach dem Aufstehen, die häufig als «Anlaufschmerzen» beschrieben wird. Hierbei handelt es sich allerdings nicht um ein Symptom, das auf eine spezielle Krankheit schließen lässt. Sie wird darüber hinaus ab einem Alter von ungefähr 50 Jahren immer häufiger.

- Eine Morgensteifigkeit von über 30 Minuten ist ungewöhnlich, aber erst bei über 60 Minuten sehr typisch für eine entzündlich-rheumatische Erkrankung.

**Take-home-Message**
*Morgensteifigkeit bedeutet nicht automatisch auch* Rheuma. *Vor allem die über Fünfzigjährigen kommen mit zunehmendem Alter in den zweifelhaften Genuss einer morgendlichen Bewegungseinschränkung, die aber selten länger als 30 Minuten anhält – und zwar ganz ohne Beteiligung einer entzündlich-rheumatischen Erkrankung. Bei mehr als 60 Minuten steht aber sehr wohl der Verdacht auf beispielsweise eine Rheumatoide Arthritis im Raum.*

## «Bei *Rheuma* muss erst mal eine neue Matratze her!»

### DER MYTHOS

Patient:innen mit einer entzündlich-rheumatischen Erkrankung, die unter Rückenschmerzen leiden, erklären mir in der Sprechstunde häufig von sich aus, sie hätten ihre durchgelegene Matratze im Verdacht gehabt, für ihre Schmerzen verantwortlich zu sein. Daher sei ihnen ein Wechsel der Matratze als der logische erste Schritt zur Eigentherapie erschienen. Und der Schluss liegt ja auch nahe: Es gibt schließlich genügend als besonders hochwertig angepriesene Matratzen und spezielle Kissen, die für Menschen mit *Rheuma* wie gemacht sein sollen. Das Angebot reicht von 7-Zonen-Viskoelastik-Matratzen aus Astronautenschaum über Auflagen mit feinsten Kupferdrähten bis hin zu Körner- und Kräuterkissen. Oder man geht gleich aufs Ganze mit einem Wasserbett. Ganz schön teuer, aber wie heißt es so hübsch: Wie man sich bettet, so liegt man.

Werbeanzeigen versuchen, die Menschen dort abzuholen, wo sie stehen. Das ist bei Produkten, die sich an Betroffene von entzündlich-rheumatischen Erkrankungen richten, nicht anders. «Kennen Sie das auch: Schmerzen, Steifigkeit in den Gelenken, häufige Abgeschlagenheit?» Wer kann da schon bei allen drei Punkten klar und deutlich Nein sagen? Jemand mit einer rheumatischen Krankheit jedenfalls ganz sicher nicht.

Kein Wunder also, dass sich die allermeisten davon in irgendeiner Weise angesprochen fühlen. Zumal die vollmundigen Versprechungen wahre Wunder verheißen. Gern wird zur Untermauerung auf Studien verwiesen, die angeblich beweisen, dass jene Matratze oder dieses Kissen bei *Rheuma* besonders hilfreich sei.

Die Frage ist: Womit liegt man denn nun richtig?

### ... und die Fakten dazu

Diese Frage bringt uns Fachleute häufiger zum Schmunzeln, denn die «Wundermatratze» gehört zweifellos zu den größten Mythen in der Rheumatologie. Und ganz ehrlich: Wer hat beim Überfliegen einer solchen Anzeige nicht schon mal überlegt, ob es nicht vielleicht doch langsam Zeit für eine neue Matratze wäre, angesichts der diversen Nächte, in denen man wieder mehr schlecht als recht geschlafen hat?

Ein Drittel unserer Lebenszeit verbringen wir mit Schlafen, was in erster Linie dem Zweck dient, die restlichen zwei Drittel nutzen zu können. Doch ca. 15 bis 30 Prozent der Erwachsenen klagen über Schlafstörungen: Sie brauchen sehr lange, um in den Schlaf zu finden, wachen während der Nacht häufig auf oder können einfach nicht lang genug schlafen (vgl. Penzel & RKI 2005).

Als eine der Hauptursachen für schlechten Schlaf gelten Schmerzen im unteren Rückenbereich. Die Vermutung liegt nahe, dass die Matratze einen nicht unerheblichen Einfluss darauf hat, doch selbst zu diesem sehr häufigen Problem sind die vorliegenden Studiendaten vage bis widersprüchlich. Eine systematische Untersuchung von wissenschaftlichen Artikeln, die bis einschließlich 2019 erschienen sind, hat versucht, folgende Frage zu beantworten: Lässt sich ein Zusammenhang zwischen verschiedenen Matratzentypen und der Schlafqualität und/oder Rückenschmerzen feststellen? Und auf Grundlage von insgesamt 39 Artikeln hat sie folgende Antwort zutage gefördert (vgl. Caggiari et al. 2021): Beim Bevölkerungsdurchschnitt, das heißt, bei Menschen ohne chronische Erkrankungen, üben mittelfeste Matratzen in der Regel einen positiven Einfluss auf den Komfort, die Schlafqualität und die Ausrichtung der Wirbelsäule aus. Sie sehen ja schon selbst – «Bevölkerungsdurchschnitt», «mittelfest», «in der Regel» –, das ist ganz schön wenig aussagekräftig.

Bessere Studiendaten liegen uns zum Dekubitus vor, also zu Schädigungen der Haut und der darunterliegenden Gewebeschichten, die entstehen, wenn Menschen zum Beispiel auf der Intensivstation im Krankenhaus oder zu Hause im Pflegebett länger liegen. Hierfür haben sich durchaus verschiedene Matratzen beziehungsweise Matratzenauflagen bewährt, dank derer sich die Entstehung solcher Druckgeschwüre tatsächlich verringern lässt. Allerdings ist diese Problematik grundsätzlich anders gelagert. Ich habe die medizinischen Datenbanken auf der Suche nach Studien zum Einfluss der Matratze bei entzündlich-rheumatischen Erkrankungen – von Spondyloarthritis über Rheumatoide Arthritis bis hin zu Kollagenosen und Vaskulitiden – ganz genau durchforstet. Mit einem ernüchternden Ergebnis: Es gibt nicht eine einzige Studie, die sich der Frage überhaupt widmet.

Wenn also in der Werbung von Studien die Rede ist, denen zufolge eine Matratze besonders empfehlenswert für Betroffene von entzündlich-rheumatischen Erkrankungen ist, dann dürfen Sie ruhig skeptisch sein. Und gehen Sie davon aus, dass diese Studien ziemlich sicher nicht die wissenschaftlichen Standards erfüllen, die wir Ärzt:innen voraussetzen, bevor wir unsere Diagnostik darauf stützen oder ein Medikament empfehlen. Hinter den allermeisten dieser vermeintlichen Studien verstecken sich nämlich Umfragen, bei denen gerade mal eine Handvoll Patient:innen beantworten sollte, ob man denn auf besagter Matratze wirklich «sehr gut» schlafe. Eine ziemlich suggestive Frage, wenn man auf einer 1000-Euro-Matratze genächtigt hat. Wer gibt dann schon zu Protokoll, in dieser Nacht «besonders schlecht» geschlafen zu haben?

Um es ganz deutlich zu formulieren: Es gibt schlicht und ergreifend keine wissenschaftlich fundierte Untersuchung zu egal welchem Zusammenhang zwischen Matratzen und entzündlich-rheumatischen Erkrankungen. Gäbe es wissenschaftliche Daten zu dieser Fragestellung, dann würden wir unseren Patient:innen diese Information niemals vorenthalten. Es liegt schließlich auch in unserem Interesse, ihre Gesundheit auf allen möglichen Wegen wiederherzustellen oder zumindest positiv zu beeinflussen.

Viele meiner Patient:innen fragen mich, ob es sich nicht auch ohne wissenschaftliche Beweise lohnen kann, es mit dem Wechsel auf ein Wasserbett oder eine sonstige teure Matratze zu versuchen. Und sei es auch nur, um wirklich nichts unversucht gelassen zu haben. Ich persönlich rate meinen Patient:innen davon ab, sich allein wegen ihrer entzündlich-rheumatischen Erkrankung eine neue Matratze anzuschaffen. Und bisher hat mir auch noch niemand davon berichten können, dass eine solche Investition den Krankheitsverlauf der entzündlich-rheumatischen Erkrankung entscheidend verbessert hätte.

Prinzipiell bleibt es natürlich sinnvoll, Matratzen von Zeit zu Zeit auszutauschen. Das hat aber überhaupt nichts mit einer möglichen entzündlich-rheumatischen Erkrankung zu tun. Stattdessen lautet die grundsätzliche Empfehlung, die Matratze nach etwa fünf bis zehn Jahren zu wechseln. Zum einen aus hygienischen Gründen, zum anderen, weil sich dann oft Liegekuhlen oder Vertiefungen gebildet haben, das Latex brüchig wird oder die Federkerne ausgeleiert sind. Welches Material auch immer, irgendwann ermüdet es.

Anders als bei dem Einfluss von Matratzen gibt es tatsächlich eine Vielzahl von Studien, die sich damit auseinandersetzen, inwieweit entzündlich-rheumatische Erkrankungen die Schlafqualität verschlechtern beziehungsweise zu Schlafstörungen führen. So konnte eine aktuelle Studie beispielsweise zeigen, dass bei Patient:innen mit einer Rheumatoiden Arthritis offensichtlich häufiger obstruktive Schlafstörungen auftreten, auf gut Deutsch: Es gibt unter ihnen vergleichsweise mehr Schnarcher:innen. Als mögliche Erklärung steht im Raum, dass diese Patient:innen im Vergleich zur Normalbevölkerung ein durchschnittlich höheres Körpergewicht haben (vgl. Thakur et al. 2021).

Besonders bemerkenswert ist eine Übersichtsarbeit, der zufolge Kinder mit einer entzündlich-rheumatischen Erkrankung einen fragmentierten Schlaf haben, also nachts häufiger aufwachen (vgl. Saidi et al. 2022). Die Autor:innen der Metaanalyse gehen davon aus, dass man durch Strategien, mit deren Hilfe sich der Schlaf steuern und verbessern lässt, auch die Symptome und Funktionen der entzündlich-rheumatischen Erkrankung positiv beeinflussen könnte. Konkrete Empfehlungen geben sie allerdings nicht.

Mit Ausnahme dieser Übersichtsarbeit gibt es erstaunlich wenig Daten zum Einfluss von entzündlich-rheumatischen Erkrankungen auf den Schlaf. Dabei kann man sich jedoch eine beidseitige Wechselwirkung gut vorstellen: Zum einen liegt es nahe, dass Patient:innen mit einer entzündlich-rheumatischen Erkrankung wegen der Entzündung schlechter schlafen. Zum anderen ist es denkbar, dass fehlender oder ungenügend erholsamer Schlaf einen Stressfaktor darstellt, der sich negativ auf das Immunsystem und damit auch auf die Entzündung auswirkt.

Bisher ebenfalls kaum erforscht ist die Frage, inwiefern gestörter Schlaf das Schmerzempfinden von Menschen mit einer entzündlich-rheumatischen Erkrankung beeinflusst. Die wenigen Daten, die es gibt, beziehen sich zumeist auf Patient:innen mit Fibromyalgie-Syndrom, das allerdings nicht zu den entzündlich-rheumatischen Erkrankungen zählt, da in diesen Fällen keine Entzündung vorliegt.

### Zusammenfassung

Ja, ein guter und gesunder Schlaf hat sicherlich einen positiven Effekt auf das körperliche Wohlbefinden. Und, ja, die Matratze hat einen gewissen Einfluss darauf, wie gut wir schlafen. Es gibt aber kaum wissenschaftliche Daten dazu, wie Schlaf beziehungsweise fehlender oder schlechter Schlaf den Verlauf von entzündlich-rheumatischen Erkrankungen beeinflusst. Und der Einfluss von Matratzen ist überhaupt nicht erforscht. Daher existiert keine Grundlage, auf der man Patient:innen mit entzündlich-rheumatischen Erkrankungen guten Gewissens bestimmte Matratzen empfehlen könnte. Sosehr uns die Werbung das auch glauben machen möchte.

Bis die Forschung mehr darüber in Erfahrung bringt, bleibt Menschen mit einer entzündlich-rheumatischen Erkrankung zumindest eine Erkenntnis: Ein Wechsel der Matratze ist vor allem aus funktionellen und hygienischen Gründen sinnvoll, ein Vermögen für eine spezielle «*Rheuma*-Matratze» muss aber niemand ausgeben. Denn die falschen Heilsversprechen aus der Werbung, die insbesondere Menschen mit entzündlich-rheumatischen Erkrankungen ins Visier nehmen, entbehren jeglicher wissenschaftlichen Grundlage.

**Take-home-Message**

*Wer eine entzündlich-rheumatische Erkrankung hat, schläft häufig nicht besonders gut. Eine geeignete Matratze kann vereinzelt dabei helfen, Abhilfe zu verschaffen – eigens eine teure Spezialmatratze anzuschaffen, ist aber keinesfalls notwendig. Bei den behaupteten Auswirkungen auf den Verlauf von entzündlich-rheumatischen Krankheiten handelt es sich lediglich um haltlose Werbeversprechen.*

## «Ist der Rheumafaktor negativ, ist es auch kein *Rheuma*»

**DER MYTHOS**

Schmerzen in den Gelenken, Reißen in den Muskeln, Unbeweglichkeit am Morgen, Entzündungen der Haut – die Symptome von rheumatischen Erkrankungen sind vielfältig und uneindeutig. Klarheit, so lautet zumindest eine weitverbreitete Vermutung, bringt allein eine Blutuntersuchung: Lässt sich dabei der sogenannte Rheumafaktor nachweisen, ist es *Rheuma* – ist er negativ, also nicht nachweisbar, dann ist es ganz sicher etwas anderes.

Rheumatische Erkrankungen können viele verschiedene Gesichter haben. Umso hilfreicher erscheint da ein vermeintlich eindeutiges Diagnosekriterium, das sich im Labor mithilfe von Blutwerten bestimmen lässt.

Tatsächlich gibt es den sogenannten Rheumafaktor, der vor allem bei einer entzündlich-rheumatischen Erkrankung häufig auftritt und auch eine diagnostische Bedeutung hat, nämlich bei der Rheumatoiden Arthritis. Aber ist es wirklich so, dass für diese und womöglich auch für die anderen ca. 400 rheumatologischen Erkrankungen alles von einem Laborwert abhängt? Oder wird unter dem Begriff Rheumafaktor ein bunter Strauß an Antikörpern beschrieben, die alle irgendwie und irgendwann mit den entzündlich-rheumatischen Erkrankungen zusammenhängen?

### … und die Fakten dazu

Tatsächlich sitzt nicht nur «Otto Normalpatient» diesem Mythos auf. Auch viele behandelnde Ärzt:innen verstehen den Rheumafaktor fälschlicherweise als eindeutiges Anzeichen dafür, ob ein Mensch *Rheuma* hat oder nicht. Fest steht: Der Rheumafaktor ist ein einzelner Antikörper und im Rahmen der Analyse nur einer von vielen unterschiedlichen Laborparametern. Genauer gesagt handelt es sich um ein Immunglobulin, ein vom Körper selbst hergestelltes Eiweiß mit einer besonderen Eigenschaft: Es kann an den Fc-Teil des menschlichen Immunglobulins G (IgG) andocken, das seinerseits zu den Antikörpern unseres Immunsystems zählt. Das hört sich kompliziert an, heißt aber im Wesentlichen nur, dass es sich beim Rheumafaktor um einen Antikörper gegen die eigenen Antikörper handelt.

Diese Antikörper tragen zum Teil auch gesunde Menschen in sich, und zwar gar nicht so selten. Je nach Alter treten sie bei bis zu 20 Prozent der Bevölkerung auf, allerdings ohne dass diese Personen eine entzündlich-rheumatische Erkrankung haben oder jemals bekommen werden (Griesmacher & Peichl 2001). Dabei spielt es eine Rolle, in welcher Menge dieser Antikörper im Blut zirkuliert. Von einem positiven Rheumafaktor spricht man bei einem Wert von über 15 U/ml (Units pro Milliliter). Doch selbst bei gesunden Menschen werden häufig Antikörper in einer Höhe von bis zu 50 U/ml nachgewiesen. Solange sie keine Beschwerden haben, benötigen sie aber keine medizinische Versorgung. Wir Ärzt:innen sprechen bei diesen Zufallsbefunden, die aus medizinischer Sicht nicht relevant sind, auch von «unspezifischen Befunden» (vgl. Shmerling & Delbanco 1992).

Werte von über 50 U/ml können auch bei Gesunden auftreten. Je höher die Anzahl der Antikörper im Blut ist, desto genauer sollte man allerdings hinschauen, ob sie nicht doch eine entzündlich-rheumatische Krankheit anzeigen. Allerdings sollte man im Hinterkopf behalten, dass der Rheumafaktor mit ganz bestimmten rheumatischen Erkrankungen assoziiert ist, das heißt, er tritt bei diesen Erkrankungen häufiger auffällig zutage. So gehört er beispielsweise typischerweise zur Rheumatoiden Arthritis, bei der die Gelenke entzündlich verändert sind. Aber auch bei anderen entzündlich-rheumatischen Krankheiten lässt sich der Rheumafaktor nachweisen, darunter der Lupus erythematodes, das Sjögren-Syndrom und weitere Kollagenosen, bei denen die Entzündung in erster Linie das Bindegewebe angreift.

Ein positiver Rheumafaktor an sich ist also zunächst einmal unbedenklich. Erst in Kombination mit klinischen Beschwerden sollte – dann dringend – abgeklärt werden, ob es sich um einen Indikator für eine entzündlich-rheumatische Krankheit handelt.

Doch was, wenn auf dem Laborbefund «Rheumafaktor negativ» steht? Das bedeutet, dass dieser spezielle Antikörper nicht nachweisbar ist. Nicht mehr und nicht weniger. Jedenfalls schließt es keinesfalls aus, dass nicht doch eine entzündlich-rheumatische Erkrankung vorliegt. Bei der Rheumatoiden Arthritis, die am häufigsten mit dem Rheumafaktor assoziiert ist, kann es zum Beispiel insbesondere im Anfangsstadium passieren, dass im Labor kein Rheumafaktor festgestellt werden kann. Es ist aber möglich, dass er sich in einem späteren Stadium der Krankheit dann doch noch nachweisen lässt. Davon abgesehen sind fast alle der rund 400 rheumatischen Erkrankungen überhaupt nicht mit dem Rheumafaktor assoziiert. Was sie betrifft, hat er also gar keine Aussagekraft. Anders gesagt, der fehlende Nachweis eines Rheumafaktors schließt bestenfalls eine Handvoll Krankheiten aus, nicht aber die restlichen rund 395.

Der Trugschluss bezüglich des Rheumafaktors hat in der Praxis übrigens zwei gegensätzliche Auswirkungen: Einerseits führt schon der geringste Nachweis des vermeintlich eindeutigen Diagnosemerkmals zu vielen unnötigen Besuchen in rheumatologischen Praxen. Andererseits finden dadurch aber auch tatsächlich notwendige Arztbesuche erst spät statt, weil kein Rheumafaktor nachweisbar war.

## Zusammenfassung

Wer nicht über das notwendige Hintergrundwissen verfügt, geht oft fälschlicherweise davon aus, dass der Rheumafaktor repräsentativ für alle entzündlich-rheumatischen Erkrankungen steht. Diese Annahme ist leider ein Irrtum. Denn der Rheumafaktor ist zunächst einmal ein unspezifischer Blutwert, der auch bei Gesunden vorkommt. Nicht jeder Mensch mit einem nachgewiesenen Rheumafaktor hat auch tatsächlich eine entzündlich-rheumatische Krankheit.

Außerdem gibt es eine Vielzahl rheumatischer Erkrankungen, bei denen es keinen Zusammenhang mit dem Rheumafaktor gibt. In diesen Fällen besitzt er also keinerlei Aussagekraft und kann weder für den Nachweis noch für den Ausschluss herangezogen werden.

**Take-home-Message**

*Der Rheumafaktor hat nur eine bedingte Aussagekraft, denn er steht nur mit einer Handvoll der rund 400 entzündlich-rheumatischen Krankheiten in Beziehung. Erst wenn ein positiver Rheumafaktor von typischen Beschwerden begleitet wird, ist es sinnvoll, ihn als Diagnosekriterium heranzuziehen.*

## «Wer *Rheuma* hat, sollte sich schonen»

**DER MYTHOS**

Patient:innen mit entzündlich-rheumatischen Krankheiten haben oft das Gefühl, sich körperlich schonen zu müssen, insbesondere dann, wenn sie es mit einer Gelenkerkrankung zu tun haben. Sie glauben, körperliche Belastung sei Gift. Und sie glauben dies erst recht, wenn sie morgens kaum aus dem Bett kommen, weil die Gelenke streiken. Die größte Sorge vieler Betroffener besteht darin, durch zu viel Bewegung, insbesondere Sport, zu einer unumkehrbaren Gelenkzerstörung beizutragen. Statt Fitnessstudio oder Joggen, so die Annahme, sei jetzt allenfalls noch etwas Krankengymnastik möglich.

Greift der Mythos von der unumgänglichen Schonung, wird schnell die Mitgliedschaft im Sportverein gekündigt, das Fahrrad in den Keller gestellt und für den kurzen Weg zum Bäcker das Auto aus der Garage geholt. Jede Form der aktiven Bewegung wird als geradezu gesundheitsschädlich gefürchtet und vermieden, während passive Bewegung in Form von Physiotherapie durchaus eingefordert wird. Viele dieser Patient:innen kehren auch dann nicht in ihr vormals aktives Leben zurück, nachdem sich die akute Entzündung infolge einer medikamentösen Therapie gelegt hat. Stattdessen halten sie an den Vermeidungsstrategien fest, die sie sich angewöhnt haben, als die Entzündung der rheumatischen Erkrankung aktiv war.

Ist an dem Körpergefühl, dem sie hier offensichtlich folgen, nicht vielleicht doch etwas dran? Oder setzen sie damit womöglich einen verhängnisvollen Teufelskreis in Gang?

### ... und die Fakten dazu

Sport und Training wirken sich nachweislich auch beziehungsweise gerade bei Betroffenen mit entzündlich-rheumatischen Erkrankungen positiv aus. Wer sich regelmäßig gezielt und ausdauernd bewegt, beugt nämlich nicht nur der Verkümmerung ganzer Muskelgruppen vor (Atrophie) oder verhindert, dass Gelenke versteifen. Zu den gesundheitsförderlichen Aspekten gehört auch, dass regelmäßige Bewegung das Immunsystem aktiviert und den gesamten Körper stärkt. Die Angst vor Bewegung und Sport ist also grundsätzlich unbegründet. Ganz im Gegenteil hat es nach allem, was wir wissen, sehr viel mehr negative als positive Folgen, wenn körperliche Aktivität vermieden wird (vgl. Mayoux Benhamou 2007).

Entsprechend der nationalen und internationalen Leitlinien sollte man es im akuten Schub mit dem sportlichen Ehrgeiz zwar tatsächlich etwas ruhiger angehen lassen, es gibt aber grundsätzlich empfehlenswerte Sportarten, die fast zu jeder Zeit ausgeübt werden können, solange man es nicht übertreibt. Hierzu gehören unter anderem Schwimmen und Radfahren, Gymnastik in eingeschränkter Form sowie Walking oder Spazierengehen auf weichem (Wald-)Boden (vgl. AWMF, 2019; Rausch Osthoff et al., 2018).

Was es während der akuten Entzündung wirklich zu vermeiden gilt, sind Spitzenbelastungen sowie Kontakt- und Kampfsportarten, Krafttraining mit großen Belastungsintensitäten und Sportarten mit einem hohen Verletzungsrisiko.

In Phasen, in denen die Krankheitsaktivität gut kontrolliert ist, sind den Betroffenen im Prinzip keine Grenzen gesetzt. So habe ich Patient:innen, die mit einer gut eingestellten entzündlich-rheumatischen Erkrankung ihrer beruflichen Tätigkeit als Balletttänzerin nachgehen, regelmäßig Marathon laufen oder an Triathlon-Wettbewerben teilnehmen. Dabei muss man natürlich immer zwei Dinge im Auge behalten: zum einen die individuelle Belastbarkeit und zum anderen den aktuellen Aktivitätsgrad der persönlichen Erkrankung. Denn egal wie gut die Krankheit eingestellt ist, kontrollierte regelmäßige Bewegung wird aus niemandem, der vor der Erkrankung maximal spazieren gegangen ist, eine Leistungssportlerin oder einen Leistungssportler machen.

Darüber hinaus ist auch eine Portion gesunder Menschenverstand gefragt. Sind oder waren zum Beispiel die inneren Organe wie Herz oder Lunge durch die entzündlich-rheumatische Krankheit in Mitleidenschaft gezogen, dann ist es ratsam, die individuelle Belastungsgrenze viel vorsichtiger auszutesten. Im Zweifel sollten Fachärzt:innen aus der jeweiligen Fachrichtung hinzugezogen werden, zum Beispiel Kardiologinnen, Pulmologen oder Rehaärztinnen.

Generell gilt jedoch, dass sich regelmäßiger Sport positiv auf rheumatisch-entzündliche Erkrankungen auswirkt. So konnte in einer Studie nachgewiesen werden, dass bei Menschen mit Lupus erythematodes bereits nach einem achtwöchigen aeroben und anaeroben Training (beispielsweise Dauerlauf und Sprinten) die Menge der entzündungsfördernden Botenstoffe im Körper zu sinken beginnt (Pfaff et al. 2021).

Es gibt inzwischen auch Studien, die auf Daten von Bewegungsanalysen zurückgreifen, die zum Beispiel von Fitnesstrackern, Mobiltelefonen oder Smartwatches erhoben werden. Dabei hat sich etwas Interessantes gezeigt: In den Tagen vor einem Krankheitsschub bewegen sich die Patient:innen häufig deutlich weniger als vorher. Die Daten könnten also eventuell für Prognosen dienen, denn tatsächlich bieten sie einen winzigen Blick in die Zukunft. Zum Zeitpunkt der Datenaufzeichnung zeigen nämlich weder die Laborwerte einen Schub an, noch merken die Patient:innen etwas davon – weil er sich gewissermaßen noch «zusammenbraut». Was das genau heißt beziehungsweise wie man das nutzen kann, ist allerdings noch nicht untersucht worden. Das gilt insbesondere für die Frage, ob vermehrte Bewegung den nahenden Schub verhindern könnte – was ich ehrlich gesagt für wenig wahrscheinlich halte.

Viel wichtiger ist es, einen anderen Schluss zu ziehen: Nach einem entzündlichen Schub sollte unbedingt wieder die körperliche Belastung gesucht werden. Für das eigene Wohlbefinden und um der Gefahr zu entgehen, dass sich die persönliche Belastungsgrenze mit jedem Schub weiter nach unten verschiebt.

## Zusammenfassung

Das Ausmaß der körperlichen Belastung im Sinne von sportlicher Betätigung ist bei Patient:innen mit entzündlich-rheumatischen Erkrankungen immer auch in Abhängigkeit der individuellen Krankheitsaktivität zu beurteilen. Die Belastungsgrenzen können sich dabei verschieben: Während sie in Phasen der aktiven Entzündung sicherlich geringer sind, nähern sie sich bei guter Kontrolle der Krankheitsaktivität derjenigen gesunder Personen.

Sport kann zudem dabei helfen, positiven Einfluss auf die Beweglichkeit und das Immunsystem auszuüben, und sollte auch in Phasen der vermehrten Krankheitsaktivität ausgeübt werden, wenn auch in reduziertem Maße. Eine gute Kontrolle der Krankheitsaktivität vorausgesetzt, sollte das Ziel darin bestehen, sich ungefähr 150 Minuten in der Woche moderat und zusätzlich 60 Minuten intensiv zu belasten.

**Take-home-Message**

*Außer in akuten Entzündungsphasen ist es nicht nur möglich, sondern sogar von Vorteil, sich im Rahmen der eigenen Möglichkeiten regelmäßig sportlich zu betätigen. Die größte Gefahr geht davon aus, die eigene Belastungsgrenze aus Furcht vor negativen Konsequenzen stetig nach unten zu verschieben. Und das ist weder für die Krankheit noch für das generelle Wohlbefinden ratsam.*

## «Kein Zwicken, kein Zwacken, also auch kein Rheumaschub»

**DER MYTHOS**

Man muss nicht Medizin studiert haben, um ganz genau mitzubekommen, wenn sich das *Rheuma* mal wieder mit einem Schub zurückmeldet. Ist ja schließlich deutlich genug, wenn es anfängt, im Rücken zu kneifen und in den Muskeln zu reißen, oder welche Beschwerden auch immer dazugehören. Da liegt der Schluss doch nahe, dass es andersherum genauso ist: Wenn die Gelenke einigermaßen Ruhe geben und auch sonst nirgendwo der Schuh drückt, dann lässt der nächste Schub noch auf sich warten. Glück gehabt, richtig?

Patient:innen mit entzündlich-rheumatischen Erkrankungen fällt es häufig schwer, zu beurteilen, was ein sogenannter Rheumaschub eigentlich ist. Nicht selten berichten Betroffene in der Sprechstunde von Phasen mit deutlichen Zeichen von Entzündungen. Geht das aber nicht mit Schmerzen einher, ist es für viele ausgemachte Sache, dass es sich dabei nicht um einen Schub ihrer jeweiligen entzündlich-rheumatischen Erkrankung handeln kann.

Andere Patient:innen wiederum beklagen «Dauerschübe» beziehungsweise einen Schub nach dem anderen, weil es eben fortwährend hier und da zwicke und zwacke. Was genau steckt also hinter dem Begriff «Schub»?

### ... und die Fakten dazu

Entzündlich-rheumatische Erkrankungen verlaufen nie linear. Stattdessen wechseln sich Phasen vermehrter Entzündungen mit solchen ab, bei denen die Patient:innen sich fühlen, als habe ihr Körper eine entzündlich-rheumatische Krankheit bisher höchstens von Weitem gesehen. Gerade zu Beginn nehmen viele Patient:innen diesen wellenförmigen Verlauf wahr: Mal geht es rauf, dann wieder runter. Das hat gewissermaßen auch eine gute Seite, denn immerhin kann man in schlechten Phasen davon ausgehen, dass auch wieder bessere Zeiten kommen.

Allerdings bringt der wechselhafte Krankheitsverlauf oft genug auch Schwierigkeiten für das Sozialleben mit sich. So kann es durchaus passieren, dass sich Betroffene richtig gut fühlen und für den nächsten Tag mit Freund:innen verabreden. Doch dann nimmt plötzlich die Entzündung derart zu, dass an ein entspanntes und fröhliches Beisammensein beim besten Willen nicht mehr zu denken ist. Selbst die Familie und der engste Freundeskreis können das manchmal nur schwer nachvollziehen und bringen mit der Zeit immer weniger Verständnis dafür auf. Tatsächlich gelten Patient:innen mit entzündlich-rheumatischen Erkrankungen bisweilen als schwierig und launisch. Dabei spiegelt ihre vermeintliche Wankelmütigkeit häufig einfach nur das Auf und Ab wider, das für den Verlauf ihrer Krankheit typisch ist.

Was zeichnet so einen Schub also aus? Ein Schub beziehungsweise Rezidiv kann sich je nach Krankheit ganz unterschiedlich bemerkbar machen: Bei den einen kehrt der blutige Schnupfen zurück, bei den anderen schäumt der Urin wieder, die nächsten kämpfen erneut mit zwei- bis dreistündiger Morgensteifigkeit und wieder andere mit dem altbekannten Husten, inklusive Luftnot, oder es zeigen sich ganz neue Symptome. Grundsätzlich ist nicht klar definiert, ab wann eine wieder auftretende Entzündung als Rezidiv beziehungsweise Schub zu gelten hat. Für einzelne Erkrankungen, wie zum Beispiel die Vaskulitis, existieren jedoch gewisse Grenzen, und zwar in Abhängigkeit der erwartbaren Konsequenzen: Leichtere Entzündungen, die zwar definitiv zugenommen haben, aber von denen keinerlei Gefahr ausgeht, werden als «minor Rezidiv» bezeichnet (leichter Schub). Schwere

Entzündungen, die hingegen potenziell lebensgefährlich sein können, werden «major Rezidiv» genannt (schwerer Schub).

Für viele andere Erkrankungen stellt sich die Sachlage jedoch weniger eindeutig dar. Wichtig ist vor allem eins: Es handelt sich nicht jedes Mal um einen Schub, wenn sich die Beschwerden kurz in Erinnerung rufen. Denn es kann durchaus vereinzelt Tage geben, an denen die Gelenkschmerzen vielleicht nicht ganz so gut unter Kontrolle sind, die Morgensteifigkeit doch einmal länger als eine halbe Stunde dauert, es hin und wieder zu blutigem Schnupfen kommt etc. – ohne dass man dabei gleich von einem Rezidiv beziehungsweise einem Schub sprechen muss oder kann. Dass es Patient:innen mehr oder weniger zufällig auch einmal nicht so gut geht, bewegt sich nämlich leider völlig im normalen Rahmen. Erst wenn solche Tage sich häufen und die Tendenz eindeutig dafür spricht, dass die Krankheitsaktivität erhöht ist, haben wir es aus medizinischer Sicht mit einem Rezidiv zu tun.

Davon abgesehen ist es für die Beurteilung eines Schubs von zentraler Bedeutung, dass die Krankheit im Vorfeld gut kontrolliert gewesen sein muss. Denn nur in solchen Fällen können sich die Beschwerden zu einem Rezidiv auswachsen. Anders sieht die Sache aus, wenn Patient:innen trotz einer neuen beziehungsweise angepassten Therapie weiterhin Schmerzen haben. Dann sprechen wir Ärzt:innen nämlich von einer anhaltenden Krankheitsaktivität und nicht etwa von einem permanenten Rezidiv beziehungsweise einem dauerhaften Schub.

Grundsätzlich haben die behandelnden Ärzt:innen bei der Therapie ganz klar ein Ziel vor Augen: Es soll ein Zustand erreicht werden, in dem die Entzündung im Körper kontrolliert ist und damit auch keine Beschwerden fortbestehen. Dieser Zustand, die Remission, zeigt sich im Wesentlichen dadurch, dass es keinerlei Hinweise für eine Entzündung mehr gibt: Es weisen also weder Symptome noch

Laborwerte oder andere Untersuchungen auf eine aktuell bestehende Entzündung hin.

Dabei muss es sich allerdings nicht immer um eine klinisch merkliche Entzündung handeln, es gibt auch zunehmende Entzündungen im Rahmen der Erkrankungen, die sich nur im Blut, im Urin, im Röntgenbild oder anderen Untersuchungen nachweisen lassen.

Und die Sache mit den Dauerschüben? Nun, bei genauerem Hinsehen stellt sich in diesen Fällen oft genug heraus, dass die Beschwerden überhaupt nichts mit der entzündlich-rheumatischen Erkrankung zu tun haben, sondern beispielsweise auf mechanische Veränderungen im Bewegungsapparat zurückzuführen sind. Die Schmerzen sind echt, doch die Ursache liegt woanders.

### Zusammenfassung

Die Begriffe Schub beziehungsweise Rezidiv beschreiben einen Zustand, in dem die Aktivität der entzündlich-rheumatischen Erkrankung zunimmt. Dabei machen sich die Symptome der jeweiligen Krankheit (wieder) verstärkt bemerkbar.

Damit man von einem Rezidiv sprechen kann, muss die Erkrankung zuvor allerdings gut unter Kontrolle gewesen sein. Denn nicht jeder Tag, an dem es zwickt und zwackt, zeigt einen Schub an. Genau wie gesunde Menschen haben auch Patient:innen mit entzündlich-rheumatischen Erkrankungen bessere und schlechtere Tage, die noch keine verlässliche Aussage über den Krankheitsverlauf zulassen. Erst bei einem dauerhaften Anstieg der Krankheitsaktivität über einen längeren Zeitraum kann man von einem Schub ausgehen. Die Unterscheidung von Rezidiv und anhaltender Krankheitsaktivität entscheidet daher maßgeblich darüber, ob und wie die laufende Therapie im weiteren Verlauf angepasst werden muss.

**Take-home-Message**

*Nicht jedes Symptom der entzündlich-rheumatischen Erkrankung ist als Krankheitsaktivität oder Schub zu bewerten. Denn auch die persönliche Tagesform spielt eine Rolle. Erst wenn die Beschwerden immer häufiger und eindeutiger auftreten, ist von einem Rezidiv auszugehen. Allerdings machen sich zunehmende Entzündungen nicht immer bemerkbar, manchmal sind sie auch nur im Labor nachweisbar.*

## «Kinderwunsch bei *Rheuma* – ist das nicht völlig unrealistisch?»

**DER MYTHOS**

Viele junge Patient:innen denken, dass sowohl die Einnahme der Medikamente als auch das Risiko, dass im Rahmen einer Schwangerschaft die Krankheitsaktivität zunimmt, die Realisierung eines Kinderwunsches ausschließen. Hinzu kommt die Frage: Wie soll ein (Klein-)Kind adäquat versorgt werden, wenn die entzündlich-rheumatische Erkrankung schubartig verläuft und den betroffenen Elternteil immer wieder ausfallen lässt? So schade es ist – kommen viele zu dem Schluss –, aber *Rheuma* und Kinderwunsch gehen leider nicht zusammen.

Entzündlich-rheumatische Erkrankungen können grundsätzlich alle Altersgruppen betreffen. Sie werden heute immer früher diagnostiziert, außerdem kommen einige davon vor allem bei jungen Menschen vor. Dadurch rückt das Thema «Familienplanung» in den letzten Jahren immer mehr in den Fokus. Noch heute glauben viele Patientinnen und Patienten, mit der Diagnose *Rheuma* stehe ihr Kinderwunsch automatisch vor dem Aus.

Zu ihren häufigsten Sorgen gehört, dass sowohl die zunehmende Krankheitsaktivität als auch die notwendige Therapie mit entsprechenden Medikamenten zu schwerwiegenden Fehlbildungen beim Kind führen könnten. Doch die Schwangerschaft und die Geburt stellen längst nicht die letzten Hürden dar, stattdessen gilt es neue Herausforderungen zu meistern, sobald das Wunschkind auf der Welt ist. Schließlich sind Kinder noch lange Jahre auf die Fürsorge und Unterstützung ihrer Eltern angewiesen. Daher gesellt sich bei vielen Patient:innen zum Kinderwunsch auch noch die weiterreichende Frage hinzu: Ist das überhaupt vereinbar – Eltern werden, Eltern sein und eine entzündlich-rheumatische Erkrankung?

### … und die Fakten dazu

Tatsächlich war es lange Zeit so, dass Ärzt:innen von einer Schwangerschaft während einer rheumatologischen Therapie dringend abraten mussten. Glücklicherweise lassen die heutigen Therapiekonzepte aber inzwischen sehr wohl eine Realisierung des Kinderwunsches zu. Und das lässt sich auch seit einigen Jahren an immer häufigeren Schwangerschaften und Geburten bei Patientinnen mit entzündlich-rheumatischen Erkrankungen ablesen.

Gleichzeitig werden von Ärzt:innen wie von Patient:innen mehr und mehr Erfahrungen gesammelt, die sogar öffentlich einsehbar sind, unter anderem im Rhekiss-Schwangerschaftsregister. Trotzdem ist der Umgang mit einer anstehenden Familienplanung auf beiden Seiten nach wie vor von Unsicherheit geprägt. Nicht selten führen die Sorgen sowohl um die Patientin selbst als auch um das ungeborene Kind auch heute noch dazu, dass der Kinderwunsch letztlich nicht realisiert wird. Vor diesem Hintergrund verstehen wir Rheumatolog:innen es als unsere Aufgabe, sowohl die Patient:innen als auch die mitbetreuenden anderen Ärzt:innen diesbezüglich zu informieren und einen bestehenden Kinderwunsch zu begleiten.

Ein wichtiger Faktor bei der Familienplanung, der einer Schwangerschaft noch vorausgeht, ist die Fertilität, also die Fortpflanzungsfähigkeit auf einer rein körperlichen Ebene. Denn eine chronische Entzündung im Körper kann dies maßgeblich beeinflussen, und zwar bei weiblichen wie männlichen Patienten gleichermaßen: weil Spermien in einer nicht ausreichenden Anzahl oder Qualität produziert werden beziehungsweise weil es befruchteten Eizellen weniger gut gelingt, sich in der Gebärmutter einzunisten. Dabei handelt es sich um natürliche Mechanismen des Körpers, die eine Schwangerschaft unterbinden sollen, weil Vater oder Mutter nicht komplett gesund sind. Um einer bestehenden Infertilität entgegenzusteuern, empfiehlt es sich also, die Krankheitsaktivität so gut wie möglich unter Kontrolle zu halten. Je besser das gelingt, desto größer ist die Wahrscheinlichkeit, dass eine Schwangerschaft eintritt.

Es gibt auch diverse Medikamente, die einen Einfluss auf die Fertilität von Männern und Frauen haben können. Bei einer regelmäßigen Einnahme von nichtsteroidalen Antirheumatika (NSAR, darunter Ibuprofen oder Diclofenac) verringern sich beispielsweise die Chancen dafür, dass sich die befruchtete Eizelle erfolgreich einnistet. Andere Medikamente (zum Beispiel Cyclophosphamid) können die Eizellen- und Spermienproduktion sogar nachhaltig beeinträchtigen. Vor einer Therapie mit solchen Wirkstoffen sollte daher unter anderem auch darüber nachgedacht werden, ob eine Entnahme und Kryokonservierung (eine Art Tiefkühlung in flüssigem Stickstoff) von Ei- beziehungsweise Spermienzellen sinnvoll sein könnte.

Neben einer guten Kontrolle der Krankheitsaktivität kommt es dementsprechend auch darauf an, dass die Schwangerschaft möglichst dann eintritt, wenn nur solche Medikamente eingenommen werden, die sich nicht negativ auf die Entwicklung des Kindes auswirken. Insofern kann es bei einem konkreten Schwangerschaftswunsch sinnvoll sein, die aktuelle Therapie gegebenenfalls anzupassen, umzustellen oder zu beenden – vorausgesetzt, die Krankheitsaktivität lässt das zu.

Die Entscheidung sollte allerdings immer gemeinsam von der Patientin und den Rheumatolog:innen gefällt werden, gegebenenfalls in Absprache mit den Gynäkolog:innen. Von einer eigenständigen Beendigung der Therapie aufgrund eines dringenden Kinderwunschs sei an dieser Stelle dringend abgeraten. Schließlich wirken viele Medikamente länger im Körper nach, so ist zum Beispiel Methotrexat bis zu zwölf Wochen nach der letzten Einnahme noch immer im Körper nachweisbar.

Medikamente sollten also nicht erst kurz vor dem Eintritt einer möglichen Schwangerschaft abgesetzt werden, sondern mit dem nötigen Sicherheitsabstand – der wiederum vom jeweiligen Medikament abhängt. Während einige Wirkstoffe dank einer kurzen Halbwertszeit schon nach wenigen Tagen aus dem Körper ausgeschieden sind, benötigen andere wie gesagt zwölf Wochen oder sogar bis zu zwölf Monate. Wie lange vor dem Eintritt einer Schwangerschaft oder der Zeugung eines Kindes ein Ende der Therapie ratsam ist, sollte daher schon relativ weit im Vorfeld mit dem betreuenden Rheumatologen oder der Rheumatologin besprochen werden.

Keine Frage, es gibt sicherlich Schöneres, als eine Schwangerschaft gemeinsam mit seinen Ärzt:innen zu planen. Das kann schon mal ein wenig unangenehm werden, für alle Beteiligten übrigens. Angesichts der immensen Tragweite sollte sich aber niemand in einer solchen Situation davor scheuen, alle erdenkliche Unterstützung in Anspruch zu nehmen. Das kann bedeuten, dass sowohl der/die Patient:in als auch der/die Partner:in ausreichend über die Risiken informiert sind, die eine Schwangerschaft sowohl für die schwangere Frau als auch für das ungeborene Kind mit sich bringen können. Zudem sollte auch immer darüber gesprochen werden, wie groß das Risiko für das Kind ist, die entzündlich-rheumatische Erkrankung zu erben. Um an dieser Stelle eine vorsichtige Entwarnung zu geben: Da die wenigsten entzündlich-rheumatischen Erkrankungen auf eine monogenetische Ursache zurückgehen, ist die Wahrscheinlichkeit einer Vererbung in den meisten Fällen eher gering.

Abgesehen von diesen vorrangig medizinischen Fragen ist es aber genauso wichtig, darüber zu reden, was es bedeutet, wenn sich ein Elternteil infolge eines möglichen Krankheitsschubs nicht mehr in vollem Maße an der Versorgung des Kindes beteiligen kann. Auch wenn es natürlich immer das Ziel ist, solche Phasen zu vermeiden, sollte man sich dennoch darüber im Klaren sein, wen man eventuell auch kurzfristig um Unterstützung bitten könnte, sollte der Fall trotz allem eintreten.

Einen möglichst geeigneten Zeitpunkt finden, eine inaktive Phase der Erkrankung wählen, die Medikamente anpassen – das alles sind Faktoren, die entscheidend für eine erfolgreiche Schwangerschaft sein können. Darüber hinaus kann es sinnvoll sein, gegebenenfalls eine reproduktionsmedizinische Behandlung als unterstützende Maßnahme in Betracht zu ziehen. Die damit für einen längeren Zeitraum erforderliche Behandlung mit verschiedenen Hormonen ist für Patientinnen mit einer entzündlich-rheumatischen Erkrankung in der Regel unproblematisch. Nur in seltenen Fällen, wie etwa beim systemischen Lupus erythematodes, bringt die damit einhergehende Hormontherapie das Risiko von Thrombosen oder Embolien mit sich, was eine ausführliche und interdisziplinäre Aufklärung im Vorfeld unabdingbar macht.

Hormone sind biochemische Botenstoffe, die in unserem Körper unterschiedlichste Prozesse in Gang setzen und regeln – wodurch sie auch einen mehr oder weniger direkten Einfluss auf den Verlauf einer entzündlich-rheumatischen Erkrankung haben. Die hormonellen Umstellungen während der Schwangerschaft können sich sowohl positiv als auch negativ auf die entzündlich-rheumatische Erkrankung der Patientin auswirken. Es kommt durchaus vor, dass Patientinnen berichten, noch nie seit Ausbruch der Erkrankung so wenig Krankheitsaktivität gehabt zu haben wie in der Schwangerschaft. So gut läuft es aber leider längst nicht jedes Mal. Die schwangerschaftsbedingten hormonellen Umstellungen können nämlich auch dazu führen, dass die Krankheit aktiver wird und dadurch mehr oder andere Medikamente zur Kontrolle der Entzündung herangezogen werden müssen. Aus den einschlägigen Registern wird jedenfalls eines deutlich: Je besser die Krankheit etwa drei bis sechs Monate vor der Empfängnis unter Kontrolle ist, desto größer ist die Wahrscheinlichkeit, dass keine zunehmende Krankheitsaktivität während der Schwangerschaft zu erwarten ist. Ganz generell lässt sich festhalten, dass geplante Schwangerschaften im Vergleich zu ungeplanten einen deutlich besseren Verlauf aufweisen.

Natürlich ist es wünschenswert, dass während der Schwangerschaft nicht nur die rheumatische Erkrankung weiterhin gut unter Kontrolle bleibt, sondern im besten Fall auch möglichst wenig Medikamente hierzu notwendig sind. Bei vielen Patientinnen ist es aber leider so, dass beim Absetzen der Therapie die eigentlich gut kontrollierte Krankheitsaktivität wieder zunimmt. In solchen Fällen wird die Therapie in Absprache mit der Patientin derartig ein- beziehungsweise umgestellt, dass die erforderlichen Medikamente auch während der Empfängnis und der Schwangerschaft weiter eingenommen werden können. Entsprechend gilt es bei der Therapieauswahl sowohl auf die Patientin als auch auf das ungeborene Leben Rücksicht zu nehmen. Das heißt unter anderem zu beachten, dass einzelne Therapeutika nur in bestimmten Phasen der Schwangerschaft empfehlenswert sind.

Grundsätzlich gilt für jedes Medikament, dass es keine kontrollierten Studien und damit auch keine hundertprozentige Sicherheit zum Einsatz während einer Schwangerschaft gibt. Alles, was wir heutzutage wissen und den Patientinnen an Wissen weitergeben, beruht auf persönlichen Erfahrungen, Fallberichten oder auch Eintragungen in nationalen und internationalen Schwangerschaftsregistern. An dieser Stelle ist noch einmal das deutsche Schwangerschaftsregister Rhekiss hervorzuheben, das in den letzten Jahren sehr viel dazu beigetragen hat, dass uns inzwischen zunehmend Informationen über Schwangerschaften bei Patientinnen mit entzündlich-rheumatischen Erkrankungen zur Verfügung stehen. Ich unterstütze das Register ganz ausdrücklich und rate allen Kolleg:innen und Patientinnen, sich an diesem Register zu beteiligen, damit noch mehr Erfahrungen systematisch erfasst werden.

**Schwangerschaft und Medikamente – Allgemeine Empfehlungen für Patient:innen mit Kinderwunsch**

1. **Nichtsteroidale Antirheumatika (NSAR)** sollten zum Zeitpunkt der Empfängnis ebenso vermieden werden wie im zweiten und dritten Schwangerschaftsdrittel (Trimenon), da sie zunächst das Einnisten der Eizelle verhindern und im weiteren Verlauf der Schwangerschaft unter anderem das Risiko für eine Gestose (Schwangerschaftsvergiftung) erhöhen können. Nach den neuesten Empfehlungen sollten Schwangere die Einnahme von Schmerz- und Entzündungshemmern aus der Gruppe der nichtsteroidalen Antirheumatika wie Ibuprofen oder Diclofenac ab der 20. Schwangerschaftswoche vermeiden.
2. **Cortison** ist aufgrund seiner Nebenwirkungen immer so niedrig wie möglich einzusetzen, im ersten Schwangerschaftsdrittel sollte die Dosis möglichst nicht über 10 mg täglich liegen. Während das von der Mutter eingenommene Cortison in den ersten zwei bis drei Monaten in der Plazenta über ein Enzym

inaktiviert wird und somit zumindest nicht in größeren Mengen zum ungeborenen Kind gelangt, ist das spätestens ab dem dritten Trimenon durchaus anders.

3. **Biologika**, wie zum Beispiel TNF-α-Blocker, sind zwar offiziell nicht für die Anwendung in der Schwangerschaft zugelassen, auf Grundlage der positiven Erfahrungen der letzten Jahrzehnte schätzen Expert:innen die Anwendung inzwischen aber als durchaus sicher ein. Gegebenenfalls kann die Einnahme von TNF-α-Blockern im Rahmen einer Schwangerschaft gestreckt werden, also beispielsweise von alle zwei Wochen auf alle vier Wochen.
   Die früher übliche Vorgehensweise, TNF-α-Blocker zu Beginn der Schwangerschaft abzusetzen, in der Annahme, die Hormonumstellung werde die rheumatische Krankheit schon gut unter Kontrolle halten, hat sich zum Beispiel anhand der Daten aus dem Rhekiss-Register nicht bewährt. Die Ergebnisse zeigen vielmehr, dass es durchaus von Vorteil sein kann, die TNF-α-Blocker die gesamte Schwangerschaft hindurch einzunehmen – wenn auch gegebenenfalls mit einem wie oben beschriebenen gestreckten Applikationsintervall. Weil TNF-α-Blocker zu einem gewissen Anteil über die Plazenta auf das Kind übergehen und dessen Immunsystem unterdrücken, sollten die Neugeborenen dann allerdings während der ersten sechs Lebensmonate keine Lebendimpfstoffe erhalten. Denn es besteht die Gefahr, dass die geimpften Viren sich dann womöglich unkontrolliert vermehren.
4. Bei anderen Medikamenten wiederum gilt es sogar als vorteilhaft, sie auch während der Schwangerschaft einzunehmen. So wird zum Beispiel Lupus-Patientinnen explizit empfohlen, vor, während sowie eine gewisse Zeit nach der Schwangerschaft das Medikament Hydroxychloroquin einzunehmen.

Dieses Medikament, das ursprünglich zur Behandlung von Malaria entwickelt wurde, zeigt eine Reihe positiver Effekte: Es kann in der Schwangerschaft sowohl das Risiko für einen Lupus-erythematodes-Schub als auch die Gefahr für Thrombosen und Embolien deutlich reduzieren, und das sogar über die Schwangerschaft hinaus.

Nicht zuletzt ist Hydroxychloroquin auch für solche Patientinnen von Bedeutung, bei denen besondere Antikörper nachgewiesen wurden, darunter SS-A- oder SS-B-Antikörper, die zum Beispiel mit einem höheren Risiko für Herzrhythmusstörungen oder Hautveränderungen beim Kind assoziiert sind. Dieses Risiko lässt sich durch die Einnahme von Hydroxychloroquin signifikant reduzieren.

Entzündlich-rheumatische Erkrankungen können sich auf unterschiedlichste Weise auf die Schwangerschaft auswirken. So sind Patientinnen mit einer Rheumatoiden Arthritis im Vergleich zu gesunden Schwangeren beispielsweise anderthalb- bis zweimal häufiger von einer Blutdruckerhöhung betroffen. Außerdem zeigt sich bei ihnen ein erhöhtes Risiko für ein verzögertes Wachstum des Kindes oder eine Frühgeburt beziehungsweise für einen Kaiserschnitt.

Grundsätzlich gilt, dass Frauen mit entzündlich-rheumatischen Erkrankungen häufiger von geburtshilflichen Komplikationen betroffen sind. Eine groß angelegte Datenanalyse von über 3000 schwangeren Frauen mit rheumatischen Erkrankungen hat gezeigt, dass sowohl die zunehmende Krankheitsaktivität als auch die entzündliche Beteiligung der Niere solche Komplikationen der Schwangerschaft zweifellos begünstigen (vgl. Fischer-Betz & Späthling-Mestekemper 2019).

All das soll aber auf gar keinen Fall dazu beitragen, betroffenen Patientinnen Angst vor der Schwangerschaft oder der Geburt zu machen. Ganz im Gegenteil ist es schlicht und ergreifend als Plädoyer dafür gedacht, die zur Verfügung stehenden Möglichkeiten zu nutzen, um die Krankheitsaktivität bestmöglich unter Kontrolle zu bekommen, bevor eine Schwangerschaft eintritt.

### Zusammenfassung

Die Erfahrung aus den letzten Jahrzehnten hat die Situation grundlegend verändert: Die früher gängige Empfehlung an Patient:innen mit entzündlich-rheumatischen Erkrankungen, ihre Familienplanung ad acta zu legen, ist nicht mehr zeitgemäß. Wird eine Schwangerschaft gut geplant, die Therapie optimal angepasst und die Krankheitsaktivität bestmöglich kontrolliert, dann spricht heutzutage nichts dagegen, auch als Patientin oder Patient mit einer entzündlich-rheumatischen Erkrankung den Wunsch nach einer eigenen Familie konkret anzugehen. Es bedarf lediglich einer gründlichen Vorbereitung und vorherigen Abklärung, die in Absprache mit den betreuenden Rheumatolog:innen sowie Gynäkolog:innen erfolgen sollte.

Aber nicht vergessen: So gut die Vorbereitung auch ist, es kann immer passieren, dass die Krankheitsaktivität während der Schwangerschaft zunimmt oder Komplikationen auftreten. Umso wichtiger ist es, im Vorfeld sowohl innerhalb der Partnerschaft als auch mit den betreuenden Ärzt:innen darüber zu sprechen, wie groß das Risiko für solche Situationen ist und wie bei Bedarf grundsätzlich zu verfahren wäre.

**Take-home-Message**

*Bei einem bestehenden Kinderwunsch ist eine gewisse Planung im Vorfeld definitiv ratsam. Wir behandelnden Rheumatolog:innen freuen uns darüber, wenn Patient:innen es sich trotz ihrer entzündlich-rheumatischen Erkrankung vorstellen können, ihren Wunsch nach einer eigenen Familie in Angriff zu nehmen, und stehen sehr gern unterstützend zur Seite.*

## «*Rheuma* und Herzinfarkt – das sind zwei völlig verschiedene Paar Schuhe»

**DER MYTHOS**

*Rheuma* ist echt tückisch und hat viele verschiedene Gesichter – mit einer Gemeinsamkeit: Es handelt sich immer um Entzündungen, ob nun die Gelenke, der Rücken, das Auge, die Niere oder die Haut betroffen sind. Solange sie nichts davon merken, halten viele Patient:innen die Entzündung im Blut jedoch für gar nicht so schlimm. Dass sich die Entzündung auf das Herz oder die Blutgefäße auswirken kann, können sie sich beim besten Willen nicht vorstellen. Es ist doch «nur eine kleine Entzündung», so der Gedanke. Wie soll denn bitte schön *Rheuma* einen Herzinfarkt auslösen?

Die meisten meiner Patient:innen kennen die Symptome ihrer entzündlich-rheumatischen Erkrankung recht gut, immerhin leben sie damit. Aber es trifft viele von ihnen unvorbereitet, wenn ich darauf zu sprechen komme, dass ihre Erkrankung sich nicht auf die tagtäglichen Beschwerden beschränkt – sondern leider auch ein erhöhtes Risiko für Herzinfarkte und Schlaganfälle mit sich bringt.

Auf die erste Irritation folgt dann häufig die Unterstellung, ich würde maßlos übertreiben – wahlweise, um ihnen mithilfe eines Totschlagarguments ein bestimmtes Medikament andrehen oder ein schlechtes Gewissen machen zu wollen, damit sie mit dem Rauchen aufhören, abnehmen oder ihren Blutdruck besser im Blick behalten.

Es gibt aber auch Patient:innen, die schon versucht haben, sich selbst zu informieren, bevor sie in die Sprechstunde kommen. Und manche stoßen dabei auf die Information, dass chronische Entzündungen offensichtlich zu einer Arteriosklerose führen können, das heißt zu einer beschleunigten beziehungsweise vorzeitigen Verkalkung der Blutgefäße. Gibt es also doch einen ursächlichen Zusammenhang zwischen entzündlich-rheumatischen Erkrankungen und der Entstehung von Herzinfarkten und Schlaganfällen?

### ... und die Fakten

In der Tat ist seit Jahrzehnten bekannt, dass Menschen mit rheumatischen Erkrankungen häufiger Herzinfarkte und Schlaganfälle erleiden als die Durchschnittsbevölkerung. Im Laufe der Jahre hat sich herauskristallisiert, dass hierfür die chronische Entzündung verantwortlich zeichnet. Denn als einer der wesentlichen (von mehreren) Faktoren fördert sie die Entstehung einer Arteriosklerose. Durch die Entzündung wird nämlich die innere Wand der Blutgefäße (die sogenannte Intima) klebriger, sodass sich Cholesterinpartikel leichter ablagern können und damit zum typischen Bild der Arteriosklerose führen – die sich in nichts von der Arteriosklerose anderer Menschen unterscheidet, die keine rheumatische Krankheit haben.

Die Konsequenzen liegen auf der Hand: Je länger und je ausgeprägter die Entzündung ist, desto häufiger kommt es zu Verengungen der Blutgefäße, was zu einer akuten Verstopfung führen kann. Betrifft diese Durchblutungsstörung das Herz, kommt es zum Herzinfarkt. Wird das Gehirn unterversorgt, löst das einen Schlaganfall aus.

Es sind in letzter Zeit interessante wissenschaftliche Studien durchgeführt worden, die diese Zusammenhänge genauer unter die Lupe genommen haben. So konnte zum Beispiel nachgewiesen werden, dass die Teilnehmer:innen einer Studie unter der rheumatischen Therapie ein geringeres Herzinfarktrisiko hatten als die Vergleichsgruppe, die keine Medikamente beziehungsweise ein Placebo bekam. Und das war offensichtlich nicht nur mit der besseren Kontrolle der rheumatischen Entzündung zu begründen, sondern eine direkte Wirkung der Medikamente zum Beispiel auch auf andere Stoffwechselprozesse (vgl. Johnson et al. 2021).

Andere Studien zeigen, dass bestimmte Medikamente, die eingesetzt werden, um entzündlich-rheumatische Erkrankungen in Schach zu halten, mehr können als das: Bei Patient:innen ohne rheumatische Krankheiten, die schon einen ersten Herzinfarkt hatten, senkten sie nachweislich das Risiko für einen zweiten (vgl. Ridker et al. 2017).

Diese und weitere Studien machen deutlich, dass die rheumatische Entzündung im Körper einen eigenen unabhängigen Risikofaktor für die klassischen Herz-Kreislauf-Erkrankungen darstellt, genauso wie die «üblichen Verdächtigen», also Diabetes mellitus, Bluthochdruck, Übergewicht und Rauchen (vgl. Ozisler et al. 2022).

Vielleicht sind Sie in letzter Zeit schon einmal über den Slogan «Sitzen ist das neue Rauchen» gestolpert. Was damit gemeint ist, dürfte klar sein: Dass Rauchen die Wahrscheinlichkeit für etliche ernsthafte Krankheiten erhöht, ist nichts Neues. Inzwischen ist aber auch erwiesen, dass Bewegungsmangel dem Rauchen diesbezüglich in Nichts nachsteht. In der Regel ist es zwar eine mehr oder weniger bewusste Entscheidung, wie viel man sich bewegt oder ob man raucht, wohingegen eine rheumatologische Erkrankung nicht einfach «abschaltbar» ist – aber sie ist heutzutage sehr gut zu behandeln.

Wussten Sie eigentlich, dass uns in der modernen Medizin mathematische Verfahren und Formeln zur Verfügung stehen, mit denen wir das individuelle Herzinfarkt- und Schlaganfallrisiko berechnen können? PROCAM-Test, Framingham-Formel und HeartScore – um nur einige zu nennen – ermöglichen zwar keine exakten Voraussagen, helfen aber dabei, das Risiko möglichst realistisch abzuschätzen. Und dieses Risiko erhöht sich für Patient:innen mit entzündlich-rheumatischen Erkrankungen zusätzlich noch mal um 50 Prozent! Um das rein rechnerisch mit einfachen Zahlen nachvollziehbar zu machen: Wer aufgrund aller übrigen Faktoren ein Schlaganfallrisiko von beispielsweise 20 Prozent hätte, für den erhöhte es sich allein wegen der entzündlich-rheumatischen Erkrankung auf 30 Prozent.

Um das noch einmal zu betonen: Die rheumatologische Erkrankung stellt ein zusätzliches Risiko dar. Sie kommt also zu all den anderen Risikofaktoren, die der Patient beziehungsweise die Patientin sowieso schon haben, noch hinzu. Das heißt: Eine bestmögliche Kontrolle der rheumatischen Entzündung hilft nicht nur gegen die Beschwerden der Erkrankung, sondern schützt auch die Gefäße und senkt dadurch langfristig die Gefahr für einen Herzinfarkt oder Schlaganfall.

**Zusammenfassung**

Entzündungen im Körper – ob durch rheumatologische Erkrankungen oder durch andere Vorgänge verursacht – fördern Arteriosklerose, also die Verkalkung der Blutgefäße. Und das geht wiederum mit einer erhöhten Wahrscheinlichkeit für Herzinfarkte und Schlaganfälle einher. Möchte man dem vorbeugen, gilt es, vor allem chronische Entzündungen zu reduzieren oder ganz zu unterbinden, da sie den Gefäßen dauerhaft zusetzen. Das errechenbare Risiko durch die klassischen Risikofaktoren Diabetes mellitus, Übergewicht und Bluthochdruck erhöht sich durch rheumatische Erkrankungen um weitere 50 Prozent.

Daher besteht das Therapieziel darin, die Entzündung durch entsprechende Medikamente bestmöglich in Schach zu halten und anhand regelmäßiger Kontrollen der bekannten Risikofaktoren das effektive Risiko für Herz-Kreislauf-Erkrankungen rechtzeitig zu erkennen und dem gegebenenfalls entgegenzuwirken.

**Take-home-Message**

*Entzündlich-rheumatische Erkrankungen können Arteriosklerose verursachen und so die Wahrscheinlichkeit für Herz-Kreislauf-Erkrankungen erhöhen. Medikamente, die zur Behandlung entzündlich-rheumatischer Erkrankungen eingesetzt werden, helfen also nicht nur gegen die jeweilige Krankheit, sondern beugen auch effektiv Herzinfarkten und Schlaganfällen vor.*

## Mythen zu den Ursachen

Wo kommt das denn her? Warum ich? Was habe ich bloß falsch gemacht?

Was Patient:innen und Angehörige oftmals so empfänglich für Mythen macht, sind die vermeintlich einfachen Antworten und Erklärungen, die diese bieten. Dabei treibt sie vor allem die Frage nach dem Ursprung der Erkrankung um. Und das liegt nicht zuletzt daran, dass hier auch immer die Schuldfrage mitschwingt: sowohl bei den Patient:innen selbst als auch bei deren Eltern und Großeltern, denn irgendwo muss diese Gesundheitsstörung ja herkommen.

Viele Patient:innen forschen nach vorerkrankten Familienmitgliedern und durchforsten ihren eigenen Lebensstil nach ungesunden Lebens- oder auch Arbeitsweisen, die als Ursachen für die Erkrankungen infrage kommen könnten. Die damit verbundene Hoffnung: Kennt man den Auslöser, kann man ihn beseitigen, und das *Rheuma* ist passé. Doch das, so muss ich in der Sprechstunde immer wieder erklären, ist leider oft nicht mehr als Wunschdenken.

Allein das Verständnis über die Auslöser kann den Betroffenen helfen, ihre Krankheit besser zu akzeptieren. Und vielen wäre es lieb, wenn sie dann noch einen «Schuldigen» benennen könnten, denn dann wären sie wenigstens nicht auch noch selbst verantwortlich für die Einschränkungen, die mit ihrer Erkrankung einhergehen.

Und hier leisten Mythen ihren größten Beitrag: Sie helfen den Patient:innen dabei, sich selbst und anderen zu erklären, dass sie selbst nun wirklich am wenigsten Schuld an der Situation tragen.

## «*Rheuma* haben nur alte Leute»

**DER MYTHOS**

*Rheuma* ist gewissermaßen ein «Geschenk» des Alters. Das sieht man schon, wenn man sich nur einmal im Familien-, Freundes- oder Kollegenkreis umschaut: Sind es etwa die Kinder, Teenager oder jungen Erwachsenen, die sich damit plagen? Nein, sicher nicht. Und wenn es Einzelne in jüngeren Jahren dann doch erwischt, hatten sie eben leider das Pech, dass bei ihnen der Alterungsprozess vorzeitig eingesetzt hat.

Es gibt so einige vermeintliche Wahrheiten, die über entzündlich-rheumatische Krankheiten kursieren. Und eine der hartnäckigsten besagt, dass sie altersbedingt seien. Dabei ist das Alter eine hochgradig subjektive Kategorie: Wer gerade volljährig geworden ist, findet schon vierzig- und fünfzigjährige Personen alt – während sich die meisten Menschen selbst jenseits des Ruhestands noch lange nicht zum alten Eisen zählen.

In einem sind sie sich dann aber meistens einig: Sie gehen davon aus, dass mit steigendem Lebensalter die Wahrscheinlichkeit zunimmt, eine entzündlich-rheumatische Krankheit zu entwickeln. Doch unsere Vorstellung davon, wer alt ist und wer nicht, ist so vielschichtig wie der Alterungsprozess, den unser Körper durchläuft.

### … und die Fakten dazu

Wie anfällig wir für welche Krankheiten sind, wie sie verlaufen und wie erfolgreich und sicher die jeweiligen Therapien sind, hängt von körperlichen, psychologischen und sozialen Faktoren ab. Und diese verändern sich im Laufe des Lebens kontinuierlich. Rein theoretisch wäre es also schon denkbar, dass entzündlich-rheumatische Erkrankungen erst ab einem fortgeschrittenen Alter auftreten – und dass die steigende durchschnittliche Lebenserwartung das Auftreten bestimmter Krankheiten einerseits womöglich immer weiter nach hinten verschiebt, andererseits aber grundsätzlich auch wahrscheinlicher macht.

Stellt sich nur die Frage, wie der derzeitige medizinische Wissensstand dazu aussieht. Aus entwicklungsbiologischer Perspektive ist das Altern der Preis, den wir für das Überleben zahlen. Vor gar nicht allzu langer Zeit hatten wir schließlich noch eine deutlich kürzere Lebenserwartung als heute. Wir – als gesamte Menschheit, aber auch als einzelne Individuen – verdanken diese zusätzliche Lebenszeit in erster Linie unserem Immunsystem, das sich im Lauf der Evolution immer weiter entwickelt hat.

Eine der wesentlichen Anpassungen, die es dabei vornehmen musste, ist die deutlich verlängerte Laufzeit: Denn unser persönliches Krankheitsabwehrsystem muss heute sehr viel länger seinen Dienst verrichten als noch vor Hunderten, geschweige denn Tausenden von Jahren. Insofern wäre es durchaus vorstellbar, dass rheumatische Krankheiten als Autoimmunerkrankungen in irgendeiner Weise mit einem alternden Immunsystem zusammenhängen und daher auch erst ab einem gewissen Alter auftreten. Die Realität sieht jedoch anders aus:

- Aktuell haben allein in Deutschland rund 20000 Kinder eine rheumatologische Krankheit (vgl. Rietschel & Latta 2012).
- Etwa 13000 beziehungsweise 0,1 Prozent der unter Achtzehnjährigen in Deutschland haben eine juvenile idiopathische Arthritis, die damit zu den häufigsten entzündlich-rheumatischen Erkrankungen im Kindes- und Jugendalter zählt (vgl. Minden 2015).

Einige der rheumatischen Krankheiten treten per Definition nur in einer bestimmten Altersgruppe auf, so zum Beispiel die gerade genannte juvenile idiopathische Arthritis. Abgesehen davon gibt es für jede der zahlreichen rheumatologischen Erkrankungen ein Zeitfenster, in dem sie besonders häufig auftritt beziehungsweise beginnt, zum Beispiel:

- Spondyloarthritis zwischen dem 20. und 40. Lebensjahr (vgl. Sieper 2013),
- systemischer Lupus erythematodes durchschnittlich ab dem 29. Lebensjahr (vgl. Tian et al. 2022),
- Psoriasis-Arthritis zwischen dem 35. und 55. Lebensjahr (vgl. Karmacharya et al. 2021),
- Rheumatoide Arthritis zwischen dem 50. und 70. Lebensjahr (vgl. Symmons 2013).

Die genannten Zeitfenster sind natürlich nicht in Stein gemeißelt. Sie weisen lediglich darauf hin, dass die jeweiligen Erkrankungen am häufigsten in den entsprechenden Lebensabschnitten auftreten beziehungsweise beginnen. Das heißt aber keinesfalls, dass ein Krankheitsausbruch nicht auch wesentlich früher oder später möglich ist. Für uns behandelnde Ärzt:innen sind diese Angaben in der Praxis deswegen von Bedeutung, weil wir bei der Suche nach Diagnosen auch viel mit Wahrscheinlichkeiten arbeiten. Das heißt beispielsweise, dass wir bei einer 35-jährigen Patientin eher nicht mit einer Erkrankung rechnen, die in aller Regel erst nach dem 60. Lebensjahr auftritt. Auf diese Weise hilft uns die Kombination verschiedener Wahrscheinlichkeiten dabei, die richtige Diagnose zu finden.

Dennoch ist uns Ärzt:innen natürlich klar, dass fast jede Erkrankung in fast jedem Lebensjahrzehnt auftreten kann. Davon ausgenommen sind lediglich Erkrankungen, die der Definition nach an das Alter gebunden sind. Neben der oben bereits genannten juvenilen idiopathischen Arthritis, die vor dem 16. Lebensjahr auftritt, sind das zum Beispiel die Takayasu-Arteriitis, die definitionsgemäß nicht nach dem 50. Lebensjahr auftritt, sowie die Riesenzellarteriitis, die im Gegenzug dazu per Definition nicht vor dem 50. Lebensjahr in Erscheinung tritt.

All das bezieht sich wohlgemerkt ausschließlich auf die entzündlich-rheumatischen Erkrankungen. Davon ausgenommen sind also Krankheiten, die zwar landläufig häufig – aber eben fälschlicherweise – als *Rheuma* gelten, allen voran die Arthrose. Zur Erinnerung: Bei Arthrose handelt es sich um eine Verschleißerkrankung, und da liegt es in der Natur der Sache, dass sie mit fortschreitendem Lebensalter wahrscheinlicher wird. Das spiegelt sich auch in den Zahlen wider: Während nur wenige der unter Dreißigjährigen in Deutschland (1,8 Prozent der Frauen sowie 1,5 Prozent der Männer) mit Verschleißerscheinungen der Gelenke zu kämpfen haben, liegt die Rate zwischen dem 50. und 60. Lebensjahr bereits zwischen 30 und 40 Prozent, um ab dem 60. Lebensjahr auf deutlich über 50 Prozent zu steigen (vgl. Rabenberg 2013).

### Zusammenfassung

*Rheuma* ist alles andere als eine «Alte-Leute-Krankheit». Ganz im Gegenteil können auch junge Menschen von verschiedenen entzündlich-rheumatischen Erkrankungen betroffen sein. Denn das Lebensalter spielt in aller Regel keine Rolle als auslösender Faktor. Allerdings kennen wir für die meisten Krankheiten gewisse Zeitfenster, innerhalb derer sie gehäuft auftreten. Und einige wenige Krankheiten treten per Definition nur in bestimmten Lebensabschnitten auf. Das Alter ist also keine Ursache, lässt sich aber dennoch als Hilfsmittel bei der Diagnose nutzen.

**Take-home-Message**

*Entzündlich-rheumatische Erkrankungen treten mit zunehmendem Alter nicht zwangsläufig häufiger auf. Ganz im Gegenteil entwickeln sich einige typischerweise vor dem 16. beziehungsweise vor dem 40. Lebensjahr.*

## «*Rheuma* ist natürlich vererblich»

**DER MYTHOS**

Ist eine rheumatische Erkrankung erst einmal diagnostiziert, jagt auch schon eine Frage die nächste, und ganz besonders die nach familiären Vorbelastungen. Da gab es doch mal einen Großonkel im Schwarzwald mit ganz ähnlichen Beschwerden, oder nicht? Und die eigene Mutter und auch die Großmutter haben doch ebenfalls immer mal wieder über *Rheuma* geklagt. Welche Beweise braucht es denn noch? Schuld sind die Gene – und nicht man selbst.

Andererseits sorgen sich vor allem frischgebackene Eltern, ob sie ihre entzündlich-rheumatische Erkrankung womöglich weitervererbt haben. Manchmal ist diese Befürchtung sogar der Grund dafür, auf Kinder zu verzichten, damit diesen das eigene Schicksal erspart bleibt.

Es ist eine in der Öffentlichkeit weitverbreitete Annahme, dass entzündlich-rheumatische Krankheiten innerhalb der Familie weitervererbt werden. Entsprechend oft höre ich von Patient:innen die Frage, wie groß das Risiko sei, dass ihre Kinder dieselbe Erkrankung bekommen wie sie.

Mit Blick auf die eigenen Kinder schließt sich daran häufig die Überlegung an, anhand einer genetischen Untersuchung abschätzen zu lassen, mit welcher Wahrscheinlichkeit der Sohn oder die Tochter damit rechnen muss, irgendwann einmal selbst betroffen zu sein. Dabei schwingt die Hoffnung mit, bei Bedarf womöglich präventiv tätig werden zu können, sei es mit Anpassungen des Lebensstils oder sogar Medikamenten, um die Entstehung der Krankheit sozusagen im Keim zu ersticken.

### ... und die Fakten dazu

In den 1970er-Jahren wurde erstmals ein Zusammenhang zwischen genetischen Eigenschaften und entzündlichen Gelenkerkrankungen nachgewiesen. Insbesondere das Gen namens HLA-DRB1 wurde mit rheumatischen Gelenkerkrankungen in Verbindung gebracht. Dank neuerer Analyseverfahren konnte man dann ab 2005 über 100 zusätzliche genetische Auffälligkeiten allein für die Rheumatoide Arthritis feststellen.

Gleichzeitig stellte sich aber auch heraus, dass die betreffenden Gene eine eher nachgeordnete Rolle spielen, wenn es um das tatsächliche Risiko geht, Rheumatoide Arthritis zu entwickeln. Eine Schätzung legt nahe, dass die meisten der bisher identifizierten Gene nur etwa 8 Prozent des tatsächlichen genetischen Risikos ausmachen (vgl. Gateva et al. 2009). In diesem Zusammenhang spielen Zwillingsstudien eine wichtige Rolle. Für eine Gruppe der entzündlich-rheumatischen Erkrankungen (systemischer Lupus erythematodes) lässt sich anhand solcher Zwillingsstudien beispielsweise die Wahrscheinlichkeit abschätzen, dass beide Zwillinge diese Krankheit entwickeln: Während sie bei eineiigen Zwillingen 24 bis 35 Prozent beträgt, sinkt sie bei zweieiigen Zwillingen auf 2 bis 5 Prozent (vgl. Block 2006; Deapen et al. 1992).

Es gibt inzwischen eine Vielzahl von Studien, die auf der Grundannahme basieren, dass bei einem großen Teil der rheumatologischen Krankheiten das Risiko vererbbar ist und dass wahrscheinlich genetische Varianten (im Englischen *susceptibility genes*) dafür verantwortlich sind. Als Beweis hierfür werden sowohl Familienstudien als auch die oben bereits erwähnten Zwillingsstudien angeführt. Allerdings ist die Datenlage insgesamt nicht so eindeutig, wie man es sich wünschen würde. Versucht man die Bedeutung des genetischen Risikos genauer abzuschätzen, ergeben sich je nach Größe der Studie tatsächlich beträchtliche Diskrepanzen: Breit angelegte Bevölkerungsstudien beziffern den genetischen Anteil an den Erkrankungen auf unter 10 Prozent, kleinere Studien hingegen auf über 50 Prozent. So interessant die Ergebnisse aus wissenschaftlicher Sicht auch sein mögen: Der klinische Nutzen für den Praxisalltag ist eher fraglich.

Davon abgesehen gibt es einige Gene, die in bestimmten Erscheinungsformen dafür bekannt sind, besonders häufig bei Patient:innen mit entzündlich-rheumatischen Erkrankungen aufzutreten. Sie gelten deshalb als Risiko-Gene für diese Erkrankungen. Aber auch das sagt natürlich noch nichts darüber aus, wie groß ihr Einfluss letztlich ist. Um das bewerten zu können, muss man zunächst einmal einen Vergleich anstellen: Wie oft kann man diese Gen-Varianten bei Menschen nachweisen, die definitiv eine entzündlich-rheumatische Krankheit haben – und mit welcher Häufigkeit kommen sie in der Normalbevölkerung vor? Es ist von entscheidender Bedeutung, diese Werte zu ermitteln, denn sie stellen keine feststehenden Größen dar, sondern schwanken von Land zu Land. Erst wenn sie bekannt sind, lässt sich daher das relative Risiko errechnen, das für Menschen in dem jeweiligen Land mit der jeweiligen Gen-Variante einhergeht (vgl. Kasten Risikobewertung des Risiko-Gens HLA-DRB1).

Neben der Tatsache, dass es Gene gibt, die als Risiko für die Entstehung einer bestimmten entzündlich-rheumatischen Erkrankung gelten, gibt es auch Gene, die einen schweren Verlauf der Erkrankung oder ein weniger gutes Ansprechen auf medikamentöse Therapien erwarten lassen. So gehen zum Beispiel bestimmte Varianten von Genen mit einem höheren Risiko für Gelenkverformungen einher (vgl. Viatte et al. 2013), während andere Varianten signalisieren, dass eine Therapie (TNF-α-Blocker) bei diesen Patient:innen seltener zu dem erhofften Erfolg führt, die Entzündung unter Kontrolle zu bekommen (vgl. Mohamed et al. 2012).

**Risikobewertung des Risiko-Gens HLA-DRB1**

Für die Genvariante HLA-DRB1*04:01 des Gens HLA-DRB1 ist bekannt, dass etwa 50 bis 60 Prozent der Patient:innen mit einer Rheumatoiden Arthritis sie in sich tragen. Daraus ergibt sich ein relatives Risiko in Höhe von 5 bis 11. Bei Patient:innen, die dieses Gen vererbt bekommen haben, liegt das Risiko, eine Rheumatoide Arthritis zu entwickeln, also im Vergleich zur gesunden Bevölkerung fünf- bis elfmal so hoch.

Die Gen-Variante HLA-DRB1*04:04 ist bei 27 bis 37 Prozent der Patient:innen nachweisbar. Diese haben ein fünf- bis vierzehnmal höheres Risiko für die Entstehung der Erkrankung (Fries et al. 2002).

Die Aussagekraft von Risiko-Genen ist unterschiedlich hoch. So hat sich im klinischen Alltag bisher nur ein einziges Gen als Risikomarker für Erkrankungen aus der Gruppe der Spondyloarthritiden etabliert. Genauer gesagt, geht das Gen HLA-B27 mit einem erhöhten Risiko für die Entstehung einer Spondyloarthritis einher, darunter die reaktive Arthritis, die CED-assoziierte Arthritis, die undifferenzierte Arthritis und die Spondylitis ankylosans, die früher unter der Bezeichnung Morbus Bechterew bekannt war. Während dieses Gen in der gesunden Bevölkerung nur bei 8 bis 10 Prozent der Personen vorkommt, tragen 50 bis 90 Prozent der Patient:innen mit einer Spondyloarthritis dieses Gen in sich. Um es mit einem statistischen Begriff aus der Epidemiologie zu formulieren: Das relative Risiko, diese Krankheit zu entwickeln, ist um das 10- bis 20fache erhöht, wenn bei einer Person dieses Gen nachgewiesen wurde.

Muss eine Person, die dieses Gen vererbt bekommen hat, also damit rechnen, früher oder später eine der genannten Krankheiten zu bekommen? Nein! Bei ihr ist lediglich die Wahrscheinlichkeit für eine Erkrankung größer als bei jemandem ohne dieses Gen. Wie wir wissen, gibt es nämlich viele Menschen mit diesem Gen, die keine dieser Krankheiten jemals entwickeln werden, während viele Betroffene solcher Krankheiten dieses Gen gar nicht in sich tragen. Und das heißt eben auch: Der Nachweis des Gens HLA-B27 allein ist kein Beweis für eine dieser Erkrankungen. Schätzungen zufolge entwickeln etwa 5 bis 10 Prozent der Menschen mit diesem Gen im Laufe ihres Lebens eine Spondyloarthritis.

Um es noch ein wenig komplizierter zu machen: Die Entstehung entzündlich-rheumatischer Krankheiten hängt nicht von diesem oder jenem einzelnen Risiko-Gen ab. Sie wird stattdessen von einer Vielzahl verschiedener Gene beeinflusst. Und die werden alle unabhängig voneinander vererbt. Einzeln für sich allein genommen spielt also vermutlich keins dieser Gene eine tragende Rolle für die Krankheitsentstehung. Erst die Kombination von einigen oder vielen Risiko-Genen führt letztlich zu einer tatsächlich erhöhten Wahrscheinlichkeit für eine bestimmte entzündlich-rheumatische Krankheit.

Was die Aussagekraft einer Gen-Analyse zusätzlich mindert: Viele der fraglichen Gene sind nicht nur mit dem Risiko für eine einzelne entzündlich-rheumatische Erkrankung assoziiert, sondern generell mit der Entstehung unterschiedlicher autoimmuner wie nicht-autoimmuner Krankheiten. Zusätzlich kommt erschwerend hinzu, dass wir das Wissen um eine genetische Vorbelastung aktuell nur rückblickend als Absicherung für die Diagnose zur Hilfe nehmen können. Eine vorbeugende Nutzung liegt hingegen außerhalb unserer Möglichkeiten, da wir (noch?) nicht in der Lage sind, die Entstehung entzündlich-rheumatischer Erkrankungen zu verhindern, sei es durch einen speziell angepassten Lebenswandel, sei es durch Medikamente oder anderweitige Therapien.

**Die Rolle protektiver Gene**

Es gibt auch das Gegenteil von Risiko-Genen. Wer sogenannte protektive Gene in sich trägt, hat eine geringere Wahrscheinlichkeit für entzündlich-rheumatische Erkrankungen, wie die Forschung zeigt: bei einer Studie aus Großbritannien und Nordwest-Spanien um 70 bis 80 Prozent, bei einer US-amerikanischen Studie um etwa 50 Prozent (vgl. Mattey et al. 2001; de Vries et al. 2002; van der Woude et al. 2010).

Bestimmte Risiko-Gene geben uns also einen Hinweis darauf, dass die Wahrscheinlichkeit für die Entstehung entzündlich-rheumatischer Erkrankungen erhöht ist. Bei manchen von ihnen besteht davon abgesehen auch ein Zusammenhang mit dem Rheumafaktor, einem gewissen Antikörper, der unter anderem einen wesentlichen Einfluss auf die Entstehung beziehungsweise den Verlauf der rheumatischen Krankheit nehmen kann. So gibt es beispielsweise Gene, die mit dem Nachweis des Rheumafaktors Anti-CCP-Antikörper assoziiert sind. Das heißt, Patient:innen, die solche Gene in sich tragen, haben ein höheres Risiko, diesen Antikörper zu produzieren – der wiederum mit einer erhöhten Wahrscheinlichkeit einhergeht, dass die Erkrankung einen unvorteilhaften Verlauf nimmt.

Wieder andere Gene sind zwar mit bestimmten entzündlich-rheumatischen Erkrankungen assoziiert und gelten daher als Risikofaktoren. Sie treten aber auch bei anderen nicht-rheumatischen Erkrankungen häufiger auf, zum Beispiel bei Multipler Sklerose, Typ-I-Diabetes oder Psoriasis.

Es zeigt sich also, dass bestimmte Gene nicht für einzelne Erkrankungen als Risikofaktor auftreten, sondern auf eine grundsätzlich erhöhte Wahrscheinlichkeit für Autoimmunerkrankungen hinweisen. Dabei kann die heutige Medizin noch nicht erklären, warum einige Personen mit einem bestimmten Risiko-Gen (zum Beispiel PTPN22)

Rheumatoide Arthritis, Vaskulitis, Psoriasis oder Diabetes bekommen, während andere, die dasselbe Gen in sich tragen, eine der anderen Erkrankungen oder auch gar keine der genannten Krankheiten entwickeln.

**Wie Gene den Therapieerfolg beeinflussen**

Die Wissenschaft bemüht sich redlich, in Studien genetische Hinweise zu finden, mit deren Hilfe man vorhersagen kann, wie gut Patient:innen auf bestimmte Therapien ansprechen. Insbesondere für die häufigsten Therapeutika, darunter Methotrexat und Tumornekrosefaktor-Hemmer (TNF-α-Blocker), liegen aber nach wie vor keine verwertbaren Ergebnisse vor. Hin und wieder gibt es zwar Hinweise darauf, dass die individuellen genetischen Voraussetzungen mit darüber entscheiden, wie gut jemand auf eine bestimmte Therapie anspricht. Bisher konnten solche Ergebnisse aber leider nicht in größeren – und damit aussagekräftigeren – Studien bestätigt werden (vgl. Jiang et al. 2016). Dennoch ist es grundsätzlich vorstellbar, dass in Zukunft die Diagnose und die Therapieauswahl durch das individuelle genetische Profil beeinflusst wird.

Es gibt also Risiko-Gene, die das eigene Risiko für eine entzündlich-rheumatische Erkrankung erhöhen können, und protektive Gene, die einen unter Umständen davor schützen. Aber wie sieht es mit der Wahrscheinlichkeit aus, diese Krankheiten an Kinder und Enkelkinder weiterzuvererben? Auch darauf gibt es leider keine eindeutige Antwort. Es ist zwar für viele entzündlich-rheumatische Erkrankungen eine offensichtliche familiäre Häufung nachgewiesen worden, das heißt aber noch lange nicht, dass Betroffene die Krankheit definitiv an die nachfolgende Generation vererben. Und genauso wenig können Menschen eine entzündlich-rheumatische Erkrankung oder eine andere Autoimmunkrankheit für sich selbst kategorisch ausschließen, nur weil es in ihrer Familie keine einschlägig «vorbelasteten» Vorfahren gibt.

Für die Rheumatoide Arthritis gilt, dass ca. 0,5 bis 1 Prozent der Bevölkerung diese Krankheit haben. Zudem weiß man, dass das Risiko, sie im Laufe des Lebens zu bekommen, für Frauen bei 3,6 Prozent und für Männer bei 1,7 Prozent liegt (vgl. Crowson et al. 2011). Was heißt das mit Blick auf die familiäre Veranlagung? Für Verwandte ersten Grades (Vater, Mutter, Geschwister) steigt das Risiko auf das Dreifache, für Verwandte zweiten Grades (Großeltern, Onkel und Tanten) nur auf das Zweifache. Das bedeutet rein rechnerisch: Für Frauen mit einem Verwandten ersten Grades, der zum Beispiel eine Rheumatoide Arthritis hat, erhöht sich das Risiko, selbst zu erkranken, von 3,6 auf 7,2 Prozent. Für Männer ergibt sich in der gleichen Situation eine Steigerung von 1,7 auf 3,4 Prozent. Anders ausgedrückt: Von 100 Frauen, die eine:n Verwandte:n ersten Grades mit einer entsprechenden Erkrankung haben, entwickeln etwa sieben im Laufe ihres Lebens ebenfalls eine entzündlich-rheumatische Krankheit – ohne familiäre Veranlagung wären es nur rund vier. Das heißt: Das Risiko verdoppelt sich zwar – es bleibt aber trotzdem immer noch relativ gering.

### Zusammenfassung

Ja, es gibt tatsächlich diverse Gene, die mit dem Risiko einer entzündlich-rheumatischen Erkrankung assoziiert sind. Es gibt aber auch Gene, die eher protektiv zu sein scheinen und vor dem Auftreten einer solchen Erkrankung schützen. Und dann gibt es noch Gene, die mit einem besseren oder schlechteren Ansprechen auf bestimmte Medikamente einhergehen. Für all diese Gene gilt jedoch: Allein ihre Existenz lässt noch keine gesicherte Aussage zu, welche Rolle sie im konkret vorliegenden Fall tatsächlich spielen.

Das einzige Gen, das im klinischen Alltag eine relevante Rolle spielt, ist das Gen namens HLA-B27. Dieses Gen ist eindeutig mit der Entstehung einer Spondyloarthritis assoziiert. Doch selbst hier ist zu beachten, dass zahlreiche gesunde Menschen mit HLA-B27 leben, ohne jemals eine Spondyloarthritis zu bekommen – während nur rund die Hälfte der Patient:innen mit dieser Erkrankung auch tatsächlich das Gen in sich trägt.

Nach allem, was wir wissen, scheinen Gene in den allermeisten anderen Fällen offensichtlich nur einen geringen Teil des tatsächlichen Risikos auszumachen, eine der entzündlich-rheumatischen Erkrankungen zu entwickeln.

Und wie sieht es in Sachen Vererbung aus? Lohnt sich eine genetische Untersuchung, ob bei sich selbst oder den eigenen Kindern? Die Antwort ist eindeutig: Nein. Weder kann man das tatsächliche Risiko konkret beziffern, noch gibt es heutzutage die Möglichkeit, bei einem vielleicht bekannten genetischen Risiko die Entstehung rheumatischer Erkrankungen zu verhindern, ob durch Veränderungen des Lebensstils oder die präventive Einnahme von Medikamenten.

**Take-home-Message**

*Es gibt so etwas wie eine genetische Anfälligkeit für entzündlich-rheumatische Erkrankungen. In einzelnen Fällen ist sogar bekannt, welches Gen beziehungsweise welche Gene beteiligt sind. Trotz eines erheblichen Wissenszuwachses in den letzten Jahren ist die Medizin nur eingeschränkt in der Lage, dieses Wissen für Therapie oder Prävention nutzbar zu machen.*

## «Wer *Rheuma* hat, ist selbst schuld»

**DER MYTHOS**

Irgendwo muss das *Rheuma* doch herkommen. Niemand sonst in der Familie hat diese Erkrankung – also kann man auch keinen anderen dafür verantwortlich machen. Es muss also doch bei einem selbst etwas schiefgelaufen sein. Na ja, um ehrlich zu sein: Man hätte schon ein wenig mehr für die eigene Gesundheit tun können, damit die Krankheit nicht so ein einfaches Spiel hat. Hätte man doch bloß mit dem Rauchen aufgehört, aufs Körpergewicht geachtet, regelmäßig Sport getrieben ... Und wäre man doch nur früher zum Arzt gegangen, anstatt sich durch eine verschleppte Infektion letztlich *Rheuma* einzuhandeln. Aber hinterher ist man ja immer schlauer!

Viele Patient:innen haben das Gefühl, dass ihre entzündlich-rheumatische Erkrankung gewissermaßen die Antwort ihres Körpers auf eigenes Fehlerverhalten in der Vergangenheit ist. Manche führen das auf einen (vermeintlich) ungesunden Lebensstil zurück. Andere meinen, einen nicht adäquat behandelten Infekt als Auslöser ausgemacht zu haben. Ihnen allen ist eins gemeinsam: Sie fühlen sich schuldig und machen sich teils schwere Vorwürfe, dass sie es so weit haben kommen lassen. Aber wie groß ist der persönliche Einfluss auf die Entstehung der Krankheit denn nun wirklich?

### ... und die Fakten dazu

Um es vorweg einmal ganz klar zu sagen: Niemand ist schuld daran, eine entzündlich-rheumatische Erkrankung zu bekommen. Und es gibt auch nicht den einen einzelnen Faktor, der für die Entstehung egal welcher entzündlich-rheumatischen Erkrankung verantwortlich ist. Stattdessen entscheiden eine Vielzahl von Faktoren, die gemeinsam auftreten müssen, ob und wie die Krankheit sich ausprägt.

Zum einen spielt die individuelle genetische Veranlagung eine gewisse Rolle (vgl. den Mythos «*Rheuma* ist natürlich vererblich»), die allerdings nicht überbewertet werden sollte. Denn mit ihr geht lediglich ein erhöhtes, insgesamt aber immer noch überschaubares Risiko einher. Es gibt, wie wir gesehen haben, weder ein einzelnes Gen noch eine Kombination von Genen, bei denen es unausweichlich ist, eine bestimmte entzündlich-rheumatische Erkrankung zu bekommen. Trägt man ein oder mehrere solcher Gene in sich, ist das «nur» ein unveränderlicher Risikofaktor, der einen ein Leben lang begleiten wird – nicht mehr und nicht weniger.

Zum anderen kommen zwar tatsächlich zurückliegende Infektionen zum Tragen, die das Immunsystem verändert haben. Es gibt aber auch in diesem Zusammenhang nicht die eine Infektion, die als Initialzündung für eine entzündlich-rheumatische Erkrankung gelten kann. Stattdessen bringen – im übertragenen Sinne – die vielen Infektionen, die durchgemacht wurden, sowie die Reaktionen des Immunsystems darauf das Fass irgendwann zum Überlaufen.

Und zu guter Letzt haben auch unsere Hormone einen Anteil an der Entstehung von entzündlich-rheumatischen Erkrankungen, allen voran unsere Sexualhormone, was man unter anderem daran erkennt, dass Frauen häufiger Autoimmunerkrankungen bekommen als Männer.

Zur Erinnerung: Für die häufigste entzündlich-rheumatische Erkrankung, die Rheumatoide Arthritis, gibt es konkrete Hinweise darauf, wer ein besonderes Risiko trägt, daran zu erkranken. Für Personen, bei denen sich noch keine typischen Symptome zeigen und die auch sonst keine Beschwerden im Bewegungsapparat haben, steigt die Wahrscheinlichkeit insbesondere dann, wenn sie 1. Verwandte mit einer Rheumatoiden Arthritis haben oder 2. in einer Bevölkerung leben, die generell ein erhöhtes Risiko für diese Erkrankung hat, beziehungsweise 3. bei ihnen aus anderen Gründen schon einmal CCP-Antikörper nachgewiesen wurden (vgl. Mankia et al. 2021).

Ebenfalls intensiv diskutiert wird der Verdacht, dass Menschen, die – meist beruflich bedingt, beispielsweise im Berg- und Tunnelbau, in der Kosmetik-, Papier-, Gummi- und Glasindustrie, in der Zahntechnik etc. – Silikaten ausgesetzt sind, häufiger an entzündlich-rheumatischen Erkrankungen wie Granulomatose mit Polyangiitis (GPA) oder Rheumatoider Arthritis (RA) erkranken. Die Studienlage ist allerdings trotz größter Bemühungen immer noch spärlich, zudem unterscheiden sich die einzelnen Studien in der Qualität und Aussagekraft enorm. Generell ausschließen kann man einen Einfluss von Silikaten nach der aktuellen Datenlage aber nicht (vgl. Morotti et al. 2022), für die GPA hält man diesen sogar für gut möglich (vgl. Gómez-Puerta et al. 2013).

Die meisten solcher Faktoren können Patient:innen schlicht und ergreifend nicht selbst beeinflussen – weshalb sie auch keine Schuld daran haben, wenn die Vielzahl einzelner Faktoren letztlich zur Entstehung einer entzündlich-rheumatischen Erkrankung führt. Hinzu kommt, dass die Krankheit nicht «per Knopfdruck» entsteht, sondern in einem Prozess, der sich über Monate, wenn nicht Jahre hinzieht. Eine Studie mit US-amerikanischen Soldaten hat herausgefunden, dass teils vierzehn Jahre vor Auftreten der ersten Symptome bereits eine Veranlagung für die Erkrankung im Blut nachgewiesen werden konnte, zum Beispiel in Form des Rheumafaktors (vgl. Nielen et al. 2004).

Nur einige wenige Faktoren, von denen ein gewisses Risiko für die Entstehung von Autoimmunerkrankungen ausgeht, können Betroffene wirklich selbst beeinflussen. Zu diesen Lebensstilfaktoren gehören unter anderem Übergewicht und Nikotinkonsum, aber auch die Ernährung (vgl. Pattison et al. 2004). Ganz aktuelle Daten deuten ebenfalls in diese Richtung: So scheint in Regionen, in denen viel Fleisch konsumiert wird, das Risiko für entzündlich-rheumatische Erkrankungen und insbesondere für die Rheumatoide Arthritis erhöht zu sein (vgl. Hatami et al. 2022). Es deutet sich sogar ein umgekehrter Zusammenhang zwischen dem Verzehr von Fisch und Meeresfrüchten und dem Risiko einer Rheumatoiden Arthritis an. Im Gegensatz dazu ist ein höherer Verzehr von verarbeitetem Fleisch offenbar mit einer erhöhten Wahrscheinlichkeit für diese entzündlich-rheumatische Erkrankung verbunden. Größere und in der Qualität bessere Studien bestätigen diese Erkenntnis allerdings nicht (vgl. Asoudeh 2021).

Über den Zusammenhang zwischen Nikotinkonsum und der Entstehung entzündlich-rheumatischer Erkrankungen gibt es viel zu sagen (vgl. den Mythos «Rauchen und *Rheuma* haben nichts miteinander zu tun»). Um es an dieser Stelle knapp zu halten: Es ist hinlänglich bekannt, dass Rauchen unter anderem das Aufkommen von Vaskulitiden begünstigt, bei denen die Wände der Blutgefäße entzündet sind. Und insbesondere für die Riesenzellarteriitis tragen Menschen, die aktuell rauchen beziehungsweise früher geraucht haben, nachgewiesenermaßen ein statistisch signifikant höheres Risiko als Nichtraucher:innen (vgl. Brennan et al. 2018).

Nicht zuletzt ist auch Übergewicht ein Faktor, der die Entstehung entzündlich-rheumatischer Erkrankungen begünstigen kann (vgl. die Mythen «*Rheuma* und Herzinfarkt – das sind zwei völlig verschiedene Paar Schuhe» sowie «*Rheuma*? Da kann man doch was mit der Ernährung machen!»). Vereinfacht gesprochen, kann das Fettgewebe selbst Botenstoffe produzieren, die Entzündungen hervorrufen, und somit auch die Entstehung von Autoimmunerkrankungen fördern. Ohne überschüssiges Fettgewebe ist das Risiko für Autoimmunerkrankungen offenbar entsprechend geringer.

Es scheint also mit Blick auf die Vorbeugung entzündlich-rheumatischer Erkrankungen von Vorteil zu sein, nicht zu rauchen, das

Gewicht im Blick zu behalten und auf die Ernährung zu achten. Anders gesagt, diese Faktoren gelten offenbar nicht umsonst als Kennzeichen eines gesunden Lebensstils – und zwar nicht nur allgemein für jeden einzelnen Menschen, sondern auch speziell für Personen, die eine erhöhte Wahrscheinlichkeit für Autoimmunerkrankungen und damit entzündlich-rheumatische Erkrankungen haben.

Trotz allem führt aber keiner der genannten Faktoren zwangsläufig dazu, dass jemand eine Autoimmunerkrankung beziehungsweise entzündlich-rheumatische Erkrankung bekommt. Insofern bleibt es dabei: Niemand ist «selbst schuld» an der eigenen rheumatischen Erkrankung.

## Zusammenfassung

Wir sind heute noch nicht in der Lage, die Entstehung entzündlich-rheumatischer Erkrankungen gezielt abzuwenden. Es gibt zwar durchaus einige Faktoren, die man kontrollieren kann, wie zum Beispiel Ernährung, Übergewicht und Nikotinkonsum. Doch auch wenn sie zweifelsohne einen gewissen Einfluss ausüben – wie die genetische Veranlagung oder durchgestandene Infekte es unter anderem auch tun –, stellen sie für sich genommen kein konkretes Risiko für eine entzündlich-rheumatische Erkrankung dar. Es ist also falsch, pauschal davon auszugehen, dass man selbst schuld an der Erkrankung ist.

Das schlechte Gewissen vieler Betroffener beruht im Grunde auf der falschen Annahme, dass es für ihre Erkrankung einen einzelnen Auslöser geben müsse. Tatsächlich müssen aber eine Vielzahl von Faktoren zusammenkommen und in Wechselwirkung treten. Wie das genau abläuft und welche Gewichtung den einzelnen Faktoren dabei zukommt, ist individuell verschieden und nicht kalkulierbar.

**Take-home-Message**
*Entzündlich-rheumatische Erkrankungen lassen sich – zumindest nach heutigem Wissensstand – nicht verhindern. Eine Schuldfrage stellt sich also nicht. Lebensstilfaktoren wie Rauchen, Übergewicht und Ernährung kann man hingegen selbst kontrollieren. Und das sollte man sich – ganz generell – zunutze machen.*

## «Rauchen und *Rheuma* haben doch gar nichts miteinander zu tun»

**DER MYTHOS**
Es ist hinlänglich bekannt, dass Rauchen für die Lunge, das Herz-Kreislauf-System, die Haut und noch so einige Dinge mehr schädlich ist. Dass *Rheuma* auch etwas mit dem Rauchen zu tun haben soll, ist aber doch wirklich sehr weit hergeholt, denken viele meiner rauchenden Patient:innen. Und wenn ich ihnen dann noch empfehle, mit dem Rauchen aufzuhören, weil das sowohl den Krankheitsverlauf als auch das Ansprechen auf die Therapie begünstigt, erscheint ihnen das allzu häufig als Totschlagargument eines Spaßverderbers.

Dass Rauchen schädlich ist, wissen meine Patient:innen genauso gut wie ich. Darauf angesprochen, erklären jedoch viele von ihnen, sie hätten doch schon dieses und jenes in ihrem Leben verändert und müssten ja auch noch dieses und jenes ertragen – *ein* Laster, das müsse man ihnen doch nun wirklich zugestehen. Außerdem hätten sie auch wirklich noch nie etwas davon gehört, dass Rauchen einen Einfluss auf irgendeinen Aspekt von *Rheuma* habe, ganz egal ob nun Entstehung,

Verlauf oder Therapieerfolg. Ist Rauchen also nichts weiter als Verhandlungssache – oder vielleicht sogar ganz zu vernachlässigen?

### ... und die Fakten dazu

Wie wir bereits an anderer Stelle gesehen haben, beeinflussen sowohl unsere Gene als auch eine ganze Reihe von Lebensstilfaktoren die Entwicklung von Autoimmunkrankheiten, zu denen auch die entzündlich-rheumatischen Erkrankungen gehören, sodass es zu einer krankhaften Immunantwort kommen kann. Und Rauchen scheint diese Autoimmunität auf seine ganz eigene Weise zu befeuern.

Zigarettenrauch besteht aus Tausenden von chemischen Komponenten, wobei viele von ihnen das Immunsystem direkt oder indirekt beeinflussen können. In Studien wurde beispielsweise untersucht, wie sich die Gesamtheit aller Mikroorganismen im Mund (das orale Mikrobiom) durch das Rauchen verändert, wie sich die erhöhte Belastung durch freie Radikale auswirkt und inwiefern das Immunsystem aktiviert wird. Das lässt sich an verschiedenen Kennzeichen ablesen, etwa an der Aktivität der autoreaktiven B-Zellen, der verminderten Aktivität von Neutrophilen Granulozyten und T-Zellen sowie der verringerten Zytokinproduktion (vgl. Wu et al. 2016).

Für einzelne Rheumaerkrankungen ist sogar bekannt, dass bei Raucher:innen die Bildung von Autoantikörpern (etwa der Rheumafaktor oder Anti-CCP-Antikörper) in der Lunge bereits mehrere Jahre vor der eigentlichen Rheumaerkrankung nachgewiesen werden kann. Deshalb geht man unter anderem davon aus, dass Nikotin bei der Entstehung der Rheumaerkrankung eine Rolle spielt (vgl. Nielen et al. 2004; Shi et al. 2014; Brusca et al. 2014).

Neben den theoretischen Zusammenhängen zwischen Rauchen und rheumatischen Erkrankungen zeigt sich bei klinischer Beobachtung auch eine klare Tendenz: Im Vergleich zu Nichtraucher:innen erkranken Raucher:innen häufiger an Rheumatoider Arthritis (vgl. unter anderem Di Giuseppe et al. 2014; Hedström et al. 2018) und anderen rheumatologischen Erkrankungen wie systemischem Lupus erythematodes, Riesenzellarteriitis, Psoriasis-Arthritis und Spondylitis ankylosans (früher als Morbus Bechterew bekannt) (Barbhaiya et al. 2018; Brennan et al. 2018; Eder et al. 2012; Villaverde-García et al. 2017).

Dabei übt die Menge der konsumierten Zigaretten einen ganz wesentlichen Einfluss aus. Vereinfacht gesagt: Je mehr, je länger und je regelmäßiger geraucht wird, desto höher fällt das Risiko aus. Wer nur wenig und über eine vergleichsweise kurze Zeitspanne geraucht hat, trägt ein geringeres Risiko (vgl. Hedström et al. 2018). Wer aber beispielsweise zehn Jahre lang eine Schachtel à zwanzig Zigaretten raucht, erhöht seine Wahrscheinlichkeit, an Rheumatoider Arthritis zu erkranken, um etwa ein Drittel. Wer im selben Zeitraum auf zwei Packungen pro Tag kommt, muss davon ausgehen, sein Risiko zu verdoppeln.

Auch beim systemischen Lupus erythematodes (SLE), der vor allem bei Frauen auftritt, weisen Studien darauf hin, dass bei gewohnheitsmäßigen Raucherinnen die Erkrankung häufiger auftritt. Die Auswertung von mehr als 100000 Probandinnen hat gezeigt, dass neben einer genetischen Veranlagung und weiteren Faktoren in vielen Fällen auch das Rauchen eine Rolle spielt. Zwanzig Zigaretten täglich über zehn Jahre gehen mit einem krankhaft erhöhten Spiegel der antinukleären Antikörper (ANA) einher, die zum Beispiel mit der SLE-Erkrankung assoziiert sind.

Die gute Nachricht: Bei denjenigen, die im Lauf der Studie aufhörten zu rauchen, konnten die fraglichen Antikörper schon nach fünf Jahren nicht mehr nachgewiesen werden (vgl. Barbhaiya et al. 2018). Bei anderen Formen der rheumatischen Erkrankungen lässt sich ein vergleichbarer Effekt nachweisen: Wer mit dem Rauchen aufhört, kann mit der Zeit sein Risiko für rheumatische Erkrankungen verringern (vgl. Hedström et al. 2018).

Es spricht sogar einiges dafür, dass auch passives Rauchen – also dem mehr oder weniger kalten Rauch anderer Personen ausgesetzt zu sein – zwar nicht unbedingt im Erwachsenenalter, aber doch in der Kindheit das Risiko für eine spätere Rheumaerkrankung um über 30 Prozent erhöht. Zudem zeigt sich, dass Männer ein etwa doppelt bis dreifach so hohes Risiko haben wie Frauen, zumindest bei moderatem Rauchen im späteren Verlauf eine entzündlich-rheumatische Erkrankung zu bekommen (vgl. Hedström et al. 2018a).

Wie man es auch dreht und wendet, das Rauchen steht in einem ungünstigen Zusammenhang mit der Entstehung rheumatologischer Erkrankungen. Und das ist noch nicht alles: Denn der Nikotinkonsum kann auch den Verlauf und die Schwere der Erkrankung beeinflussen. Zum Beispiel ist für die entzündlichen Rheumaerkrankungen des Rückens (Spondyloarthritiden) nachgewiesen, dass die Entzündungen bei den rauchenden Patient:innen einen ungünstigeren Verlauf nehmen als bei denjenigen, die nicht rauchen, und zwar trotz grundsätzlich vergleichbarer Therapie. Andersherum gesagt: Nichtraucher:innen haben ein geringeres Risiko, durch die rheumatische Entzündung in der Wirbelsäule zu versteifen, als Raucher:innen. Ebenso ist nachgewiesen, dass das Risiko für eine Ausbreitung der rheumatischen Entzündung auf Regionen außerhalb der Gelenke, zum Beispiel auf die Lunge (wie etwa bei der Rheumatoiden Arthritis), durch das Rauchen erhöht ist (Khan et al. 2021).

Zu all dem kommt erschwerend hinzu, dass der Körper durch das Nikotin weniger gut auf die jeweiligen Medikamente anspricht. Schuld daran scheint ein entzündungsfördernder Effekt zu sein, der gewissermaßen gegen die antientzündliche Wirkung der Medikamente arbeitet. Bei der gleichen Erkrankung und der gleichen Therapie wird bei Raucher:innen im direkten Vergleich häufiger ein Therapieversagen oder ein unzureichendes Ansprechen auf die Therapie beobachtet (vgl. Hyrich et al. 2006; Glossop et al. 2006; Chang K et al. 2014).

Ehrlich gesagt kann aber keine der genannten Studien beweisen, dass Rauchen ein unabhängiger Faktor für die Entstehung oder den ungünstigen Verlauf der entzündlich-rheumatischen Erkrankung ist. Denkbar wäre auch, dass Rauchen nur in Kombination mit anderen Lebensstilfaktoren (zum Beispiel weniger Sport, ungesunde Ernährungsweise, mehr Alkohol, geringeres Gesundheitsbewusstsein) seinen negativen Einfluss ausübt.

### Zusammenfassung

Eins ist und bleibt unstrittig: Rauchen ist schädlich, aber eben nicht nur für die Lunge, sondern auch für das Immunsystem. Daher lohnt es sich unbedingt, darüber nachzudenken, mit dem Rauchen aufzuhören. Davon kann man nur profitieren – und je früher, desto besser! Denn sowohl die Menge an Zigaretten als auch der Zeitraum des Rauchens haben einen negativen Einfluss auf den Körper. Je länger regelmäßig geraucht wird beziehungsweise wurde, desto größer die Wahrscheinlichkeit, eine entzündlich-rheumatische Erkrankung zu entwickeln.

**Take-home-Message**

*Rauchen erhöht das Risiko für rheumatische Erkrankungen und hat einen negativen Einfluss auf den Verlauf der Entzündung, das Ansprechen auf die Therapie und insgesamt auf die Prognose der Erkrankung. Für jede nicht gerauchte Zigarette ist der Körper ausgesprochen dankbar.*

## «*Rheuma* kommt von den Amalgamfüllungen in den Zähnen»

**DER MYTHOS**

Zahnfüllungen aus Amalgam bestehen ungefähr zur Hälfte aus Quecksilber. Und das wiederum ist ein giftiges Schwermetall. Da liegt es ja geradezu auf der Hand, dass Plomben in den Backenzähnen nichts anderes als tickende Zeitbomben sind, die über kurz oder lang alle möglichen körperlichen Beschwerden auslösen können – darunter eben auch rheumatische Erkrankungen.

Diese Überzeugung ist so weit verbreitet, dass sogar manche Hausärztin oder mancher Zahnarzt dringend dazu rät, mit dem Rheumatologen oder der Rheumatologin abzuklären, ob nicht der Austausch bestehender Amalgamfüllungen ratsam wäre, um *Rheuma* zu verhindern oder den Verlauf der rheumatischen Erkrankung positiv zu beeinflussen.

Insbesondere in der sogenannten ganzheitlichen Medizin geht man davon aus, dass viele Erkrankungen ihren Anfang im Mund nehmen. Zahnprobleme werden demnach auch oft genannt, wenn nach einem Auslöser rheumatischer Erkrankungen oder einer Ursache für deren Verschlimmerung gefahndet wird. Und einer der üblichen Verdächtigen heißt, Sie ahnen es bereits, Amalgam. Außerhalb der evidenzbasierten Schulmedizin wird daher schon seit vielen Jahren empfohlen, Amalgamfüllungen zu ersetzen und ganz generell Schwermetalle mithilfe bestimmter Präparate aus dem Körper «auszuleiten», um rheumatische Beschwerden zu lindern oder bestenfalls sogar ganz zu heilen.

Doch was ist wirklich dran am Plomben-Mythos?

**... und die Fakten dazu**

Es ist durchaus verständlich, dass die Vorstellung von Schwermetall im eigenen Körper, und dann auch noch im Mund, ein gewisses Unbehagen verursacht. Dabei gerät nur zu schnell in Vergessenheit, dass ein anderes Schwermetall – nämlich Gold – nicht nur lange Zeit erfolgreich zur Therapie von rheumatischen Erkrankungen eingesetzt wurde, sondern bis ins frühe 19. Jahrhundert auch das Füllmaterial der Wahl bei Kariesbehandlungen war. Und bis heute blitzt bei dem einen oder anderen Lächeln ein Goldzahn hervor. Dass Gold über einen ähnlichen Härtegrad verfügt wie unser Zahnschmelz, macht es eigentlich zu einem idealen Material in der Zahnmedizin. Wegen seiner Bedeutung als Zahlungsmittel und Wertanlage ist es aber leider auch eine recht teure Option. Entsprechend schnell konnten sich Amalgamfüllungen als deutlich günstigere und qualitativ ebenbürtige Alternative weltweit durchsetzen.

In die Kritik geriet Amalgam, weil es sich dabei um eine Legierung handelt, die tatsächlich zu rund 50 Prozent aus Quecksilber besteht. Dieses bei Raumtemperatur flüssige Metall ist bis heute in zahlreichen Gegenständen enthalten, die wir im Alltag benutzen. Es befindet sich in Batterien, Energiesparlampen, Thermometern und Barometern. Darüber hinaus kommt Quecksilber aber auch schon seit mehr als 3000 Jahren für medizinische Zwecke zum Einsatz. Was allerdings nicht immer ohne gesundheitlich bedenkliche Folgen blieb: So enthielten vor rund hundert Jahren noch eine ganze Reihe von Medikamenten Quecksilber, darunter Abführmittel, Arzneien gegen Syphilis, Typhus und Gelbfieber, Wurmmittel sowie Zahnungspulver. Durch die dauerhafte Einnahme kam es damals recht häufig zu einer schleichenden Vergiftung, die unter anderem bei etwa einem von 500 Kindern zu infantiler Akrodynie führte. Weil diese krankhafte Veränderung des Gehirns äußerlich an auffälligen rosaroten Verfärbungen der Hände und Füße erkennbar war, wurde sie auch unter dem Namen «Rosa-Krankheit» bekannt.

Quecksilber in seiner Reinform ist eindeutig giftig. Gelangt es über die Lunge oder den Magen-Darm-Trakt in den Blutkreislauf, kann das eine ganze Reihe von Vergiftungserscheinungen nach sich ziehen. Je nach Menge und Dauer des Kontakts kann es zu Fieber, Atemnot, Erbrechen, Verwirrung, Persönlichkeitsveränderungen und vielen weiteren Symptomen kommen. Daher gilt Quecksilber seit den 1940er-Jahren als Giftstoff und wird nicht mehr als Arzneistoff eingesetzt.

Da kann man sich im ersten Moment schon einmal erstaunt fragen, wie es angehen kann, dass Amalgamfüllungen trotz ihres Quecksilbergehalts bis heute weltweit zum Standard in der Zahnmedizin gehören. Der entscheidende Unterschied liegt in der Verwendungsform, bei der man die Reaktionsfreudigkeit des Quecksilbers nutzt: Es geht mit vielen anderen Metallen innerhalb kürzester Zeit eine feste Verbindung ein, die eben als Amalgam bezeichnet wird. Lediglich während der Aushärtung oder bei der Entfernung dieser Legierung können sich giftige Quecksilberdämpfe entwickeln. Deswegen gelten bei der Verarbeitung entsprechend strenge Vorsichtsmaßnahmen. Ist die Füllung aber erst einmal ausgehärtet, werden nur noch geringste Mengen freigesetzt, sodass wir über die Nahrung deutlich mehr Quecksilber aufnehmen als durch ein paar Plomben in den Backenzähnen. Aus medizinischer Sicht gilt als gesichert, dass von Amalgamfüllungen keine Gesundheitsgefährdung ausgeht – auch nicht für entzündlich-rheumatische Erkrankungen.

Und tatsächlich gibt es keine einzige kontrollierte Studie, die den Zusammenhang von Amalgamfüllungen und der Entstehung von entzündlich-rheumatischen Erkrankungen belegt. Was wir aber aus der jahrzehntelangen Erfahrung wissen: Trotz der weltweiten massenhaften Verwendung von Amalgam in der Zahnheilkunde gibt es nur sehr vereinzelte, eher anekdotische Fallberichte von Menschen, bei denen der Kontakt mit Amalgam beziehungsweise Quecksilber das Auftreten einer Arthritis nach sich gezogen hat. So berichten Ärzt:innen aus der Türkei von einem 48-jährigen Patienten, dessen Sohn 2002 offenbar Quecksilber in der heimischen Küche erhitzte, woraufhin sowohl beim Vater als auch bei der Mutter neben allerlei allgemeinen Symptomen auch Gelenkschwellungen und Gelenkschmerzen auftraten. Wie es zu dieser Reaktion kam, lässt sich zwar ohne entsprechende systematische Forschung nicht mit letzter Sicherheit beantworten. Einen Hinweis liefern jedoch verschiedene Studien, aus denen man weiß, dass Quecksilber die einzelnen Bestandteile des Immunsystems erheblich beeinflussen und Autoimmunreaktionen auslösen kann. Auf Grundlage dieser Erkenntnisse gehen die behandelnden Ärzt:innen davon aus, dass es sich im Fall des türkischen Ehepaars um einen ähnlich gelagerten Auslösemechanismus gehandelt haben dürfte (vgl. Karataş et al. 2002).

In einem anderen Artikel, der Ende der 1980er-Jahre in der renommierten medizinischen Fachzeitschrift *The Lancet* erschien, legen die Autor:innen schlüssig dar, dass Quecksilber als wahrscheinlicher Auslöser für die Arthritis der Maler Peter Paul Rubens, Pierre-Auguste Renoir, Raoul Dufy sowie die Sklerodermie von Paul Klee gelten kann. Wobei sich rückblickend nur noch mutmaßen lässt, ob die schleichende Vergiftung auf den damals üblichen Gebrauch quecksilberhaltiger Farben zurückzuführen ist oder womöglich Trinkwasser und Nahrung zu Lebzeiten der Künstler eine durchweg höhere Belastung mit Quecksilber aufwiesen, als das heute der Fall ist (vgl. Pedersen & Permin 1988).

Es gibt nur wenige Quellen, die zweifelsfrei Aufschluss darüber geben können, ob Quecksilber als Auslöser oder Verstärker für entzündlich-rheumatische Krankheiten infrage kommt. Eine davon ist der National Health and Nutritional Examination Survey (NHANES). Für diese Studie wurden 2015 und 2016 mehr als 118000000 US-Amerikaner:innen im Alter zwischen zwanzig und achtzig Jahren per Fragebogen gezielt nach dem Material ihrer Zahnfüllungen und etwaigen Arthritissymptomen befragt. Dabei kristallisierte sich heraus, dass

Personen mit Amalgamfüllungen ein etwa fünffach erhöhtes Risiko haben, an Arthritis zu erkranken. Allerdings sind diese Selbstauskünfte mit großer Vorsicht zu genießen. Denn wer an Arthritis leidet, erinnert sich im Zweifel sehr viel genauer an das Füllmaterial seiner Zähne als jemand ohne Beschwerden, schließlich steht Amalgam in der Bevölkerung als potenzieller Auslöser hierfür im Verdacht (vgl. Geier & Geier 2021).

Auch die Autor:innen einer Fall-Kontroll-Studie aus Taiwan haben versucht, das Gesundheitsrisiko von Amalgamfüllungen zu ermitteln. Die Grundlage hierfür lieferten umfangreiche und statistisch aufwendig bereinigte Daten der Nationalen Krankenversicherung (National Health Insurance Research Database) von 12000 Personen aus den Jahren 2000 bis 2013. Die Fallgruppe der Studie bestand aus Patient:innen mit Sjögren-Syndrom, einer entzündlich-rheumatischen Erkrankung, bei der insbesondere die Speichel- und Tränendrüsen entzündlich verändert sind. Ein Vergleich mit der Kontrollgruppe nicht betroffener Personen lieferte jedoch keine Anhaltspunkte dafür, dass Amalgamfüllungen in einem Zusammenhang mit der Erkrankung stehen (vgl. Chen KH et al. 2021).

### Zusammenfassung

Berichte über den Zusammenhang von Amalgamfüllungen beziehungsweise dem darin enthaltenen Quecksilber und der Entstehung von entzündlich-rheumatischen Erkrankungen fußen durchweg auf Anekdoten. Trotz ihrer enormen weltweiten Verbreitung gibt es bisher jedoch weder medizinische Studien noch anderweitige belastbare Hinweise, die sie stützen. Auf Grundlage der zur Verfügung stehenden wissenschaftlichen Daten kann nicht behauptet werden, dass eine Entfernung von Amalgamfüllungen die Entstehung entzündlich-rheumatischer Erkrankungen verhindert oder eine bereits bestehende Krankheit positiv beeinflusst.

Daher spricht zumindest aus rheumatologischer Sicht nichts dafür, alte Plomben zwingend auszutauschen. Das Gleiche gilt im Übrigen auch für die «Ausleitung» von Schwermetallen, die in der sogenannten ganzheitlichen Medizin häufig propagiert wird. Dieses Verfahren ist weder mit einer evidenzbasierten medizinischen Vorstellung vereinbar, noch konnte seine Wirksamkeit jemals in einer wissenschaftlichen Studie nachgewiesen werden.

**Take-home-Message**

*Es gibt keine wissenschaftlichen Beweise dafür, dass Amalgamfüllungen entzündlich-rheumatische Erkrankungen auslösen oder verstärken. Daher besteht auch keine Notwendigkeit, Plomben auszutauschen. Sollte aus anderen Gründen der Wechsel einer Amalgamfüllung medizinisch angezeigt sein, spricht aber auch nichts dagegen.*

## «Dass Impfungen *Rheuma* auslösen, kommt gar nicht so selten vor»

**DER MYTHOS**

Es ist ja schon auffällig, dass *Rheuma* oft kurz nach einer Impfung auftritt – ob nun gegen Gürtelrose, Grippe oder Corona. Vorher kerngesund, zeigen sich bei vielen Menschen anschließend die typischen *Rheuma*-Symptome.

Und nicht nur das: Immer wieder ist aus den Medien zu erfahren, dass Autoimmunerkrankungen in einem Zusammenhang mit Impfungen stehen, allen voran die gegen Corona. Dass Impfungen schützen, steht ja außer Frage – aber man zahlt, wenn man Pech hat, offensichtlich auch einen gewissen Preis dafür.

Vor allem wenn Patient:innen sich zum ersten Mal in der rheumatologischen Sprechstunde vorstellen, kommen sie nicht nur auf ihre Beschwerden zu sprechen, sondern auch auf die vermuteten Auslöser ihrer Erkrankung. Zu den häufigsten Mutmaßungen gehört, dass eine vorangegangene Impfung den Ball ins Rollen gebracht hat oder sogar schuld an der *Rheuma*-Erkrankung ist.

Zum einen gilt dabei alleine die zeitliche Nähe als Beweis. Zum anderen wird daraus der Umkehrschluss gezogen, dass es ohne Impfung nicht zu der Erkrankung gekommen wäre. Was bedauerlicherweise nicht selten in einer generellen Impfskepsis mündet. Aber sind diese Schlussfolgerungen, so naheliegend sie auf den ersten Blick auch scheinen mögen, aus medizinischer Sicht überhaupt haltbar?

### ... und die Fakten dazu

Der Ausgangspunkt für diesen Mythos ist ein grundlegendes Missverständnis: Denn ein zeitlicher Zusammenhang von zwei Ereignissen kann bestenfalls auf eine kausale Abhängigkeit zwischen ihnen hinweisen, er ist aber auf gar keinen Fall damit gleichzusetzen – sosehr sich das auch aufzudrängen scheint. Um einen Satz aus Teil 1 noch einmal bei einem konkreten Mythos aufzugreifen: Korrelation ist nicht gleichbedeutend mit Kausalität.

Allerdings ist es in der Tat so, dass sich autoimmune Erkrankungen gar nicht so selten dann zum ersten Mal klinisch bemerkbar machen, nachdem das Immunsystem besonders herausgefordert wurde. Zu den Ereignissen, die offenbar als Auslöser für eine solche «Kettenreaktion» infrage kommen, zählen unter anderem auch Impfungen, aber eben nicht nur. Auch virale und bakterielle Infektionen sowie Stress scheinen in einem engen zeitlichen Zusammenhang mit dem Auftreten von Autoimmunerkrankungen zu stehen. Es gibt zahlreiche wissenschaftliche Untersuchungen, die sich damit beschäftigen, wie und warum Autoimmunerkrankungen infolge von Impfungen ausgelöst werden können (vgl. Chen et al. 2002; Jara et al. 2017; Chang R et al. 2023).

Wie wir bereits bei anderen Mythen gesehen haben, wissen wir außerdem, dass nur in seltenen Fällen ein einzelner Faktor oder ein einzelnes Ereignis ausreicht, um eine autoimmune Erkrankung hervorzurufen. Meistens handelt es sich um eine Verkettung unterschiedlicher Faktoren und Ereignisse, die dann im Laufe der Zeit in der jeweiligen autoimmunen (Über-)Reaktion gipfeln. Wissenschaftler:innen sprechen in diesem Zusammenhang auch von einem *second hit*, also einem zweiten Schlag, der den Ausbruch der Krankheit erst herbeiführt (vgl. L'Huillier et al. 2012). Das bedeutet vereinfacht gesprochen, dass es bereits vor Ausbruch der rheumatisch-entzündlichen Erkrankung zu Veränderungen im Immunsystem gekommen sein muss, bevor ein weiteres Ereignis – die Impfung, die Infektion, Stress oder Ähnliches – schließlich die Krankheit auslöst.

Grundsätzlich ist bekannt, dass Impfungen eine Rolle in der Entstehungsgeschichte von Autoimmunerkrankungen spielen können, und zwar sowohl in der initialen Entstehung als auch im Sinne eines *second hit*. Zu den wichtigsten Mechanismen, die hieran beteiligt sind, zählen:

- Die sogenannte molekulare Mimikry: Das Immunsystem reagiert zwar richtigerweise auf den Impfstoff, arbeitet bei der tatsächlichen Immunabwehr aber etwas ungenau. Dadurch richtet der Körper nicht nur eine entzündliche Reaktion gegen den Impfstoff, sondern auch noch eine gegen körpereigene Strukturen, zum Beispiel Leber, Haut, Gelenke oder Herz. Solche unerwünschten Nebeneffekte können eintreten, weil sich die Oberflächen der Impfstoff-Bestandteile und der körperlichen Strukturen auf molekularer Ebene gewissermaßen zum Verwechseln ähnlich sehen.
- Die Produktion bestimmter Autoantikörper: Die Aktivierung des Immunsystems im Rahmen einer Impfung kann die Produktion

von Antikörpern gegen körpereigene Strukturen anstoßen. Und diese sogenannten Autoantikörper wiederum können wesentlich zur Entwicklung der rheumatischen Entzündung beitragen.

- Die Rolle gewisser Adjuvantien: Impfstoffe bestehen häufig nicht nur aus dem Wirkstoff an sich, sondern enthalten zusätzlich noch Hilfsstoffe. Die Aufgabe dieser Adjuvantien besteht darin, die Reaktion des Immunsystems zu verstärken beziehungsweise zu beschleunigen, damit im Falle einer Infektion die Immunreaktion stärker ausfällt und ein besserer Schutz erreicht wird. Manchmal kommt es dabei aber leider zu einer Überreaktion des Immunsystems, was wiederum die Entstehung von Autoimmunerkrankungen auslösen kann.

Vor diesem Hintergrund lässt sich schon verstehen, wenn sich der eine oder die andere skeptisch fragt, ob es wirklich eine gute Idee ist, sich impfen zu lassen. Und es ist auch nachvollziehbar, wenn einige Betroffene überzeugt davon sind, dass ihre eigene Autoimmunerkrankung infolge einer Impfung ausgelöst wurde. Deswegen sei an dieser Stelle ausdrücklich betont: Die medizinische Forschung stellt Impfungen intensiv auf den Prüfstand, um das potenzielle Risiko für die Entstehung von Autoimmunerkrankungen zu ermitteln und zu berücksichtigen. Für sämtliche Impfungen, die derzeit in Deutschland empfohlen werden, sind sich Ärzt:innen, Zulassungsbehörden und wissenschaftliche Organisationen wie das Robert Koch-Institut (RKI) und die Ständige Impfkommission (STIKO) einig: Der Vorteil durch den Impfschutz überwiegt das zahlenmäßig relativ geringe Risiko, eine Autoimmunerkrankung zu entwickeln.

Zumal man bedenken muss, dass eventuell auch ein anderes immunologisches Ereignis – wie etwa die Infektion, vor der die Impfung schützen würde – ebenfalls zur Entstehung dieser Autoimmunkrankheit führen kann. Das ist beispielsweise auch bei einer SARS-CoV-2-

Infektion der Fall, wo genau dieser Effekt der Entstehung von Autoimmunerkrankungen sowohl im Anschluss an die Impfung als auch infolge der Infektion beobachtet worden ist. Interessanterweise zeigen die ersten in Publikation befindlichen Daten der Krankenkassen jedoch, dass es im Vergleich zu vor der Pandemie nicht zu einem generellen Anstieg von entzündlich-rheumatischen Erkrankungen in der Bevölkerung gekommen ist.

### Zusammenfassung

Jede Stimulation des Immunsystems kann zu der Entstehung von Autoimmunerkrankungen beitragen, zu denen auch die entzündlich-rheumatischen Erkrankungen zählen. Insofern ist ein Zusammenhang zwischen dem Ausbruch einer entzündlich-rheumatischen Erkrankung mit einer vorangegangenen Impfung möglich und wird auch tatsächlich beobachtet. Genauso gut können aber auch Infektionen selbst zu der Entstehung der gleichen entzündlich-rheumatischen Erkrankung beitragen. Häufig ist es jedoch die Summe mehrerer Ereignisse und Faktoren, die letztlich zum Auftreten der Autoimmunerkrankungen führen.

Trotz allem: Wägt man Vor- und Nachteile von Impfungen gegeneinander ab, überwiegt nach Meinung der Wissenschaftler:innen und Ärzt:innen zweifellos der tatsächliche Nutzen das mögliche Risiko. Denn völlig unabhängig von den Auslösern ist es insgesamt nicht besonders wahrscheinlich, dass man eine Autoimmunerkrankung entwickelt. Außerdem kann außer einer Impfung auch jedes andere Ereignis, das das Immunsystem stimuliert, genauso zum Krankheitsausbruch führen.

**Take-home-Message**

*Sowohl Impfungen als auch die Infektionen, vor denen sie schützen sollen, können zur Entstehung entzündlich-rheumatischer Erkrankungen beitragen. Die Wissenschaft ist sich einig, dass das Risiko durch Impfungen deutlich geringer ist als durch die Infektionen selbst, und zwar sowohl bezogen auf die Entstehung von Autoimmunerkrankungen als auch mit Blick auf das Gesamtrisiko.*

## «*Rheuma*? Das kann auch die Folge einer Borreliose sein»

**DER MYTHOS**

Auf die Diagnose folgt meist eine Suche nach den Ursachen: Liegt es an den Amalgamfüllungen in den Zähnen? Nein? Dann hat man es vielleicht von der Oma, dem Großonkel, der Mutter geerbt? Auch nicht? Wie sieht es denn mit der Ernährung aus? Vielleicht nicht vorbildlich, aber auch nicht so schlecht, dass es als Auslöser für *Rheuma* infrage käme? Was bleibt denn dann überhaupt noch übrig? Ach ja! Dann ... ist es bestimmt eine Borreliose!

Borrelien – die Bakterien, die Borreliose verursachen – müssen relativ häufig als Ursache für Gelenkschmerzen herhalten. Meistens nimmt irgendein Arzt die Borrelien-Antikörper ab, und zwar unabhängig davon, ob die Symptomatik tatsächlich zur Borreliose passt oder nicht. Kommt dann ein positiver Antikörperbefund gegen Borrelien aus dem Labor zurück, gilt das häufig als Beweis für eine Borreliose.

Insbesondere in esoterischen Kreisen liegt das Hauptaugenmerk häufig auf Borrelien. Und stehen sie als Ursprung des Übels erst einmal fest, dann folgt eine dreimonatige oder noch längere Antibiotika-Therapie. Doch die Laborwerte zeigen oft genug, dass selbst das nicht ausreicht, um die letzten Borrelien zu beseitigen. Das heißt: Es lag und liegt dann gar keine Borreliose vor, weshalb auch gar keine Antibiotika notwendig waren.

Gerade wenn die Symptome nicht ganz eindeutig sind oder nicht so recht zueinander passen wollen, gestaltet sich die Suche nach der tatsächlichen Ursache wirklich schwierig. Nicht selten halten sich Ärzt:innen und Patient:innen dann an die wenigen Punkte bei der Diagnostik, die man überhaupt finden kann. Und manchmal sind es dann eben die erhöhten Borrelien-Antikörper, die als einziger Wert in der bisherigen Diagnostik auffallen.

### ... und die Fakten dazu

Erstens, ja, es gibt sie natürlich wirklich, die Gelenkentzündung als Folge einer Borreliose: Sie heißt Lyme-Arthritis oder Lyme-Krankheit und wird von einer Gruppe eng miteinander verwandter Bakterien ausgelöst. In Europa sind das vor allem *Borrelia burgdorferi*, *Borrelia afzelii* und *Borrelia garinii*. Übertragen werden sie von Zecken, wobei nicht bei jedem Zeckenstich zwangsläufig Krankheitserreger von der Zecke auf den Menschen übergehen.

Zweitens, ja, die Lyme-Krankheit ist tatsächlich schwer zu erkennen. Zum einen zeichnet sich die zugrunde liegende Lyme-Borreliose durch ein breites Spektrum an klinischen Symptomen aus, zum anderen variiert sie beträchtlich in ihrem Schweregrad. Das liegt unter anderem an den Unterschieden zwischen den jeweiligen Erregerarten. Im Allgemeinen verläuft die Lyme-Borreliose in drei Phasen, die schleichend ineinander übergehen und von denen die ersten beiden mitunter völlig unbemerkt verlaufen:

1. Die frühe lokale Phase: Sie tritt meist wenige Tage bis Wochen nach dem Zeckenstich auf und geht häufig damit einher, dass ein

rötlicher Hautausschlag rund um die Einstichstelle sichtbar wird, der *Erythema migrans* (EM) heißt. Diese Hautveränderung tritt bei rund 80 Prozent der Betroffenen auf, wobei sich nur 25 Prozent überhaupt an einen vorangegangenen Zeckenstich erinnern können (vgl. Steere & Sikand 2003; Nadelmann et al. 1996).
Es gibt einige Körperstellen, die besonders häufig betroffen sind, und zwar rund um die Achseln, die Leisten, die Kniekehlen sowie der Rumpf auf Höhe des Hosen- oder Rockbundes. Häufig, wenn auch nicht immer, zeigt sich das *Erythema migrans* in seiner charakteristischen Form, bei der die Rötung sich um einen blassen Herd herum bildet. Manchmal nimmt der Durchmesser der Rötung im Laufe der Zeit zu, und nicht selten wird diese begleitet von einer diffusen Allgemeinsymptomatik, die Abgeschlagenheit, Kopfschmerzen sowie Kopf-, Muskel- und Gelenkschmerzen einschließt. Zu den wenigen auffälligen Veränderungen der Laborwerte, die sich in diesem Stadium feststellen lassen, gehört eine erhöhte Blutsenkungsgeschwindigkeit, was auf eine Entzündung hinweisen kann.

2. Die frühe disseminierte Phase, in der sich die Krankheitserreger im ganzen Körper verteilen. Auch in diesem Stadium sind die auffälligen Hautrötungen namens *Erythema migrans* (noch immer) zu sehen. Zusätzlich kann es nun zu einer Beteiligung weiterer Organe beziehungsweise Organsysteme kommen. Ist das Nervensystem betroffen, treten vor allem Entzündungen der Hirnhäute beziehungsweise des Gehirns selbst (Encephalomyelitis) sowie Nervenstörungen im Gesicht oder den Extremitäten auf. Typischerweise kommt es zu einer Kombination dieser drei Symptome. Betrifft die Entzündung den Herzmuskel, kann sich das als Herzrhythmusstörung oder Herzschwäche äußern.
3. Die späte Phase, die Monate bis Jahre nach der Infektion auftreten kann und in der die eigentliche Lyme-Arthritis zutage tritt. In die-

sem Stadium berichten die Betroffenen typischerweise von intermittierenden (wiederkehrenden) oder persistierenden (ununterbrochenen) Gelenkentzündungen. Mal ist ein einzelnes großes Gelenk betroffen, mal sind es mehrere, wobei das Knie mit Abstand am häufigsten in Mitleidenschaft gezogen wird. Es ist nicht unüblich, dass diese Gelenkentzündungen die erste Manifestation der Krankheit sind. Denn wie bereits gesagt bringen nicht wenige Betroffene die ersten beiden Phasen völlig unbemerkt hinter sich.

Es besteht also überhaupt kein Zweifel daran, dass es die Lyme-Krankheit beziehungsweise die Lyme-Arthritis gibt und sie tatsächlich ernst zu nehmende Konsequenzen nach sich zieht. Die Nervenveränderungen, die Beteiligung des Herzens sowie die wiederkehrende oder dauerhafte Entzündung der Gelenke sind eine große Belastung und sollten natürlich adäquat behandelt werden. Das A und O ist hierbei die korrekte Diagnose, denn je früher die Infektion erkannt wird, desto besser.

Doch hier fängt tatsächlich das Problem an. Denn die Diagnose stellt eine echte Herausforderung dar und beginnt bei der Frage: Bei wem sollten Ärzt:innen an eine Borreliose denken? Zu diesem Personenkreis zählen natürlich allen voran Patient:innen, bei denen eine erhöhte Wahrscheinlichkeit besteht, dass sie mit Zecken und dadurch mit Borrelien in Kontakt gekommen sind. Also Personen, die sich beispielsweise in den bekannten Risikogebieten aufgehalten haben. In Europa sind das vor allen Dingen die zentral- und osteuropäischen Länder, wobei vor allem in den Monaten Mai bis Oktober eine erhöhte Ansteckungsgefahr besteht.

Eine erweiterte Diagnostik ist allerdings nur bei Patient:innen angezeigt, die darüber hinaus eine für Borreliose typische Symptomatik zeigen, das heißt Nervenveränderungen, Herzveränderungen oder akute Gelenkentzündungen. In solchen Fällen empfiehlt es sich, nach bestimmten Blutveränderungen zu suchen. Mit speziellen Testmethoden namens Immunoblot und ELISA (Enzyme-linked Immunosorbent Assay) begibt man sich im Labor auf die Suche nach Antikörpern, die spezifisch gegen Borrelien gerichtet sind – und nicht nur so aussehen wie Borrelien-Antikörper, ohne mit der Erkrankung überhaupt etwas zu tun zu haben. Denn solche Doppelgänger (sogenannte falsch positive Befunde) gibt es gar nicht mal so selten, was die Diagnose erheblich erschwert.

Bei uneindeutigen Beschwerden, wie allgemeinen Muskel- und Gelenkschmerzen oder genereller Abgeschlagenheit, ist eine laborchemische Untersuchung auf Borreliose weder notwendig noch sinnvoll. Aber läuft man dann nicht Gefahr, dass Infektionen unerkannt bleiben und Betroffene ungerechtfertigterweise ohne Behandlung mach Hause geschickt werden? Das mag im ersten Moment so anmuten, Tatsache ist aber, dass die aktuell zur Verfügung stehenden Laboruntersuchungen Schwierigkeiten haben, zwischen den tatsächlichen Borrelien-Antikörpern und ihren Doppelgängern zu unterscheiden.

Daher ist es notwendig, im Vorfeld der Blutuntersuchung die Wahrscheinlichkeit zu erhöhen, dass es sich wirklich um Borreliose handelt. Und das tut man, indem man nur bei Personen mit einer entsprechenden klinischen Symptomatik eine Blutuntersuchung auf Borreliose-Antikörper veranlasst. Andernfalls käme es zu sehr vielen falsch positiven Befunden – selbst bei völlig gesunden Menschen ohne jegliche Beschwerden. Die größte Fehlerquelle im Alltag entsteht tatsächlich dadurch, dass eine Blutuntersuchung auf Borrelien durchgeführt wird, obwohl die typischen Symptome fehlen. Das erhöht die Wahrscheinlichkeit für vermeintlich positive Borrelien-Befunde, die sich zwar im Nachgang durch weitergehende Untersuchungen überprüfen ließen. Diese Möglichkeit setzt aber ein gewisses Spezialwissen voraus, weswegen die wenigsten Hausärzt:innen davon Gebrauch machen.

Die zweite große Fehlerquelle stellen Labortests dar, die den wissenschaftlichen Standards nicht genügen. Hierzu zählt der Lymphozytentransformationstest (LTT), der bei einer diffusen klinischen Symptomatik, die sich keiner Erkrankung klar zuordnen lässt, als zusätzliches diagnostisches Kriterium zum Nachweis einer aktiven Borrelieninfektion beworben wird. Dabei wird die immunologische Reaktion von im Blut zirkulierenden weißen Blutkörperchen (Lymphozyten) auf Borrelienproteine nachgewiesen. Allerdings ist dieses Verfahren mit einigen Nachteilen behaftet: Sowohl Durchführung als auch Interpretation eines LTT sind nicht ganz einfach. Außerdem bringt er viele falsch positive Ergebnisse hervor. In der Folge kann es dazu kommen, dass irrtümlicherweise eine wochen- oder gar monatelange antibiotische Therapie verordnet wird. Aus diesem Grund ist von diesen Tests generell abzuraten.

Gerade weil die Diagnose der Lyme-Krankheit beziehungsweise der Lyme-Arthritis so schwierig ist, sollten sich Ärzt:innen wie Betroffene an die Leitlinien und Empfehlungen halten, die von den einschlägigen Institutionen erarbeitet worden sind, darunter die Arbeitsgemeinschaft der Wissenschaftlichen Medizinischen Fachgesellschaften (AWMF), das Robert Koch-Institut sowie die einzelnen medizinischen Fachgesellschaften.

## Zusammenfassung

Natürlich gibt es Borreliose, und natürlich kann es im Anschluss an eine Borrelieninfektion in der Spätphase der Krankheit auch zu entzündlichen Gelenkveränderungen kommen. Das ist aber noch kein Beleg für die Richtigkeit des Mythos!

Die Diagnostik gestaltet sich nämlich kniffelig, auch wenn es klare Empfehlungen gibt, wann welche Patient:innen eine entsprechende Diagnostik auf Borrelien erhalten sollten. Insofern entstehen die größten Schwierigkeiten dann, wenn Ärzt:innen sich nicht an diese Leitlinien halten. Denn die Blutuntersuchung ohne typische Symptomatik und/oder die Verwendung ungeeigneter Tests mit einer hohen Fehleranfälligkeit erhöhen die Wahrscheinlichkeit für einen falsch positiven Befund. Die Konsequenz können langwierige antibiotische Therapien sein, die unnötig, wenn nicht gar kontraproduktiv sind – während die eigentliche Ursache der Beschwerden unerkannt und unbehandelt bleibt.

**Take-home-Message**
*Im Rahmen einer Borreliose kann es mitunter zu Gelenkentzündungen kommen. Da auch heute noch viele Fallstricke die korrekte Diagnose der Borreliose erschweren, sollte man sich an den wissenschaftlich anerkannten Test-Methoden und Interpretationen der Befunde orientieren.*

## «Mein *Rheuma* kommt vom nasskalten Wetter»

**DER MYTHOS**
*Rheuma* ist ein ganz schön launischer Begleiter – heute so, morgen so. Ein bisschen wie das Wetter eben. Es kommt daher auch gar nicht so selten vor, dass Patient:innen von aktuellen oder früheren Phasen mit vermehrten Beschwerden berichten und einen direkten Zusammenhang zum Wetter herstellen.
Darüber hinaus können wir Rheumatolog:innen uns nicht des Gefühls erwehren, dass in den Wintermonaten ganze Airbus-Flotten mit Patient:innen zu den kanarischen Inseln aufbrechen, sogenannte *Rheuma*-Bomber, die wie Zugvögel dem milderen Wetter entgegenfliegen.

Nicht nur bei entzündlich-rheumatischen Krankheiten, auch bei Verschleißerkrankungen machen die Betroffenen oft die Erfahrung, dass die Beschwerden stark schwanken. Und manchmal lässt sich einfach nicht herausfinden, warum sie gerade in diesem speziellen Moment zunehmen.

Viele meiner Patient:innen berichten in der Sprechstunde davon, dass es ihnen so vorkomme, als seien ihre rheumatischen Beschwerden wetterabhängig. Gleichzeitig glauben sie, dass das aus medizinischer Sicht gar nicht sein könne. Aber wenn doch nicht nur sie selbst diese Beobachtung gemacht haben, sondern auch Familie, Freunde und Bekannte ... Vielleicht ist dann ja doch was dran an der Wetterfühligkeit bei *Rheuma*?

### ... und die Fakten dazu

An einem besteht jedenfalls schon mal kein Zweifel: Wenn es draußen wieder kalt und feucht wird, macht sich das sofort in den rheumatologischen Praxen bemerkbar. Denn an solchen Tagen werden immer gleich mehrere Patient:innen unvorhergesehen wegen plötzlich zunehmender Beschwerden in der Sprechstunde vorstellig.

Es wundert mich tatsächlich sehr, warum viele meiner Patient:innen häufig daran zweifeln, dass es wirklich einen Zusammenhang zwischen ihren Beschwerden und dem Wetter geben könnte. Dabei sind zumindest Patient:innen, die bereits leidvolle Erfahrungen gesammelt haben, durchaus in der Lage, diese einzuschätzen: Sind die Schmerzen eher scharf und stechend – wie bei der allzu bekannten Krankheitsaktivität? Oder handelt es sich eher um dumpfe und vergleichsweise milde Beschwerden – was für eine wie auch immer geartete Reaktion ihres Körpers auf die Wetterlage sprechen würde? Diese Unterscheidung ist vor allem wichtig, um eine durchaus mögliche Zunahme von Entzündungen in den Organsystemen nicht zu übersehen beziehungsweise frühestmöglich zu erkennen.

Davon abgesehen besteht kein Zweifel daran, dass es in Abhängigkeit vom Wetter zu einer deutlich empfundenen Beeinträchtigung des Wohlbefindens kommen kann. Trotzdem wird diesem Phänomen in der medizinischen Forschung leider kaum Beachtung geschenkt. Dabei könnte das Wissen über den Einfluss des Wetters auf die rheumatologischen Erkrankungen helfen, geeignete Bewältigungsstrategien zu entwickeln. Die bisherige Forschung stellt insbesondere den Zusammenhang von Wetter und Schmerzen in den Mittelpunkt. Daher handelt es sich bei den Studienteilnehmer:innen im Wesentlichen um Patient:innen mit chronischen Schmerzen.

Dass die Medizin auf diesem Gebiet noch nicht viel weitergekommen ist, dürfte auch daran liegen, dass man es mit vielen schwer zu kalkulierenden Variablen zu tun hat. Denn sowohl das Wetter als auch die Krankheitsaktivität sind jeweils komplexe Systeme, die sich nur bedingt anhand einzelner Variablen definieren lassen. Hinzu kommt, dass viele der relevanten Variablen sehr subjektiv sind: Wie kalt ist zu kalt? Wie viel Luftfeuchtigkeit lässt sich ertragen? Ab welcher Intensität werden Beschwerden zu Schmerzen? Welches Maß an Bewegungseinschränkung kann als Morgensteifigkeit oder Anlaufschmerzen gelten? Sie ahnen es bestimmt: Die Antwort darauf hängt ganz erheblich von der jeweiligen Person ab.

Medizinische Studien, die auf eine größtmögliche Objektivität angewiesen sind, stellt das vor Probleme. Denn es lauert die Gefahr einer Verzerrung der Ergebnisse, wenn beispielsweise Variablen zu viel oder zu wenig Beachtung geschenkt wird oder wenn Antworten schon durch die Art der Fragestellung – ob bewusst oder unbewusst – in eine bestimmte Richtung gelenkt werden.

Im Zusammenhang mit der Frage, inwiefern die Beschwerden entzündlich-rheumatischer Erkrankungen vom Wetter beeinflusst werden, sind bisher am häufigsten zwei Faktoren untersucht worden, die man eindeutig ermitteln kann: die Temperatur und die Luftfeuchtigkeit. Als Gradmesser für die potenziell verursachten Beeinträchtigungen eignen sich die Schmerzen selbst allerdings nicht, da sie subjektiv empfunden werden. Stattdessen greift man auf vergleichsweise objektive Kriterien zurück, wie die Anzahl der Fehltage am Arbeitsplatz oder der außerplanmäßig erforderliche Termin in der ärztlichen Praxis.

Was sich allerdings nicht so einfach beantworten lässt und worauf uns die medizinische Forschung bisher eine eindeutige Antwort schuldig geblieben ist, ist die Frage, ob die Schmerzen wegen des nasskalten Wetters zunehmen – oder ob es lediglich einen engen zeitlichen Zusammenhang gibt, der sich womöglich ganz anders erklären lässt, auch wenn wir noch nicht wissen, wie. Anders ausgedrückt: Haben wir es eindeutig mit Ursache und Wirkung (Kausalität) zu tun oder lediglich mit einer zeitlichen Übereinstimmung aufgrund anderer Faktoren (Korrelation)?

Das Interesse an dieser Problematik ist leider nicht übermäßig groß, aber es gibt einige Studien, die sich damit beschäftigt haben. So konnte nachgewiesen werden, dass es bei der mit Abstand häufigsten entzündlichen Gelenkerkrankung, der Rheumatoiden Arthritis, im Zuge niedrigerer Temperaturen zu einer Verschlechterung der Symptome kommt, und zwar gemessen anhand der Krankenhauseinweisung von entsprechenden Patient:innen im Alter von 50 bis 65 Jahren (vgl. Abasolo et al. 2013). Das deckt sich mit Ergebnissen anderer Untersuchungen, die ebenfalls einen Zusammenhang zwischen einer Zunahme der Schmerzen und niedrigen Temperaturen, hohem Luftdruck und erhöhter Luftfeuchtigkeit sehen (vgl. Strusberg et al. 2002).

Eine der wenigen Studien, die sich der Fragestellung etwas differenzierter nähert und dabei insbesondere zwischen Krankheitsaktivität und Schmerzen unterscheidet, stammt aus dem Jahr 2015. Hierfür macht sie sich ein Bewertungssystem namens DAS-28 (Disease Activity Score 28) zunutze, das entwickelt wurde, um die Krankheitsaktivität und den Verlauf der Rheumatoiden Arthritis unter anderem anhand 28 vordefinierter Gelenke zu beurteilen. Darauf basierend kommt die Studie zu dem Ergebnis, dass sonniges Wetter und niedrige Luftfeuchtigkeit für einen signifikanten Rückgang der Krankheitsaktivität sorgen, genauer gesagt: Mit jeder Stunde Sonnenschein geht der Aktivitätsscore DAS-28 messbar zurück, während die Erhöhung der Luftfeuchtigkeit mit einem Anstieg um 1 Prozent einhergeht (vgl. Savage et al. 2015). Und im Rahmen einer Studie mit über 500 Patient:innen aus vier verschiedenen Klimazonen der USA stellte sich heraus, dass insbesondere kaltes und feuchtes Wetter die Schmerzen von Patient:innen mit Rückenschmerzen und Gelenkentzündungen verschlimmerte. Auffällig war, dass Teilnehmer:innen mit einer entzündlichen Gelenkerkrankung eine stärkere Wetterfühligkeit zeigten als Proband:innen mit anderen chronischen Schmerzerkrankungen (vgl. Jamison et al. 1995). Es gibt allerdings auch Studien, denen zufolge kein Zusammenhang zwischen den Wetterbedingungen und den Gelenkentzündungen der Rheumatoiden Arthritis feststellbar ist (vgl. Smedslund et al. 2009). Darüber hinaus ist auch denkbar, dass weniger die Atmosphäre und das Klima einen Einfluss ausüben als die Jahreszeiten – dass also neben der Temperatur und dem Luftdruck noch weitere Faktoren wie zum Beispiel der Pollenflug eine Rolle spielen könnten. Aber auch hierzu ist die Studienlage uneinheitlich und insgesamt dürftig.

Eine der neuesten Untersuchungen zur Überprüfung der möglichen Wechselwirkung zwischen Wetterbedingungen und Schmerzintensität wurde 2021 im Nahen Osten mit 94 Patient:innen durchgeführt. Dabei stellte sich heraus, dass die Studienteilnehmer:innen nicht nur je nach Temperatur und Luftfeuchtigkeit von vermehrten Schmerzen berichteten, sondern auch die Luftverschmutzung eine verstärkende Rolle spielte – allen voran erhöhte Ozon- und Stickstoffdioxid-Werte. Und zwar unabhängig von der jeweiligen rheumatischen Erkrankung (vgl. Ziadé et al. 2021).

Eine mögliche Erklärung wäre, dass die Wetterbedingungen einen Einfluss auf die Dichte und die innere Spannung von Sehnen, Muskeln und Knochen ausüben. Anders ausgedrückt könnte Wetterfühligkeit ein Ausdruck für unterschiedliche (Ent-)Spannungszustände der einzelnen Gewebe sein.

Denkbar ist auch, dass schlechtes Wetter im wahrsten Sinne auf die Stimmung schlägt und eine Veränderung der Schmerzwahrnehmung nach sich zieht (vgl. Ng et al. 2004). Denn es ist tatsächlich bekannt, dass eine negative Grundstimmung dafür sorgt, dass Schmerzen deutlich mehr und stärker wahrgenommen werden (vgl. Rosemann et al. 2008).

### Zusammenfassung

Es ist alles andere als Einbildung: Diverse Studien bestätigen eine gewisse Wetterfühligkeit von Patient:innen mit entzündlich-rheumatischen Erkrankungen. Leider ist das aber auch das Einzige, was die relativ begrenzte Anzahl von Untersuchungen an Gewissheit liefert. Davon abgesehen lässt sich nicht abschließend beurteilen, was letztlich der ausschlaggebende Grund dafür ist, dass Schmerzen in Abhängigkeit von der Wetterlage zu- beziehungsweise abnehmen können.

Meiner persönlichen Erfahrung nach gibt es vereinzelt Patient:innen, bei denen diese Wetterfühligkeit besonders stark ausgeprägt ist. Bedauerlicherweise lässt sich das mit keinem der aktuell zur Verfügung stehenden Therapiekonzepte maßgeblich beeinflussen. Nach allem, was wir wissen, beschränkt sich der Einfluss des Wetters immerhin darauf, dass die Gelenkschmerzen sich stärker bemerkbar machen – ohne dass es auch noch zu vermehrten Entzündungen in den Gelenken kommt, die deutlich schwieriger zu behandeln wären.

Betroffenen bleibt daher nichts anderes übrig, als ihren Körper zu beobachten und mögliche Zusammenhänge wahrzunehmen, um im besten Fall mit Gegenmaßnahmen darauf reagieren zu können. Nicht selten verreisen Patient:innen mit entzündlich-rheumatischen Erkrankungen im Herbst und/oder Winter in wärmere Gegenden. Sie hoffen darauf, nicht nur der Kälte und der hohen Luftfeuchtigkeit, sondern auch den damit einhergehenden Beschwerden wenigstens zeitweise zu entfliehen. Das kann eine gute Lösung sein, hängt aber natürlich auch von den jeweiligen finanziellen Möglichkeiten ab. Davon abgesehen ist weder von einem vorübergehenden Tapetenwechsel noch von einem dauerhaften Umzug die wundersame Heilung zu erwarten. Schließlich gibt es weltweit keine Region, in der Menschen vor entzündlich-rheumatischen Erkrankungen gefeit wären – auch nicht in solchen Klimazonen, in denen es ganzjährig trocken und heiß ist.

**Take-home-Message**

*Studien zeigen, dass vor allem kältere Temperaturen und erhöhte Luftfeuchtigkeit Schmerzen verstärken können, und zwar auch bei Patient:innen mit entzündlich-rheumatischen Erkrankungen. Die Gründe hierfür liegen aber noch im Dunkeln, sodass es bisher keine Therapiekonzepte gibt, mit denen man Wetterfühligkeit effektiv begegnen könnte. Der Mythos «Wetterfühligkeit bei Rheumapatient:innen» ist also gar kein echter Mythos, sondern durchaus Fakt.*

## «Stillen verursacht *Rheuma*»

### DER MYTHOS

Schwangerschaft und Geburt fordern den Körper unerbittlich und können ihn dabei sogar an seine Belastungsgrenzen bringen. Aber damit nicht genug: Kaum ist das Neugeborene auf der Welt und wächst und gedeiht an der Brust der stillenden Mutter, berichten etliche Frauen von unangenehmem Ziehen hier und deutlichen Schmerzen dort: im Rücken, in den Händen und nicht zuletzt in den Armen, die das Kind eigentlich fest und sicher halten sollen. Autsch, klarer Fall von «Stillrheuma»!

Im Anschluss an die Geburt erleben viele frischgebackene Mütter teils heftige Gelenkschmerzen, die es ihnen erschweren, ihr Neugeborenes in den Armen zu halten, zu stillen, zu wickeln oder anderweitig zu versorgen. Das Phänomen ist gar nicht so selten und als «Stillrheuma» bekannt. Für Mütter von Neugeborenen scheint es also zu heißen: Alles in allem ist Stillen bestimmt gut fürs Kind – dafür muss man aber als Mutter eben damit rechnen, *Rheuma* zu bekommen. Und selbst wenn es sicherlich nicht die Hauptsorge werdender Mütter darstellt, begleitet manch eine doch die leise Sorge, dass es mit dem ersten Kind womöglich heißt: Herzlich willkommen im (*Rheuma*-)Club! Doch wie begründet ist diese Befürchtung?

## ... und die Fakten dazu

«Stillrheuma» ist ein irreführender Begriff, mit dem eine ganze Reihe völlig verschiedener körperlicher Beschwerden bezeichnet wird, die aber in gar keinem Zusammenhang miteinander stehen. So gibt es eine Erkrankung, die auf Englisch *still disease* beziehungsweise auf Deutsch Morbus Still oder Still-Syndrom genannt wird. Sie stellt eine Form der juvenilen idiopathischen Arthritis dar. Zu ihren häufigsten Merkmalen gehören Gelenkschmerzen, Hautausschläge und Fieber sowie teils heftige Entzündungsreaktionen im Blut. Sie gehört tatsächlich zu den entzündlich-rheumatischen Erkrankungen, genauer gesagt zu den autoinflammatorischen Syndromen – allerdings ohne dass Schwangerschaft, Geburt und Stillen eine Rolle dabei spielen würden. Der Name dieser Krankheit geht stattdessen auf den britischen Kinderarzt George Frederic Still zurück, der die Symptome als Erster systematisch beschrieb.

Dann wiederum gibt es viele Frauen, die über kurz oder lang von der ungewohnten Haltung beim Stillen durchaus schmerzhafte Muskelverspannungen und Gelenkschmerzen bekommen. Diese werden aber nicht von einer Entzündung begleitet, so wie es für eine rheumatische Erkrankung typisch wäre und was sich im Blut in Form von allgemeinen Entzündungswerten oder speziellen rheumatologischen Antikörpern niederschlagen würde. Das heißt, es liegt weder eine entzündliche Gelenkveränderung vor, noch besteht die Gefahr, dass ein oder mehrere Gelenke angegriffen oder gar auf lange Sicht zerstört werden. Ohne die mitunter starken Schmerzen, die dabei entstehen, kleinreden zu wollen – Zeichen einer beginnenden oder sich womöglich verschlimmernden rheumatischen Erkrankung sind sie nicht.

Dass man in diesen Fällen von «Stillrheuma» spricht, liegt in erster Linie daran, dass die Schmerzen sich anfühlen wie die entzündlichen Gelenkveränderungen einer rheumatischen Erkrankung. Häufig gesellt sich noch eine diffuse Abgeschlagenheit hinzu – ein Zustand, den die meisten Frauen aus dieser körperlich sehr anstrengenden Phase kennen dürften. Dass bei einigen Frauen während der Schwangerschaft oder der anschließenden Stillzeit Gelenkschmerzen auftreten, hat aber – von einer möglicherweise verkrampften Körperhaltung einmal abgesehen – gar nichts mit dem Vorgang des Stillens an sich zu tun. Tatsächlich ist es einfach so, dass es sich um eine von vielen Ausdrucksformen handelt, mit der die ungewohnte fortwährende körperliche Belastung während dieser Zeit ihren Tribut fordert.

Erfahrungsgemäß lassen die Beschwerden mit Ende der Stillzeit nach, bei manchen recht schnell, bei anderen spätestens nach einigen Wochen. Wobei sich niemand so lange unnötig quälen sollte: Auf gelenkschonende Bewegungen oder generell eine körperliche Entlastung im Alltag zu achten, kann den Leidensdruck enorm verringern –

was allerdings leichter gesagt als getan ist und die Unterstützung des Umfelds erfordert.

Handelt es sich bei «Stillrheuma» also bloß um ein großes Missverständnis? Leider nein. Denn es gibt Gelenkschmerzen in den Händen, in den Füßen und im Rücken, die während der Schwangerschaft, im Anschluss an die Geburt oder mit Beginn des Stillens auftreten – und die eben tatsächlich rheumatischen Ursprungs sind. Diese treten gelegentlich während der ersten Schwangerschaft beziehungsweise nach der Geburt des ersten Kindes auf. Von vielen Autoimmunerkrankungen ist bekannt, dass Hormonumstellungen sie entweder auslösen oder fördern. Und Pubertät, Schwangerschaft oder Stillzeit sind genau solche Phasen, in denen es durchaus vorkommt, dass sich eine entzündlich-rheumatische Erkrankung entweder erstmalig bemerkbar macht oder aber zurückmeldet (vgl. De Carolis et al. 2019).

Wissenschaftlich ist das Phänomen der in dieser Zeit auftretenden entzündlich-rheumatischen Erkrankung – das in der Öffentlichkeit sogenannte «Stillrheuma» – so gut wie nicht untersucht, sodass wir die genauen Ursachen bis heute nicht kennen. Aber es gibt eine ganze Reihe von Vermutungen: Zum einen steht das Hormon Prolaktin im Verdacht, weil es zwar in erster Linie die Milchproduktion steuert, aber auch dafür bekannt ist, Entzündungsprozesse zu fördern. Zum anderen gibt es Hinweise darauf, dass es sich um eine genetisch bedingte Autoimmunreaktion handeln könnte. Was bisher aussteht, sind konkrete Beweise, wie zum Beispiel der Nachweis entzündlicher Veränderungen oder spezifischer Antikörper im Blut.

Das Gleiche gilt für den Erklärungsversuch, dass womöglich Wassereinlagerungen in den kleinen Fingergelenken zu Nervenschmerzen wie beim Karpaltunnelsyndrom führen. Und auch die Traditionelle Chinesische Medizin (TCM), der zufolge ein gestörter Blutfluss beziehungsweise Blutmangel die Gelenkschmerzen auslöst, hat noch keine wissenschaftlich fundierte Bestätigung vorlegen können.

Eine der wenigen wissenschaftlichen Studien, die den Zusammenhang zwischen Stillen und Gelenkschmerzen untersucht, stammt aus dem Jahr 2020 und basiert auf dem fünften *Korean National Health and Nutrition Examination Survey* (2010–2011). Ausgewertet wurden die Daten von knapp 3500 Frauen, die zum Zeitpunkt der Erhebung fünfzig Jahre und älter waren. Dabei stellte sich heraus, dass Frauen, die 25 Monate und länger gestillt hatten, häufiger von Gelenkschmerzen und Arthrose betroffen waren (vgl. Kim et al. 2020).

Es ist also nicht von der Hand zu weisen, dass mit dem Stillen ein gewisses Risiko für entzündlich-rheumatische Erkrankungen einhergeht – wobei die Beschwerden in der Stillzeit sehr viel häufiger nichts mit rheumatischen Krankheiten zu tun haben. Kommt rund um die Schwangerschaft und die Geburt der Verdacht auf «Stillrheuma» auf, sollte trotzdem sorgfältig abgeklärt werden, ob womöglich auch andere Erkrankungen als Ursache infrage kommen: Schilddrüsenfunktionsstörungen, entzündliches Weichteilrheuma (Kollagenosen) oder nicht entzündliches Weichteilrheuma (Fibromyalgie-Syndrom) können nämlich ganz ähnliche Symptome verursachen.

## Zusammenfassung

Bei einem Verdacht auf «Stillrheuma» lohnt es sich, ganz genau hinzuschauen: Beschwerden im Bewegungsapparat, die rund um die Stillzeit auftreten, mögen auf den ersten Blick anmuten wie rheumatische Beschwerden, sind es oft genug aber nicht. Als auslösende Faktoren stehen stattdessen Muskelverspannungen im Verdacht, die durch die ungewohnte Haltung und die hohe körperliche Belastung ausgelöst werden. Daher kann es in den meisten Fällen helfen, sich bewusst gelenkschonend zu bewegen und starke körperliche Anstrengungen zu vermeiden. Das Beste: Mit dem Abstillen klingen die Beschwerden so gut wie immer ab, auch wenn es mitunter einige Tage bis Wochen dauern kann.

Allerdings ist es nicht völlig ausgeschlossen, dass die hormonelle Umstellung während Schwangerschaft und Stillzeit tatsächlich eine entzündlich-rheumatische Erkrankung auslöst oder wieder zum Aufflammen bringt. Im Zweifel ist daher ein Besuch in einer rheumatologischen Praxis angebracht.

**Take-home-Message**

*Die ungewohnte Körperhaltung beim Stillen sowie die ohnehin große körperliche Belastung rund um die Geburt können für teils heftige Schmerzen sorgen. Sie werden häufig als «Stillrheuma» fehlinterpretiert. Dass es durch die hormonelle Umstellung in dieser Phase tatsächlich zu einer entzündlich-rheumatischen Erkrankung kommt, ist zwar nicht ausgeschlossen, glücklicherweise aber eher unwahrscheinlich.*

## Mythen zu den Therapien

Steht die Diagnose *Rheuma* fest, stellt sich für die Betroffenen die Frage, wie es nun weitergeht. Was heißt das für die weitere Lebensführung? Welche Therapiemöglichkeiten stehen zur Auswahl? Und kommt vielleicht sogar die eine oder andere alternative Behandlungsform infrage?

Viele Patient:innen treibt die Sorge um, nun ihr ganzes Leben lang Medikamente gegen *Rheuma* nehmen zu müssen, vor allem wegen der befürchteten und teils berüchtigten Nebenwirkungen. Mit Blick auf die weitere Lebensplanung ist es absolut nachvollziehbar, dass Patient:innen wissen wollen, was sie zu erwarten haben und wie sehr sie ihr bisheriges Leben tatsächlich werden umkrempeln müssen. In dieser Lage, in der sich die Betroffenen mit vielen neuen Situationen und Unsicherheiten konfrontiert sehen, machen sich häufig diffuse Ängste und konkrete Befürchtungen breit – ein günstiger Nährboden, auf dem Mythen bestens sprießen und gedeihen können.

Der Einfluss von Sorgen und Ängsten auf diese Situation ist vielschichtig: Die Angst vor dem Unbekannten, die Angst vor negativen Erwartungen, Scham und Stigmata oder auch die Angst vor sozialer Isolation treiben die Patient:innen um. Und das schürt dann zum einen Vorbehalte gegen die ärztlich empfohlenen Therapien und nährt zum anderen die falsche Hoffnung, dass vermeintlich lang bewährte Hausmittel und allerlei lautstark angepriesene Allheil- und Wundermittel eine echte Alternative darstellen.

Das Bedürfnis nach möglichst niedrigschwelligen Behandlungsformen, im Idealfall gar ohne Nachteile, macht Mythen so wirkmächtig. Doch sie weisen leider selten den Weg in die richtige Richtung.

## «Eine Therapie braucht man bei *Rheuma* erst dann, wenn die Beschwerden nicht mehr auszuhalten sind»

**DER MYTHOS**

Entzündlich-rheumatische Erkrankungen machen sich durch mehr oder weniger starke Schmerzen bemerkbar. Das kann in den Gelenken und im Rücken, aber auch in den Augen oder in der Lunge sein. Tabletten & Co. müssen dann aber längst noch nicht zum Einsatz kommen, glauben viele Patient:innen. Solange die Beschwerden im Rahmen bleiben, könne man darauf getrost verzichten. Erst wenn es unerträglich werde, komme man um Medikamente nicht mehr herum.

In der Sprechstunde berichten Patient:innen häufig davon, dass sie zwar durchaus Schmerzen hätten, aber auf Medikamente verzichten wollten, so lange es ginge. Manche von ihnen bekommen auch bereits eine Therapie, dank der sich die vorhandenen Symptome zwar gebessert haben, aber trotzdem weiterhin bestehen. Sie hätten sich damit abgefunden, nicht mehr ohne Schmerzen und Entzündungserscheinungen zu leben, heißt es dann. Lieber tolerieren sie anhaltende Entzündungen und Schmerzen, als neue oder zusätzliche Medikamente zu nehmen. Denn diese gelten gewissermaßen als der Weisheit letzter Schluss – weswegen man ihren Einsatz so lange wie möglich hinauszögern sollte. Oder etwa nicht?

### … und die Fakten dazu

Die abwehrende Haltung gegenüber den Medikamenten für entzündlich-rheumatische Erkrankungen beruht auf einem Missverständnis: Die chronische Entzündung ist nämlich nicht nur ein Merkmal, mit dem sich die Erkrankung bemerkbar macht. Sie ist darüber hinaus auch ein Zeichen für die Krankheitsaktivität und das damit verbundene Risiko, dass der Körper nachhaltig angegriffen wird und Narben in den betroffenen Geweben zurückbleiben – langfristige und irreversible Schäden inbegriffen.

Schmerzen oder Einschränkungen einzelner Organe sind also als Warnsymptome zu verstehen, als ernst zu nehmende Hinweise darauf, dass die Entzündung sich noch nicht komplett unter Kontrolle befindet und daher eine weitere fortwährende Schädigung des Körpers zu befürchten ist. Schmerzen und/oder Einschränkungen zu tolerieren, heißt also quasi, zu akzeptieren, dass der Körper laufend, das heißt aktuell wie zukünftig, immer weiter Schäden davonträgt. Und als mögliche Folge auch Funktionsstörungen der Gelenke oder inneren Organe in Kauf zu nehmen. Das (vorrangige) Ziel einer jeden Therapieempfehlung, die Sie in der rheumatologischen Praxis erhalten, sollte es daher sein, die Entzündung in Ihrem Körper zu stoppen und langfristig unter Kontrolle zu halten. Denn je früher der Entzündung Einhalt geboten wird, desto eher können langfristige Schädigungen des Körpers vermieden werden, und desto schneller verbessert sich Ihre Lebensqualität.

Hinzu kommt, dass es am Anfang der Erkrankung häufig einfacher ist, Entzündungsprozesse zu durchbrechen und zu minimieren, als im weiteren Verlauf. Insofern ist es sinnvoll, die Entzündungen im Körper sehr früh und effektiv zu steuern, beispielsweise mithilfe einer medikamentösen Therapie. Das hat mittel- bis langfristig die beste Prognose, die Erkrankung zu stoppen und womöglich zu einem späteren Zeitpunkt die Medikamente wieder komplett absetzen zu können.

Es ist also definitiv ein – höchst kontraproduktiver! – Irrglaube, dass man mit dem Beginn einer medikamentösen Therapie warten sollte, bis die Beschwerden unerträglich geworden sind. Es gibt ganz im Gegenteil für zahlreiche Erkrankungen sehr gute Daten, denen zufolge ein früher Therapiebeginn und die effektive Kontrolle der Krankheitsaktivität einen positiven Einfluss auf den Verlauf der Krankheit ausüben – und zwar sowohl bei entzündlichen Gelenkerkrankungen (Arthritiden) als auch bei Weichteilrheuma-Erkrankungen (Kollagenosen) und Gefäßerkrankungen (Vaskulitiden).

Für die Rheumatoide Arthritis konnte beispielsweise in Studien nachgewiesen werden, wie entscheidend ein schnelles Eingreifen sein kann: Beim Beginn einer effektiven entzündungshemmenden Therapie führt ein Abwarten von gerade einmal drei Monaten bereits dazu, dass die Wahrscheinlichkeit für eine definitive Entzündungshemmung abnimmt (vgl. De Cock et al. 2014; van Jaarsveld et al. 2000). Als Gradmesser hierfür wurde verglichen, zu wie vielen Gelenkveränderungen es bis zum tatsächlichen Beginn der Therapie durch die verzögerte Diagnosestellung und/oder Therapieeinleitung gekommen war.

Ähnliche Daten liegen für den systemischen Lupus erythematodes vor. Hier senkt ein frühzeitiger Einsatz von zum Beispiel Hydroxychloroquin im weiteren Krankheitsverlauf nachweislich das Risiko dafür, dass die inneren Organe von den Entzündungsprozessen betroffen werden. Ein solch positiver Einfluss ist allerdings auf den frühen Therapiebeginn beschränkt. Ein späterer Einsatz von Hydroxychloroquin erhöht bedauerlicherweise das Risiko für einen unvorteilhaften Krankheitsverlauf – sowohl in Bezug auf die Beteiligung der inneren Organe als auch in Bezug auf das Risiko von Thrombosen oder Embolien (vgl. Tang et al. 2012).

Auch für die Gruppe der Vaskulitiden gibt es konkrete Erkenntnisse. So weiß man beispielsweise für die Riesenzellarteriitis, dass der zu späte Einsatz von Cortison mit dem Risiko für Entzündungen im Bereich des Auges einhergeht, die bis zur Erblindung führen können. Cortison beziehungsweise andere entzündungshemmende Medikamente stellen tatsächlich die einzige Option dar, dieses Risiko möglichst gering zu halten. Wird eine effektive entzündungshemmende

Therapie trotz des Verdachts auf diese Erkrankung verzögert, kommt das daher einer Katastrophe gleich.

Für alle drei Erkrankungsgruppen gilt: Die frühe Diagnose und die zeitnahe Eindämmung der Entzündung sind *die* Schlüsselfaktoren für eine positive Beeinflussung der Erkrankung und eine gute Prognose des weiteren Krankheitsverlaufs. Insofern ist der Mythos von Medikamenten als «Notnagel» nicht nur falsch, sondern sogar gefährlich.

## Zusammenfassung

Um welche entzündlich-rheumatische Krankheit es sich auch handelt: Je früher die Diagnose gestellt wird und je schneller entsprechende antientzündliche Maßnahmen eingeleitet werden, desto besser stehen die Aussichten, die Krankheitsaktivität unter Kontrolle zu bringen, und desto positiver fällt die Prognose für den weiteren Krankheitsverlauf aus.

Selbst wenn sich Betroffene durch die Beschwerden nicht wesentlich beeinträchtigt fühlen, kann der frühe Einsatz entzündungshemmender Therapien sinnvoll und medizinisch geboten sein. Schließlich kann ein zu später Beginn dazu führen, dass Risiken, die der Erkrankung geschuldet sind, nicht rechtzeitig erkannt und verhindert werden. Die Konsequenzen können hart sein, so etwa eine dauerhafte Erblindung oder auch die unwiederbringliche Zerstörung von Gelenkstrukturen.

**Take-home-Message**

*Wer von einer rheumatischen Erkrankung betroffen ist, tut gut daran, eventuelle Beschwerden nicht einfach zu ignorieren oder stoisch zu ertragen. Denn je früher eine Diagnose gestellt und eine geeignete Therapie begonnen wird, desto besser stehen die Chancen, die Erkrankung in den Griff zu bekommen – und die Therapie womöglich sogar wieder beenden zu können.*

## «Bei *Rheuma* kann man auch selbst etwas machen»

**DER MYTHOS**

Puh, die Diagnose *Rheuma* ist ja schon nicht ohne – aber das Tempo, mit dem die Ärzt:innen dann das komplette Therapieprogramm durchziehen wollen, ist fast schon atemberaubend. So viel Elan in allen Ehren, aber muss man denn gleich von null auf hundert gehen? Das Schöne an *Rheuma* ist doch, dass so viele Hausmittelchen und Tricks bekannt sind, mit denen man erst einmal selbst etwas tun kann!

Für viele Patient:innen fällt die Diagnose ihrer entzündlich-rheumatischen Erkrankung nicht plötzlich vom Himmel, sondern bestätigt einen mehr oder weniger lang gehegten Verdacht. Da sie sich dann meist schon ein wenig mit verschiedenen Aspekten der Krankheit beschäftigt haben, lautet eine der häufigsten Fragen, was sie selbst zu einer Kontrolle der Entzündungen beitragen können. Bestenfalls sollen diese Maßnahmen eine Einnahme von Medikamenten von vornherein überflüssig machen. Und auch im weiteren Verlauf der Erkrankung erkundigen sich die Patient:innen immer wieder einmal danach, was sie denn tun können, um die Entzündungen positiv zu beeinflussen oder sogar in Schach zu halten.

Nach meiner Erfahrung fällt es den meisten Betroffenen allerdings sehr schwer, die Empfehlungen der behandelnden Rheumatolog:innen umzusetzen. Ein wenig erinnert es mich an die ambitionierten Ziele, die man sich jedes Jahr zu Silvester erneut fest vornimmt – um sie spätestens im Februar halb schuldbewusst, halb trotzig aufs nächste Jahr zu vertagen. Und schlagende Argumente, warum der gute Wille nicht ausgereicht hat und die guten Vorsätze im Sande verlaufen sind, sind dann das Letzte, an dem es mangelt.

Was helfen könnte, wäre zu wissen, wie groß der eigene Einfluss im Idealfall ist – und welche Bedingungen erfüllt sein müssen.

**... und die Fakten dazu**

Man kann es nicht oft genug wiederholen: Bei den allermeisten entzündlich-rheumatischen Erkrankungen hängt der Therapieerfolg ganz entscheidend davon ab, wie früh die Diagnose gestellt und wie schnell eine entzündungshemmende Therapie eingeleitet wird. In Bezug auf diesen Mythos bedeutet das: Von dem Versuch, die Entzündung zunächst einmal mit einfachen Optionen, Hausmitteln und alternativen Behandlungsverfahren unter Kontrolle bringen zu wollen, kann man nur dringendst abraten. Denn ein verzögerter Therapiebeginn ist ein riskantes Spiel auf Zeit, das sich für die Patient:innen ausgesprochen nachteilig auswirken kann:

> Je später die Therapie einsetzt, desto schwieriger wird es, der Krankheitsaktivität Einhalt zu gebieten – selbst bei einer deutlich erhöhten Medikamentendosis.
> Gleichzeitig sinken die Chancen, dass sich die Medikamentendosis mittel- bis langfristig reduzieren lässt beziehungsweise ganz auf Medikamente verzichtet werden kann.

Die im weiteren Verlauf genannten Möglichkeiten sind daher ausschließlich als Ergänzungen zu einer auf jeden Fall notwendigen medikamentösen Therapie zu verstehen. Wenn wir Rheumatolog:innen im Beratungsgespräch vorrangig auf Medikamente zu sprechen kommen und sie in den Mittelpunkt der Behandlung stellen, hat das nichts damit zu tun, dass wir unseren Patient:innen diese Optionen verschweigen oder davon abraten wollen. Unser Fokus liegt stattdessen auf dem Ziel, die jeweilige entzündlich-rheumatische Erkrankung schnellstmöglich und bestmöglich in den Griff zu bekommen. Dabei gilt es neben dem kurzfristigen Verlauf auch die mittel- bis langfristige Entwicklung im Blick zu behalten.

Es ist nicht nur unser Wunsch, sondern unsere Verpflichtung, unseren Patient:innen die sinnvollste Behandlung zu ermöglichen. Warum aus unserer Sicht immer die medikamentöse Therapie das Mittel der Wahl ist? Weil ihre Wirksamkeit wissenschaftlich erforscht und belegt ist. Ärzt:innen egal welcher Fachrichtung werden Ihnen immer diejenigen Behandlungsformen empfehlen, die nachweislich am besten wirken. Und das sind nun mal – je nach Perspektive leider oder zum Glück – speziell entwickelte, auf die jeweiligen Ursachen «maßgeschneiderte» Medikamente.

Das heißt keineswegs, dass es sich nicht lohnen kann, auch andere Therapieoptionen heranzuziehen, um den Krankheitsverlauf positiv zu beeinflussen. Lässt sich eine solche Wirkung in Studien nicht oder nur unzureichend nachweisen, dann stehen diese Verfahren aber eben nicht an erster Stelle der Empfehlungen. Es gibt eine ganze Reihe von Faktoren, für die kaum zu ermitteln ist, welchen Effekt sie denn nun genau auf bestimmte Krankheiten haben. Dafür sind einfach zu viele Einflussfaktoren gleichzeitig am Werk, die sich nicht getrennt voneinander untersuchen lassen.

Ein anschauliches Beispiel hierfür ist die Ernährung: Natürlich gibt es gesunde und ungesunde Ernährungsweisen. Und wir haben auch eine ungefähre Vorstellung davon, wie diese jeweils aussehen. Aber welche Lebensmittel, Nahrungsmittelbestandteile, Ernährungsgewohnheiten etc. nun genau welchen Effekt haben, lässt sich ganz oft nicht mit Sicherheit sagen. Geschweige denn, dass sich eine gleichbleibende Wirkung vorhersagen und erzielen ließe, wie das bei Medikamenten der Fall ist.

Trotz all dem ist es aus medizinischer Sicht absolut wünschenswert, dass Patient:innen ihre Behandlung mit unterstützenden Maßnahmen begleiten. Das unterstreichen nicht zuletzt die Empfehlungen der European League Against Rheumatism (EULAR), in denen aufgeführt ist, welche ergänzende nicht-medikamentöse Therapieform je nach entzündlich-rheumatischer Erkrankung ratsam ist (vgl. Gwinnutt et al. 2021).

Ist Ihnen im Zusammenhang mit medizinischen Fragen schon einmal der Begriff «Goldstandard» begegnet? Damit ist keine Sonderbehandlung gemeint, sondern die Einstufung von Diagnose- und Therapieverfahren je nach Wirksamkeit in unterschiedliche Evidenzgrade. Und was nach aktuellen wissenschaftlichen Maßstäben dem höchsten Grad zugerechnet wird, setzt die Messlatte und gilt daher eben häufig als Goldstandard. Auch die EULAR setzt die jeweilige medikamentöse Therapie als Goldstandard mit dem höchsten Evidenzgrad voraus und verweist ausdrücklich darauf, dass ihre Leitlinien für Patient:innen mit entzündlich-rheumatischen Erkrankungen als zusätzliche Maßnahmen zu verstehen sind. Denn insbesondere für die Anpassung des Lebensstils liegen kaum wissenschaftliche Daten vor, die belegen, inwieweit sie in der Lage sind, die Krankheitsaktivität positiv zu beeinflussen. Dennoch kann man insgesamt wohl sagen: Auch wenn der Einfluss einzelner Lebensstilfaktoren eher gering zu sein scheint, können sie in Kombination miteinander durchaus Synergieeffekte anstoßen.

Die Studienlage hierzu ist spärlich, erst recht mit Blick auf die entzündlich-rheumatischen Erkrankungen. Daher orientieren sich die EULAR-Leitlinien maßgeblich an den allgemeinen Empfehlungen der Weltgesundheitsorganisation (WHO) für ein gesundes Leben. Dabei gilt es, die individuellen Bedürfnisse der Patient:innen im Blick zu behalten, denn nicht jede:r kann eine grundsätzlich empfehlenswerte Lebensstilveränderung zu jedem Zeitpunkt einfach so umsetzen. Zum einen unterscheiden sich die Grundvoraussetzungen wie Alter, Geschlecht und Lebensphase (zum Beispiel Schwangerschaft und Menopause) von Mensch zu Mensch, zum anderen spielen die Art der entzündlich-rheumatischen Erkrankung sowie das jeweilige Stadium –

sehr aktiv, aktiv, kaum aktiv – eine wichtige Rolle. Dementsprechend sollten Empfehlungen für Lebensstilveränderungen nicht als in Stein gemeißelt betrachtet werden, sondern in einem kontinuierlichen Austausch zwischen Ärzt:in und Patient:in an die jeweils aktuelle Situation angepasst werden. So wird es Patient:innen zu Beginn der Erkrankung oder bei einer sehr hohen Krankheitsaktivität verständlicherweise schwerfallen, auch noch auf einen möglichst gesunden Lebenswandel zu achten. Das dürfte in Phasen, in denen sich die Krankheitsaktivität einigermaßen unter Kontrolle befindet und die Patient:innen beispielsweise weniger Cortison – das sich ja nicht gerade als Schlankmacher hervortut – benötigen, deutlich einfacher zu bewältigen sein.

Die Stellschrauben, an denen gemäß der oben genannten EULAR-Leitlinien gedreht werden kann, betreffen die folgenden sechs Lebensbereiche: Bewegung, Ernährung, Gewicht, Alkoholkonsum, Rauchen und Beruf.

**1. Bewegung:** Physische Aktivität beziehungsweise Sport üben so gut wie immer einen positiven Einfluss auf den Gesundheitszustand eines jeden Menschen aus. Dabei kommt es natürlich auf die Intensität der Bewegung und die individuelle körperliche Fitness an. Davon abgesehen stehen die gesundheitlichen Vorteile einer regelmäßigen körperlichen Betätigung völlig außer Frage: Nicht nur, dass die allgemeine Beweglichkeit und Leistungsfähigkeit zunehmen – es lässt sich auch beobachten, dass Schmerzen und langfristige Funktionsstörungen des Bewegungsapparates abnehmen.

Hier ist übrigens keineswegs von Bewegung auf Leistungssportniveau die Rede, sondern von ganz normalen körperlichen Aktivitäten, die ganz unterschiedlich ausfallen können: die Dehnübungen auf dem Bürostuhl, der regelmäßige Spaziergang nach dem Abendessen, das Pendeln zur Arbeit und zurück per Fahrrad oder das gezielte Training unter Anleitung von physiotherapeutischem Fachpersonal im Rahmen von Rehasport oder Krankengymnastik. Unser Alltag macht es uns allzu leicht, mit einem Minimum an Bewegung auszukommen. Daher geraten viele Menschen recht schnell an ihre Belastungsgrenze, wenn sie beginnen, sich gezielter und regelmäßiger körperlich zu betätigen. Wer durchhält und vor allem dauerhaft dabeibleibt, wird aber feststellen, dass sich die eigene Leistungsfähigkeit beachtlich steigern lässt.

Ich erlebe es häufig, dass sich Patient:innen in der Sprechstunde sorgen, dass ihre rheumatische Erkrankung sich bei zu viel Sport verschlimmern könnte und sie gewisse Belastungsgrenzen beachten müssten. Das Gegenteil ist der Fall! Ist die Erkrankung gut eingestellt, spricht nichts gegen die Ausübung von Leistungssport, sofern Interesse daran besteht. Ich persönlich habe Patient:innen, die Leistungssport betreiben, Marathon laufen, professionell Ballett tanzen und körperlich schwere Arbeiten verrichten.

Eine ganze Reihe von Studien belegt, dass Patient:innen mit entzündlich-rheumatischen Erkrankungen davon profitieren, wenn sie regelmäßig und gezielt körperlich aktiv sind: Die Schmerzen nehmen ab, die Funktionalität des Bewegungsapparats verbessert sich, die allgemeine Abgeschlagenheit und Erschöpfung lassen nach – was sich insgesamt in einer Zunahme der Lebensqualität niederschlägt.

Diese positiven Effekte sind bisher vor allem für Patient:innen mit Arthritiden, also entzündlich-rheumatischen Gelenkserkrankungen, nachgewiesen. Doch auch wenn die Studienlage mit Blick auf andere rheumatische Krankheiten eher dünn gesät ist, besteht kein Zweifel daran, dass Bewegung auch für Betroffene von Kollagenosen oder Vaskulitiden von Vorteil sein kann.

Anders gesagt: Patient:innen mit entzündlich-rheumatischen Erkrankungen sollten physische Inaktivität möglichst vermeiden. Denn sich wenig oder gar nicht sportlich zu betätigen, wirkt sich nicht nur negativ auf die Schmerzen und die Beweglichkeit aus, sondern auch auf die generelle Gesundheit, wie zum Beispiel das Körpergewicht, den

Blutdruck oder sogar die Stimmung. Für welche Sportart man sich entscheidet, ist dabei nicht so wichtig wie die körperliche Aktivität an sich.

**Eckdaten für sportliche Aktivität bei entzündlich-rheumatischen Erkrankungen**

Empfehlenswert ist eine Kombination aus Krafttraining und Ausdauertraining, deren Intensität und Häufigkeit man im Laufe der Zeit langsam steigert.

Das Ziel besteht in:

- mindestens einmal die Woche für insgesamt 150 Minuten oder länger ein mäßig aerobes Training, das heißt ein Ausdauertraining, bei dem die Herzfrequenz ungefähr zwischen 64 Prozent und 76 Prozent der Maximalfrequenz liegt, sowie
- mindestens zweimal die Woche ein anaerobes Training, das heißt Kräftigungsübungen mit ca. 60 Prozent der individuellen Wiederholungskraft.

Vielleicht schlucken Sie gerade, weil Sie schon länger keinen Sport mehr machen. Da kann ich Sie beruhigen: Denn es ist wirklich niemals zu spät, um mit Sport anzufangen. Und auch die Sorge vor etwaigen gesundheitlichen Risiken ist unbegründet, denn sie fallen in aller Regel minimal aus.

Am besten erforscht sind die Effekte von Sport für Patient:innen mit Arthrose und Patient:innen mit axialer Spondyloarthritis, und zwar mit eindeutigen Ergebnissen: Wer Sport treibt, hat weniger Schmerzen, bessere körperliche Funktionen und eine höhere Lebensqualität (vgl. Nelligan et al. 2021; Deyle et al. 2000).

**2. Ernährung:** Eine ausgewogene Ernährung gehört ohne Wenn und Aber zu einer gesunden Lebensführung dazu und sollte selbstverständlich sein. Das ist aber auf keinen Fall gleichbedeutend damit, auf einzelne Bestandteile komplett zu verzichten oder nur noch ausgewählte Lebensmittel zu sich zu nehmen. Im Normalfall geht es lediglich um abwechslungsreiches, ausgewogenes und maßvolles Essen und Trinken. Ein wichtiges Kriterium stellt übrigens die sportliche Betätigung dar, denn wie viel Energie – gemessen in Kilokalorien beziehungsweise Kilojoule – unser Körper braucht, hängt ganz wesentlich davon ab, wie viel Energie er umsetzt.

Gesunde Ernährung hilft dabei, das Körpergewicht in Schach zu halten und Herz-Kreislauf-Erkrankungen sowie Stoffwechselkrankheiten vorzubeugen, allen voran Diabetes mellitus. Entsprechend den Empfehlungen der Weltgesundheitsorganisation (WHO) und der Deutschen Gesellschaft für Ernährung (DGE) gilt es in erster Linie, den Verzehr von Produkten einzuschränken, die einen hohen Zucker- und damit Energiegehalt haben (wie zum Beispiel Energydrinks) oder reich an gesättigten Fettsäuren sind (wie zum Beispiel Wurstwaren). Stattdessen sollte Alternativen mit möglichst wenig Zucker und mit ungesättigten Fettsäuren der Vorzug gelten, beispielsweise Obst, Gemüse und Fisch (vgl. WHO, 2020; DGE, 2017).

Der Fokus liegt also wie gesagt nicht auf dem Verzehr bestimmter Nahrungsmittelbestandteile, schon gar nicht in Form von Nahrungsergänzungsmitteln. Zumal Studien, die den positiven Effekt bestimmter Zusätze nahelegen, meist von fragwürdiger Qualität sind oder bestenfalls einen minimalen Effekt auf entzündlich-rheumatische Erkrankungen belegen können. Kommt es durch die Fokussierung auf bestimmte Lebensmittel zu einer einseitigen Ernährung, drohen vielmehr Mangelerscheinungen und damit Risiken für die allgemeine Gesundheit.

Vor diesem Hintergrund ist ausdrücklich vor den vielen Ernährungstipps für Patient:innen mit entzündlich-rheumatischen Erkrankungen zu warnen, die in den Medien kursieren. Sie sind leider meist nicht evidenzbasiert, das heißt, es gibt keinen oder nur einen geringen wissenschaftlichen Nachweis für ihre Wirksamkeit. Stattdessen lauern Verwirrung und womöglich sogar nachteilige Auswirkungen.

Alles in allem spielt die Ernährung zwar durchaus eine wichtige Rolle – übertreiben sollte man es mit der Fokussierung auf eine gesunde Ernährung aber auch wieder nicht. Denn insbesondere Frustrationserlebnisse infolge zu strenger Regeln haben nicht selten den gegenteiligen Effekt, dass sämtliche guten Vorsätze über Bord geworfen werden. Von ärztlicher Seite sollten daher nur solche Empfehlungen ausgesprochen werden, die zum einen dem aktuellen wissenschaftlichen Wissensstand entsprechen und zum anderen auch tatsächlich im Alltag für die Patient:innen umsetzbar sind. Und da helfen keine theoretisch perfekten, einseitigen, strengen Diäten, die sich bestenfalls über wenige Wochen, wenn nicht bloß für ein paar Tage einhalten lassen. Schließlich kann mithilfe der Ernährung nur langfristig Einfluss auf die jeweilige entzündlich-rheumatische Erkrankung ausgeübt werden.

**3. Gewicht:** Nicht nur Menschen, die von entzündlich-rheumatischen Erkrankungen betroffen sind, profitieren enorm davon, wenn ihr Gewicht eine gewisse Grenze nicht übersteigt. Denn Übergewicht ebnet leider vielen Krankheiten den Weg, verschlimmert Beschwerden und erschwert eine Heilung. Wie schon bei der Ernährung geht es auch beim Gewicht nicht um verbissenes Kalorienzählen, sondern um das Herstellen eines Gleichgewichts von Energiezufuhr und Energieverbrauch. Die Rechnung ist ganz einfach: Je höher der Kalorienverbrauch etwa beim Sport, desto mehr Kalorien kann man anschließend zu sich nehmen, ohne an Gewicht zuzulegen. Im besten Fall verliert man sogar noch an Gewicht.

Bei der Gewichtskontrolle beziehungsweise einem angestrebten Gewichtsverlust gilt es natürlich, diverse persönliche Einflussgrößen zu berücksichtigen. Neben dem Ausgangsgewicht und dem Alter müssen bei Patient:innen mit einer entzündlich-rheumatischen Erkrankung insbesondere die Krankheitsaktivität sowie weitere Erkrankungen berücksichtigt werden. Denn all diese Faktoren wirken sich auf das aktuelle Körpergewicht aus.

Bei einer größeren Gewichtsreduktion kann die Unterstützung durch medizinisches Fachpersonal hilfreich sein, um das angestrebte Gewicht einfacher und schneller zu erreichen. Insbesondere Menschen mit rheumatischen Krankheiten sollten sich nicht scheuen, bei Bedarf professionelle Hilfe anzunehmen, da der erwartbare Nutzen ausgesprochen groß ist. Tatsächlich weist eine ganze Reihe von Studien darauf hin, dass speziell bei Patient:innen mit entzündlich-rheumatischen Erkrankungen ein enger Zusammenhang zwischen dem Übergewicht und der Krankheitsaktivität besteht. Das liegt unter anderem daran, dass im Fettgewebe Entzündungsbotenstoffe gebildet werden können, die wiederum in der Lage sind, den Krankheitsverlauf der rheumatischen Erkrankung zu verschlechtern. Für alle, die ein paar Pfunde zu viel mit sich herumtragen, gilt daher: Eine Gewichtsreduktion kann zu einer Verbesserung der Entzündungen im Blut und im Körper beitragen.

**4. Alkoholkonsum:** Sie gehört zu den Fragen, die recht häufig und recht verschämt gestellt werden: «Darf man eigentlich Alkohol trinken, wenn man eine entzündlich-rheumatische Erkrankung hat und die entsprechenden Medikamente nimmt, und wie wirkt sich das dann aus?» Ausnahmslos alle Patient:innen, die in meiner Sprechstunde darauf zu sprechen kommen, schieben gleich hinterher, dass sie zwar nicht auf den Alkohol angewiesen seien, es aber durchaus Situationen gäbe, in denen ein gewisser gesellschaftlicher Druck bestehe, auch einmal ein Bier, einen Wein oder einen Sekt zu trinken.

Um die Antwort auf diese Frage zu verstehen, ist es wichtig, zu wissen, wie Alkohol im Körper wirkt. Zum einen enthält er viele gesättigte Fettsäuren, die entzündungsfördernd wirken, das heißt, sie können eine schlummernde beziehungsweise unter Kontrolle befindliche Entzündung befeuern und dadurch einen Schub auslösen. Zum anderen wirkt sich Alkohol nachteilig auf den Stoffwechsel der Leber aus, man könnte sogar sagen, dass es sich dabei um ein Lebergift handelt. Auch manche Medikamente gegen entzündlich-rheumatische Erkrankungen haben eine ganz ähnliche Wirkung, sodass sich im Zusammenwirken mit Alkohol die negative Wirkung noch deutlich verstärken kann. Daher empfiehlt es sich häufig, zumindest zu Beginn der Therapie für einige Wochen komplett auf Alkohol zu verzichten.

Im weiteren Verlauf ist es dann durchaus möglich, dass sich Patient:innen hin und wieder einmal ein Bier oder ein Glas Wein gönnen. Wie immer im Leben kommt es dabei auf die Dosis an. Die gute Nachricht: Geringe Mengen nicht hochprozentigen Alkohols sind auch bei einer bestehenden entzündlich-rheumatischen Erkrankung oder einer laufenden anti-entzündlichen Therapie durchaus erlaubt. Insbesondere aus dem britischen Raum gibt es Studien, die belegen, dass ein Glas Bier oder Wein am Tag verträglich zu sein scheint und offenbar keinen negativen Einfluss auf eine bestehende entzündlich-rheumatische Erkrankung beziehungsweise die Therapie mit beispielsweise Methotrexat oder Leflunomid ausübt.

Allerdings soll das nicht animieren, regelmäßig Alkohol zu trinken. Genauso wenig empfiehlt es sich, die Woche über auf Alkohol zu verzichten, nur um dann am Wochenende alles nachzuholen. Davon abgesehen ist es durchaus in Ordnung, wenn Patient:innen trotz ihrer Erkrankung oder während einer laufenden Therapie – in Maßen! – Alkohol trinken. Ein Verzicht ist vor allem dann ratsam, wenn es sich um größere Mengen oder auch hochprozentige Alkoholika handelt. Darüber hinaus sollten Betroffene im Auge behalten, inwiefern sich der Alkoholkonsum eventuell negativ auf die Krankheitsaktivität auswirkt. Letztlich können sie nämlich selbst am besten beurteilen, ob sie das Risiko eines Schubs für den kurzzeitigen Genuss eines alkoholischen Getränks tatsächlich aufs Spiel setzen wollen.

**5. Rauchen beziehungsweise Nikotinkonsum:** Zahlreiche Studien haben untersucht, wie sich das Rauchen auf die Krankheitsaktivität, die Prognose sowie die Folgeerkrankungen von Patient:innen mit entzündlich-rheumatischen Erkrankungen auswirkt – und sie alle haben die negativen Auswirkungen sowohl auf die Entstehung als auch den Verlauf rheumatischer Krankheiten zweifellos nachweisen können (vgl. den Mythos «Rauchen und *Rheuma* haben doch gar nichts miteinander zu tun»). So ist zum Beispiel belegt, dass fortgesetzter Nikotinkonsum dafür sorgt, dass der Körper schlechter auf biologische Therapeutika anspricht.

Man kann es nicht deutlich genug sagen: Wer von einer rheumatischen Krankheit betroffen ist, sollte dringend komplett auf jeglichen Nikotinkonsum verzichten. Ja, es ist vor allem für langjährige Raucher:innen wirklich schwer, von den Zigaretten loszukommen. Daher sollte sich auch niemand scheuen, die Hilfe medizinischen Fachpersonals in Anspruch zu nehmen. Denn beim Rauchen ist es ähnlich wie beim Sport: Es ist nie zu spät, um mit dem Rauchen aufzuhören. Und es lohnt sich wirklich immer!

**6. Beruf:** Die Teilnahme am Berufsleben ist für viele Menschen ein wichtiger Faktor, der sowohl die Lebensqualität als auch die körperliche wie mentale Gesundheit positiv beeinflussen kann. Doch auch wenn man das heute eigentlich längst weiß, wird es im Praxisalltag von vielen Rheumatolog:innen immer noch nicht ausreichend berücksichtigt. Selbstverständlich geht es nicht um körperlich schwere Arbeiten, die vor allem nach längeren Jahren einer entzündlich-rheumatischen Erkrankung im Normalfall tatsächlich nicht mehr verrichtet werden kann. Es spricht aber nichts gegen eine «normale» Berufstätigkeit von

Patient:innen mit rheumatischen Krankheiten: die regelmäßige Bewegung schon allein durch den Weg zur Arbeit, die Interaktion mit den Kolleg:innen, die Wertschätzung der erbrachten Leistung – das alles hat einen vielleicht nicht messbaren, aber deutlich spürbaren Einfluss auf das persönliche Wohlbefinden, der nicht ungenutzt bleiben sollte.

## Zusammenfassung

Bei einer entzündlich-rheumatischen Erkrankung führt meist kein Weg an einer medikamentösen Therapie vorbei. Dennoch gibt es ergänzend dazu zahlreiche Stellschrauben, an denen Betroffene drehen können, um selbst einen positiven Einfluss auf ihre eigene Krankheit, den individuellen Verlauf und ihr persönliches Wohlbefinden auszuüben.

Um das volle Potenzial auszuschöpfen, sollten sich Patient:innen und behandelnde Rheumatolog:innen nicht nur zu Beginn der Behandlung, sondern auch im weiteren Verlauf regelmäßig darüber austauschen. Schließlich steht eine Vielzahl von Möglichkeiten zur Verfügung, aus denen man je nach Krankheitsaktivität, möglichen weiteren Krankheiten und persönlichen Voraussetzungen die jeweils passende(n) auswählen und bei Bedarf entsprechend anpassen sollte.

Das machtvollste Instrument, das Betroffenen zur Verfügung steht, um selbst einen positiven Einfluss auf ihre entzündlich-rheumatische Erkrankung auszuüben, ist ein möglichst gesunder Lebenswandel. Das beinhaltet im Wesentlichen: 1. sich regelmäßig aktiv zu bewegen, 2. sich ausgewogen und abwechslungsreich zu ernähren, 3. auf ein Körpergewicht zu achten, das sich im normalen Rahmen bewegt, 4. weitgehend auf Alkohol zu verzichten, 5. möglichst komplett mit dem Rauchen aufzuhören sowie 6. entsprechend der eigenen Möglichkeiten am Berufsleben teilzunehmen. Nicht mehr, aber auch nicht weniger.

Haben Sie das Gefühl, dass Sie das Potenzial dieser sechs Lebensstilfaktoren noch nicht ganz ausschöpfen? Dann besprechen Sie das mit Ihrer Rheumatologin oder Ihrem Rheumatologen und überlegen Sie gemeinsam: Welche Möglichkeiten erscheinen im aktuellen Stadium Ihrer Krankheit besonders erfolgversprechend? Und was könnte dabei helfen, dass die Umsetzung der Empfehlungen auch langfristig gelingt? Und dann sind Sie gefragt: Bleiben Sie am Ball und halten Sie durch! Der Erfolg wird vielleicht auf sich warten lassen, aber letzten Endes wird er Ihnen recht geben.

**Take-home-Message**

*Entzündlich-rheumatische Erkrankungen lassen sich meist nicht ohne Medikamente behandeln. Davon abgesehen können Betroffene ihre Krankheit dank eines gesunden Lebenswandels positiv beeinflussen: ausreichend bewegen, gesund ernähren, aufs Gewicht achten, auf Alkohol und Rauchen verzichten, am Berufsleben teilnehmen. Dafür müssen die jeweiligen Maßnahmen regelmäßig der jeweils aktuellen Situation angepasst und konsequent umgesetzt werden.*

## «Eine Medikamentenpause ab und an ist für den Körper gesünder als die regelmäßige Einnahme»

**DER MYTHOS**

Bei *Rheuma* müssen oft mehrere Medikamente in verschiedenen Zeitabständen eingenommen werden. Ohne Frage eine gewisse Herausforderung. Kommt dann noch der ganz normale Wahnsinn des Alltags hinzu, dann wird die eine oder andere Tablette auch schon mal vergessen … Alles halb so wild, sonst würde es einem der Körper ja auch sofort zurückmelden. Und den Ärzt:innen muss man das ja auch nicht gleich auf die Nase binden. Die können das ja sowieso nicht kontrollieren, wie gewissenhaft man sich nun wirklich an die Verschreibung gehalten hat.

In einer idealen Welt nehmen Patient:innen die verschriebenen Medikamente in der Dosis und zu den Zeitpunkten ein, wie es mit ihnen bei der Verordnung besprochen wurde. Dass es in Wahrheit ganz anders aussieht, wissen wir Ärzt:innen genauso gut wie unsere Patient:innen. Bekommen wir in der Sprechstunde eine Medikamentenliste gezeigt, gehen wir daher längst nicht automatisch davon aus, dass die Präparate auch so eingenommen werden wie dort aufgelistet. Dass wir das sowieso nicht überprüfen können, ist im Übrigen ein Irrglaube, auf den ich noch zu sprechen komme. Wenn wir auf einer regelmäßigen und korrekten Einnahme der verschriebenen Medikamente bestehen, hat das jedenfalls nichts mit einer blinden Kontrollwut zu tun – vielmehr kann der Therapieerfolg entscheidend davon abhängen.

Tatsächlich glauben viele Patient:innen selbst entscheiden zu können, wann und wie viele der verschriebenen Medikamente sie einnehmen sollten. Schließlich könne niemand besser beurteilen, wie gut beziehungsweise wie schlecht ihnen diese bekommen, als sie selbst, richtig?

**… und die Fakten dazu**

Dass ein verschriebenes Medikament wirklich so eingenommen wird wie verordnet, ist überhaupt keine Selbstverständlichkeit. Das fängt schon beim Verlassen der Arztpraxis an: Nur 88 Prozent aller in Deutschland ausgestellten Rezepte werden in der Apotheke eingelöst. Und von den Medikamenten, die mit nach Hause genommen werden, bleiben wiederum 12 Prozent unangetastet im Schrank liegen. Gerade einmal 76 Prozent der ursprünglich verordneten Medikamente werden mindestens einmal eingenommen, oder anders ausgedrückt: nur drei von vier.

Realistischerweise ist sogar davon auszugehen, dass mindestens ein Drittel der Patient:innen die Medikamente anders anwendet als von den Ärzt:innen angedacht. Kurzum: Ob Dosierung, Zeitpunkt der Einnahme oder Regelmäßigkeit – in Studien konnte gezeigt werden, dass 30 bis 80 Prozent der Medikamente nicht so eingenommen werden wie ärztlich empfohlen (vgl. Hashmi et al. 2022).

Es gibt eine ganze Reihe von Faktoren, die eine regelmäßige Einnahme von Medikamenten gemäß der Verschreibung verhindern (vgl. Katchamart et al. 2012). Einer dieser Gründe ist die Anzahl der Tabletten: Denn je mehr es sind, desto unwahrscheinlicher ist es, dass sie so eingenommen werden wie vorgesehen. Ein anderer Grund ist eine verzögerte Wirkung: Lässt die unmittelbare positive Wirkung auf das eigene Körpergefühl auf sich warten, dann sinkt die Motivation, das Medikament regelmäßig einzunehmen (vgl. Greenberg 1984).

Darüber hinaus gibt es während des Krankheitsverlaufs bestimmte Phasen, in denen Patient:innen den Anweisungen ihrer Ärzt:innen mal mehr beziehungsweise mal weniger folgen. So ist zu Beginn der Therapie meist eine regelmäßige Einnahme gewährleistet. Diese Zuverlässigkeit schwindet aber häufig in dem gleichen Maße, in dem der Leidensdruck nachlässt. Viele Patient:innen haben dann das Gefühl, dass die weitere Einnahme des Medikaments nicht mehr notwendig sei. Daraufhin lassen sie entweder einzelne Tabletten oder einzelne Spritzen weg beziehungsweise brechen die Therapie ganz ab.

Das dürfte den meisten von uns zum Beispiel von bakteriellen Infekten bekannt vorkommen: Das verschriebene Antibiotikum wird erst einmal vorschriftsmäßig eingenommen – bis die Symptome des Infekts verschwinden und mit ihnen auch der Anreiz, das Mittel bis zum verordneten Therapieende anzuwenden. Für rheumatologische

Medikamente im Speziellen ist bekannt, dass die Einnahmefrequenz insbesondere kurz vor und kurz nach den ärztlichen Besuchen den Empfehlungen entspricht. Je weiter der letzte Termin aber zurückliegt beziehungsweise der nächste Termin noch entfernt ist, desto unregelmäßiger werden auch wieder die Medikamente eingenommen (vgl. de Klerk E et al. 2003; de Klerk E et al. 2003a).

Es gibt hierzu tatsächlich vielfältige und interessante wissenschaftliche Forschungsarbeiten, die sich unterschiedliche Methoden zunutze machen. Eine davon besteht darin, den Medikamentenspiegel im Blut zu messen. Das passiert übrigens bei manchen Medikamenten regelhaft, zum Beispiel um zu Beginn der Therapie die richtige Dosierung für die einzelnen Patient:innen herauszufinden (Stichwort: «Dosisfindung»). Dabei wird die Dosis so lange verändert, bis die Wirkstoffkonzentration im Blut sich im erwünschten Bereich einpendelt. In Studien wird das genutzt, um etwa die Langzeitwirkung von Medikamenten zu erforschen. So gibt es zum Beispiel interessante Untersuchungen zu Hydroxychloroquin (vgl. Costedoat-Chalumeau et al. 2007; Costedoat-Chalumeau et al. 2013; Durcan et al. 2015; Costedoat-Chalumeau et al. 2019), bei dem es sich eigentlich um ein Anti-Malaria-Medikament handelt. Inzwischen nutzt man es aber auch für die Behandlung von Patient:innen mit Lupus erythematodes, weil es die Prognose der Erkrankung nachweislich entscheidend verbessern kann – vorausgesetzt, es wird über längere Zeit regelmäßig eingenommen.

Dass es sich bei den Betroffenen sehr häufig um junge Frauen handelt, die sich nicht immer wirklich krank fühlen, wirkt einer regelmäßigen Medikamenteneinnahme allerdings entgegen. Überprüfen lässt sich das durch die Bestimmung des Medikamentenspiegels (Stichwort: «Compliance-Kontrolle»). Bei der Besprechung des Laborbefunds werden die behandelnden Ärzt:innen dann gegebenenfalls darauf hinweisen, dass die Werte für eine unregelmäßige

Medikamenteneinnahme sprechen – und den hohen Stellenwert einer regelmäßigen Einnahmefrequenz hervorheben.

Es gibt aber auch eine andere Methode, mit der man im Rahmen wissenschaftlicher Studien überprüft, wie regelmäßig Medikamente genommen werden beziehungsweise ob das überhaupt passiert. Hierfür werden Medikamentenpackungen mit Bewegungsmeldern ausgestattet, mal offensichtlich im Schraubverschluss angebracht, mal im Inneren der Papierschachtel versteckt. Aufgabe des Bewegungsmelders ist es, genau aufzuzeichnen, wann die Verpackung in die Hand genommen wird. Denn – so die Logik dahinter – aus einer Verpackung, die nicht bewegt wurde, hat auch niemand ein Medikament entnommen und demzufolge auch nicht eingenommen.

Gerade hinsichtlich der entzündlich-rheumatischen Erkrankungen gibt es hierzu eine sehr interessante Untersuchung (vgl. Pasma 2016). Im Mittelpunkt standen Patient:innen, die mit einem Therapiekonzept behandelt werden, das die vier Medikamente Cortison, Methotrexat (MTX), Sulfasalazin und Hydroxychloroquin umfasst. Dabei wird die bestmögliche Wirksamkeit erreicht, wenn alle vier Medikamente regelmäßig zusammen eingenommen werden. Im Rahmen der Studie wurde unter anderem überprüft, ob die Proband:innen die verschriebenen Medikamente getreu der Verordnung einnahmen beziehungsweise wie groß die Abweichungen davon waren. Es stellte sich heraus, dass die Einnahmefrequenz der Medikamente sehr unterschiedlich ausfiel, und zwar in Abhängigkeit davon, wie unmittelbar die Wirkung sich jeweils bemerkbar machte. Am schlechtesten schnitten dabei Sulfasalazin und Hydroxychloroquin ab, deren Wirkung zeitverzögert eintritt beziehungsweise wieder abnimmt. Erschwerend kommt hinzu, dass allein zwei beziehungsweise vier Tabletten pro Medikament täglich eingenommen werden müssen. Cortison hingegen wurde relativ zuverlässig eingenommen, obwohl es bei Patient:innen aus Angst vor den möglichen Nebenwirkungen auf recht große Skepsis stößt. Das dürfte im Wesentlichen daran gelegen haben, dass man es postwendend an stärker werdenden Symptomen der zunehmenden Entzündung merkt, wenn man es mal vergisst oder absichtlich weglässt. Ein ähnliches Bild ergab sich auch für Methotrexat (MTX), das ebenfalls nicht sonderlich beliebt bei Patient:innen ist. Hierbei handelt es sich um eines der wichtigsten Medikamente zur Behandlung entzündlich-rheumatischer Erkrankungen, was den Patient:innen vermutlich dank der Aufklärung in der Sprechstunde offensichtlich bewusst ist.

Es gibt zwei wichtige Therapieschemata, die nachweislich einen vergleichbaren Effekt haben. Das eine – nennen wir es der Einfachheit halber Therapieschema A – besteht aus einer wöchentlichen Tablette und einer wöchentlichen Spritze. Dieses Therapieschema ist nachweislich effektiv und für die Patient:innen durch die seltene Anwendung komfortabel – allerdings ist es sehr teuer. Das andere – Therapieschema B – besteht aus acht beziehungsweise neun Tabletten pro Tag und ist genauso effektiv und verträglich – kostet aber nur 4 Prozent des Preises, der bei Therapie A fällig wird. Insbesondere für die Kostenträger ist das natürlich hochinteressant, weil sie ein hohes Einsparpotenzial verspricht. Leider ist es aber eine Tatsache, dass allein die Notwendigkeit, täglich acht bis neun Tabletten einzunehmen, eine fast unüberwindliche Hürde für Patient:innen darstellt. Die notwendige Einnahmefrequenz lässt sich bestenfalls im Rahmen von Studien und mithilfe der beschriebenen Bewegungsmelder in der Verpackung erreichen. Im ganz normalen Alltag und ohne eine solche technische Überwachung ist die regelmäßige Einnahme einer so hohen Anzahl von Tabletten mehr als unwahrscheinlich. Zumal viele dieser Patient:innen weitere Krankheiten haben, beispielsweise hohen Blutdruck oder Diabetes mellitus, die eine zusätzliche Tabletteneinnahme erforderlich machen können.

Dank aktueller technischer Entwicklungen stehen jedoch zunehmend Hilfsmittel zur Verfügung, um eine regelmäßige Einnahme von

Medikamenten zu gewährleisten. So gibt es etwa sogenannte smarte Kapseln, die in der Lage sind, bei Kontakt mit der Magensäure ein Signal an ein Smartphone, eine Smartwatch oder Ähnliches zu senden, um so zu dokumentieren, dass sie tatsächlich geschluckt wurden und im Magen angekommen sind. Davon wird insbesondere bei solchen Therapien Gebrauch gemacht, bei denen es unabdingbar ist, dass die Medikamente regelmäßig eingenommen werden, da sonst zum Beispiel eine Gefahr für die Patient:innen besteht. So können dann bei Bedarf nicht nur sie selbst ihre Medikamenteneinnahme im Blick behalten, sondern auch Familienangehörige, Ärzt:innen oder – so die dunkelsten Befürchtungen einiger Betroffener – auch die Kostenträger überwachen, ob die Therapie tatsächlich so durchgeführt wird wie verordnet. Zugelassen sind diese smarten Pillen bisher in den USA für Menschen mit Schizophrenie und bipolaren Störungen. Es gibt inzwischen auch einige Forschungsprojekte, die sich mit dem Potenzial von smarten Kapseln bei der Überwachung von Rheumatoider Arthritis befassen. Die Ergebnisse insbesondere mit Blick auf eine Anwendung in der Praxis stehen aber noch aus.

**Warum es wichtig ist, Medikamente «nach Vorschrift» einzunehmen**

Wenn wir Ärzt:innen ein Medikament zur Behandlung einer entzündlich-rheumatischen Erkrankung verschreiben, setzen wir erst einmal voraus, dass die Tabletteneinnahme beziehungsweise die Injektion regelmäßig erfolgt. Man könnte uns vorwerfen: «wider besseres Wissen». Doch wir wollen unsere Patient:innen ja auch nicht allesamt unter Generalverdacht stellen und gleich davon ausgehen, dass sie sich nicht an die Verschreibung halten. Berichten die Patient:innen beim nächsten Termin in der Sprechstunde dann von weiterhin bestehenden Entzündungen der Haut, im Auge, in den Gelenken etc., wird von einer unzureichenden

Wirksamkeit der Therapie ausgegangen und eine Umstellung angestrebt.
Weisen die Patient:innen bei dieser Gelegenheit nicht explizit darauf hin, dass das Medikament gar keine Gelegenheit hatte, seine Wirkung zu entfalten, weil es nicht regelmäßig angewendet wurde, droht ein Teufelskreis. Dann werden nämlich immer stärkere Medikamente beziehungsweise höhere Dosierungen verschrieben, die letztlich nicht den gewünschten Erfolg bringen (können).
Es kommt im Alltag sicherlich viel zu häufig vor, dass deshalb immer stärkere Medikamente verordnet werden, weil es an Kommunikation und / oder Vertrauen zwischen Patient:innen und Ärzt:innen mangelt.

Es gibt im Übrigen auch Begriffe, mit denen sich beschreiben lässt, wie zuverlässig sich Patient:innen an Therapieempfehlungen halten:

### 1. Compliance

Mit Compliance (dt. Therapietreue) bezeichnet man in der Medizin die Bereitschaft von Patient:innen, den Therapieerfolg als gemeinsame Herausforderung anzusehen und sich dementsprechend an die ärztlichen Empfehlungen zu halten. Das heißt, im Idealfall folgen die Patient:innen den Ratschlägen, Verordnungen und Verschreibungen.

Allerdings sollte Compliance nicht mit blindem Gehorsam verwechselt werden. Ganz im Gegenteil sollten sich auch die behandelnden Ärzt:innen in die Pflicht genommen fühlen. Denn je besser die Diagnose sowie die daraus folgenden Therapiekonzepte erklärt werden und je stärker auch die persönlichen Lebensumstände, Sorgen, Vorbehalte und Wünsche berücksichtigt werden, desto größer ist anschließend die Compliance der Patient:innen.

Das A und O hierfür sind Vertrauen ineinander sowie Ehrlichkeit in der Kommunikation. Wer die Beweggründe des Gegenübers versteht und nachvollziehen kann, hat weniger Misstrauen und mehr Verständnis – beides maßgebliche Faktoren, wenn es darum geht, die richtige Therapie zu finden und so wie nötig umzusetzen.

## 2. Adherence

Adherence (dt. Adhärenz) ist dabei, den Begriff Compliance nach und nach abzulösen. Der grundlegende Unterschied besteht darin, dass die gelungene Interaktion zwischen Ärzt:innen und Patient:innen deutlich stärker in den Fokus gerückt wird. Insbesondere sind die behandelnden Ärzt:innen in Anlehnung an die entsprechende Definition der Weltgesundheitsorganisation (vgl. WHO 2003) gefordert, ihre Patient:innen schon während der Therapieplanung aktiv einzubinden. Das schließt eine Aufklärung über die jeweilige Krankheit genauso ein wie die Erklärung der zur Verfügung stehenden Therapiemöglichkeiten, inklusive der Vor- und Nachteile.

Einerseits entlastet dieses neue Rollenverständnis die Patient:innen, weil der Therapieerfolg nun nicht mehr ausschließlich davon abhängt, wie gut beziehungsweise schlecht sie den ärztlichen Weisungen Folge leisten. Andererseits liegt es nun aber auch an ihnen, sich ernsthaft zu beteiligen – durch aktives Nachfragen, ehrliche Kommunikation sowie echtes Bemühen, die gemeinsam getroffenen Therapievereinbarungen nach Kräften einzuhalten. Das ist mindestens so anspruchsvoll und herausfordernd, wie es sich anhört. Es müssen aber auch die Voraussetzungen stimmen: zum einen einsichtige und selbstverantwortliche Patient:innen, zum andern engagierte Ärzt:innen, deren Ziel nicht einfach nur die stereotype Behandlung der Krankheit ist, sondern denen daran gelegen ist, die Betroffenen durch Information und Beratung zur gemeinsamen Bewältigung der Erkrankung zu befähigen.

### 3. Non-Compliance

Machen wir uns nichts vor: Die Vorsätze können noch so gut sein und noch so fest entschlossen angegangen werden – es gibt natürlich auch immer wieder Patient:innen, bei denen die ärztlichen Ratschläge und Empfehlungen auf weniger fruchtbaren Boden fallen. In diesen Fällen spricht man von Non-Compliance. Und die muss gar nicht mal mit Absicht erfolgen. Gerade wenn man viele Medikamente zu unterschiedlichen Zeiten nehmen muss, kann es schon mal vorkommen, dass eine Tablette, eine Spritze oder ein paar Tropfen in Vergessenheit geraten. Rufen sich dann die Symptome nicht sofort in Erinnerung, kann daraus auch eine nachlässige Gewohnheit werden.

Es gibt aber auch Betroffene, die sich ganz bewusst gegen eine Therapieempfehlung entscheiden, vielleicht weil die Nebenwirkungen als unzumutbar empfunden werden oder die verschriebenen Medikamente der eigenen subjektiven Einschätzung zufolge nicht gut genug wirken. Die Therapie ohne Rücksprache mit den behandelnden Ärzt:innen einfach abzubrechen oder schleifen zu lassen, ist jedoch alles andere als eine gute Idee. Denn so riskiert man nicht nur Rückfälle mit möglicherweise verstärkten Krankheitssymptomen, sondern auch Langzeitfolgen, die schlimmstenfalls weitere Erkrankungen wie Schlaganfälle und Herzinfarkte begünstigen und so die Lebenserwartung effektiv verkürzen können.

Vor diesem Hintergrund hat sich die Information oder gar die Schulung beziehungsweise das Training von Patient:innen inzwischen als wichtiger Bestandteil der modernen Rheumatologie etabliert. Sind die Patient:innen informiert darüber, welche Erkrankung sie haben, wie sie sich zeigt und wie beispielsweise Nebenwirkungen frühzeitig erkannt werden können, dann wirkt sich das positiv auf die Prognose aus. Das Wissen darum hat in den letzten Jahrzehnten zu einer Erweiterung des Informationsangebots geführt. Neben den regulären

Sprechstunden und Visiten tragen auch Schwerpunkteinrichtungen wie Kliniken, Zentren und Praxen diese Inhalte an die Betroffenen weiter. Seien es strukturierte Schulungen für Patient:innen (zum Beispiel StruPI, Strukturierte PatientenInformation, ein modulares Schulungsseminar für ambulante Patient:innen mit Rheumatoider Arthritis), Schulungsvideos (zum Beispiel in der Mediathek des Berufsverbands Deutscher Rheumatologen e.V., BDRh) oder dieses Buch – sie alle tragen ihren Teil zu mündigen Patient:innen bei.

Im englischen Sprachraum spricht man bei dieser Form von Informationen für Patient:innen von *empowerment*: Betroffene sollen «ermächtigt» werden, auf Grundlage des erlernten Wissens selbst Entscheidungen zu ihrer Erkrankung zu treffen. Diesem Gedanken folgend findet man in jeder modernen Leitlinie den Begriff der *shared decision* als Überbegriff. Das dürfen Sie gern wörtlich verstehen, denn gemeint ist, dass Ärzt:innen und Patient:innen sämtliche Entscheidungen rund um die Erkrankung gemeinsam treffen sollen. Die Zeiten, in denen «der Gott beziehungsweise die Göttin in Weiß» sagten, was zu machen sei und wie, sind lange schon vorbei.

Das trägt im Grunde einer banalen Weisheit Rechnung: Jede:r Patient:in entscheidet am Ende selbst – indem das Rezept eingelöst wird oder nicht, indem die Tabletten genommen werden oder nicht und indem gegebenenfalls andere Ärzt:innen aufgesucht werden. Im besten Fall sind die Patient:innen über die Chancen und Risiken informiert und stimmen sich mit den behandelnden Ärzt:innen darüber ab, wie ein sinnvolles Vorgehen bei ihrer individuellen Erkrankung aussieht. Die Hoffnung ist, dass dadurch *Compliance* und *Adherence* erreicht wird.

## Zusammenfassung

Sicherlich ist es sowohl für unsere Patient:innen als auch für uns Ärzt:innen wünschenswert, wenn die verordnete Therapie so durchgeführt wird wie vorgesehen. Im Prinzip ist aber jedem Arzt und jeder Ärztin bewusst, dass wahrscheinlich maximal zwei von drei Patient:innen die Medikamente so einnehmen wie empfohlen. Wenn man nur wüsste, welche! Die Abweichung vom Therapieplan ist an sich schon problematisch, richtig schwierig wird es aber, wenn das beim nächsten Besuch in der Sprechstunde nicht mitgeteilt wird.

Medikamente, die nicht eingenommen werden, können auch nicht wirken. Diese einfache Faustregel ist so alt wie der ärztliche Beruf, aber immer noch wahr. Inzwischen stehen aber auch Möglichkeiten zur Verfügung, um zu überprüfen, ob Medikamente regelmäßig und in der verordneten Dosierung eingenommen werden, sei es durch die Messung von Medikamentenspiegeln im Blut, mithilfe von Bewegungsmeldern in den Verpackungen oder smarter Kapseln, die ein Signal senden können. Diese Kontrollen haben nicht den Zweck, die Patient:innen zu überwachen, sondern sollen ihnen dabei helfen, die für sie (lebens-)wichtigen Medikamente so einzunehmen, wie es für sie am besten ist.

Im Prinzip kennen sowohl Ärzt:innen als auch Patient:innen die Gründe für eine unregelmäßige Einnahme von Medikamenten recht gut. Daher ist eine ehrliche und offene Kommunikation von beiden Seiten unabdingbar, nicht zuletzt, um unnötige Intensivierungen oder Ausweitungen der jeweils aktuellen Therapie zu verhindern.

**Take-home-Message**

*Gerade bei Medikamenten für entzündlich-rheumatische Erkrankungen hängt die Wirkung ganz wesentlich davon ab, dass sie angewendet werden wie verordnet. Eine Überprüfung sollte daher nicht als Kontrolle, sondern als Hilfsmittel verstanden und eingesetzt werden. Vertrauensvolle Zusammenarbeit und Kommunikation entscheiden über den Therapieerfolg.*

## «Methotrexat führt zur Bildung von Rheumaknoten»

**DER MYTHOS**

Der Wirkstoff Methotrexat wird bei nahezu allen rheumatologischen Erkrankungen eingesetzt, unter anderem aber auch zur Behandlung der Rheumatoiden Arthritis. Was sehr gut hilft, hat leider einen unerfreulichen Nebeneffekt: Man muss nämlich mit der Bildung von sogenannten Rheumaknoten rechnen. Daraus ziehen viele Patient:innen den Schluss: Hat man solche Rheumaknoten bereits oder werden sie im weiteren Krankheitsverlauf festgestellt, muss man Medikamente mit Methotrexat bedauerlicherweise absetzen.

Viele Patient:innen mit einer Rheumatoiden Arthritis können bei sich kleine knotenförmige Verhärtungen unterhalb der Haut ertasten, vorzugsweise an Druckstellen wie zum Beispiel an den Ellenbogen, Fersen oder Händen. Diese Rheumaknoten verursachen zwar meistens keine Schmerzen, können aber durchaus druckempfindlich sein. Normalerweise entstehen sie, wenn die Rheumatoide Arthritis sich verschlimmert und einen schweren Krankheitsverlauf nimmt.

Manchmal treten Rheumaknoten aber erst als unerwünschte Nebenwirkung des Medikaments Methotrexat (MTX) auf. Dabei wird das doch eingesetzt, um die Entzündungen unter Kontrolle zu halten und die Krankheit bestenfalls zum Stillstand zu bringen. Das kann ja nur eins heißen: Treten unter der Therapie mit MTX Rheumaknoten auf, muss man die Einnahme des Medikaments beenden – oder etwa nicht?

### ... und die Fakten dazu

Zum Zeitpunkt der Diagnosestellung der Rheumatoiden Arthritis haben bereits ca. 7 Prozent der Betroffenen nachweislich solche Rheumaknoten. Und diverse ältere Studien legen nahe, dass insgesamt bis zu 30 Prozent der Patient:innen im Verlauf der Erkrankung früher oder später Rheumaknoten entwickeln werden.

Der Durchmesser von Rheumaknoten variiert üblicherweise zwischen rund zwei Millimetern und fünf Zentimetern. Auch wenn sie unabhängig von ihrer Größe meistens keine Beschwerden auslösen, können sie in Einzelfällen doch äußerst störend und schmerzhaft sein. Davon abgesehen sind Rheumaknoten nicht nur unter der Haut, sondern auch im Gewebe verschiedener Organe zu finden, allen voran in der Lunge. Weil sie dort meistens keine Symptome verursachen, stellen sie in diesen Fällen aber in aller Regel einen Zufallsbefund dar. Ob es sich im Einzelfall tatsächlich um einen Rheumaknoten handelt, kann mithilfe einer Gewebeprobe unter dem Mikroskop genauer beurteilt werden.

Unstrittig ist, dass Rheumaknoten insbesondere bei solchen Patient:innen mit einer Rheumatoiden Arthritis auftreten, die eine hohe Krankheitsaktivität aufweisen und bei denen sich die typischen Laborwerte wie der Rheumafaktor und die CCP-Antikörper nachweisen lassen. Außerdem deutet einiges darauf hin, dass es die Bildung von Rheumaknoten begünstigt, wenn man Alkohol trinkt oder raucht (vgl. Kaushik et al. 2015).

Immer wieder wird diskutiert, ob Methotrexat die Bildung von Rheumaknoten in der Haut und in den Organen fördert. Die meisten wissenschaftlichen Arbeiten sprechen allerdings gegen einen solchen Einfluss (vgl. Patatanian & Thompson 2002). Die Vermutung geht vielmehr in die Richtung, dass Rheumaknoten Ausdruck einer unzureichenden Kontrolle der Krankheitsaktivität sind, also eine fortwährende Entzündung im Körper besteht. Die logische Konsequenz in diesem Fall bestünde also darin, die Therapie nicht etwa zu unterbrechen, sondern sie sogar zu verstärken!

Haben Patient:innen gleichzeitig deutliche Entzündungen in den Gelenken, ist eine Therapieintensivierung sicherlich unstrittig. Schwieriger stellt sich die Entscheidungsfindung dar, wenn sie zum fraglichen Zeitpunkt keine wesentlichen entzündlichen Veränderungen in den Gelenken haben, aber zunehmend Rheumaknoten entwickeln.

Doch auch wenn einige Fachleute seit den 1990er-Jahren, als Methotrexat Einzug in die Rheumatologie hielt, immer noch davon überzeugt sind, dass der Wirkstoff die Bildung von Rheumaknoten tatsächlich selbst auslösen kann – aus Sicht der meisten Rheumatolog:innen und der neueren medizinischen Forschung spricht nicht mehr viel dafür.

## Zusammenfassung

Stehen für Patient:innen mit symptomatischen Rheumaknoten auch anderweitige Therapiealternativen zur Verfügung, ist es im Zweifel sicherlich sinnvoll, eine Therapieintensivierung (mit oder ohne Methotrexat) zu diskutieren. Bei symptomlosen Rheumaknoten hingegen gestaltet sich die Entscheidung angesichts der guten Wirksamkeit in Bezug auf die Gelenkentzündung recht schwierig und muss im Einzelfall gut abgewogen werden.

Für viele andere Therapieoptionen zeigen die wissenschaftlichen Studiendaten und Fallberichte erfreulicherweise, dass sie helfen können, eine weitere Entwicklung von Rheumaknoten zu verhindern. Tatsache ist aber auch: Es gibt nicht das eine Medikament, das bei Rheumaknoten immer eingesetzt werden sollte oder das immer dagegen wirkt. Letztlich besteht das Ziel nicht nur in der Verhinderung neuer Rheumaknoten, sondern auch in der Rückbildung bestehender Rheumaknoten, sodass nach Möglichkeit den entsprechenden Medikamenten der Vorzug gegeben werden sollte.

**Take-home-Message**
*Es gibt keine eindeutige wissenschaftliche Bestätigung für die Bildung von Rheumaknoten allein durch Methotrexat. Meistens liegt eine unzureichende Kontrolle der Krankheitsaktivität vor, möglicherweise verstärkt durch Lebensstilfaktoren wie Alkohol- und Nikotinkonsum.*

## «Die Entwicklung von Psoriasis zu Psoriasis-Arthritis ist einfach unaufhaltbar»

**DER MYTHOS**
Psoriasis vulgaris ist umgangssprachlich auch als Schuppenflechte bekannt. Das auffälligste Symptom sind großflächige, stark schuppende Hautstellen, die entzündet sind und häufig stark jucken oder schmerzen. Die Schuppenflechtenherde können grundsätzlich überall am Körper auftreten, am häufigsten betroffen sind jedoch Knie, Ellbogen und Kopfhaut. Als wäre das noch nicht genug, entwickeln sich im Laufe der Zeit neben der Hautentzündung auch Entzündungen im Bewegungsapparat, vor allem in den Gelenken. Und diese Entwicklung ist nicht aufzuhalten, so die landläufige Meinung.

Patient:innen mit einer Schuppenflechte verbringen Jahre und zum Teil Jahrzehnte mit dem Kommen und Gehen der schuppenden Hautveränderungen. Nicht selten macht sich Frustration breit, weil die Behandlung zunächst nur mit Salben erfolgte, die im besten Fall eine recht begrenzte und meist kurze Wirksamkeit aufweisen. So wird der Besuch im Schwimmbad im Laufe der Zeit immer seltener, genauso wie der Strandurlaub: Nicht nur wegen der vielen unangenehmen bis geradezu angewiderten Blicke, die sie aushalten müssen, sondern auch, weil die anderen Menschen teilweise vor ihnen zurückweichen aus Angst, sich bei unachtsamem Kontakt womöglich anzustecken. Zu allem Überfluss entwickeln die Patient:innen im Verlauf der Erkrankung nicht nur entzündliche Veränderungen der Haut, sondern ebenso im Bewegungsapparat. Alle 10 Jahre der Psoriasis steigt das Risiko für eine Entzündung in den Sehnen und Gelenken um 5 Prozent, sodass letztlich ca. 20 Prozent der Patient:innen auch außerhalb der Haut entzündliche Veränderungen aufweisen. Daher fragen sich nicht nur die Betroffenen, sondern auch die Ärzt:innen immer wieder, ob diese Entwicklung durch eine adäquate und intensivere Behandlung der Hautveränderungen womöglich aufgehalten werden kann.

Gäbe es – für Patient:innen wie für Ärzt:innen gleichermaßen – eine bessere Motivation, frühzeitig eine intensivere Behandlung der Haut anzugehen?

### … und die Fakten dazu

Psoriasis vulgaris oder auch Plaque Psoriasis zeigt sich in erster Linie als Hautkrankheit, bei der die Haut sich stellenweise, teils großflächig, entzündet und – wie der Name Schuppenflechte schon sagt – mehr oder weniger stark schuppt. Seit Längerem ist bekannt, dass die medikamentöse Behandlung der Psoriasis nicht nur einen Effekt auf die sichtbaren Hautveränderungen hat, sondern auch vielfältige weitere Wirkungen entfalten kann. So ist belegt, dass Patient:innen mit Schuppenflechte durch die Entzündung ein erhöhtes Risiko für kardiovaskuläre Erkrankungen haben, darunter Herzinfarkte beziehungsweise Schlaganfälle – ein Risiko, das sich durch die Einleitung der heutigen Therapieoptionen jedoch deutlich reduzieren lässt.

Außerdem entwickelt sich bei ungefähr 20 Prozent der Patient:innen mit Schuppenflechte im Laufe der Zeit eine sogenannte Psoriasis-Arthritis, die durch entzündliche Veränderungen am Bewegungsapparat gekennzeichnet ist. Ließe sich dieses Risiko dank einer ohnehin erfolgenden systemischen Behandlung – ob klassische Basistherapie oder biologische Therapie – senken, wäre das eine klassische Win-Win-Situation. In der hautärztlichen Sprechstunde stellt sich daher die zentrale Frage, inwiefern ein solcher Zusatznutzen für die frühere Einleitung einer intensiveren Therapie spricht, statt lediglich eine Behandlung mir Salben zu verordnen.

In der Praxis hat sich gezeigt, dass die Behandlung der Schuppenflechte mit biologischen Therapien – darunter TNF-α-Blocker oder Interleukin-Hemmer – nicht nur zu einer deutlichen Verbesserung des Hautbildes führt, sondern auch der Entstehung einer Psoriasis-Arthritis vorbeugen kann. Studien deuten darauf hin, dass Patient:innen weniger häufig eine Psoriasis-Arthritis entwickeln, wenn die Schuppenflechte nicht beziehungsweise nicht nur lokal mit Salben und anderen Topika, also Mitteln zur äußerlichen Anwendung, behandelt wird, sondern Biologika zum Einsatz kommen, die systemisch auf den ganzen Körper wirken (vgl. Felquer et al. 2021). Gleiches gilt für die Schmalband-UVB-Phototherapie, eine spezielle Form der Lichttherapie, die im Vergleich zur Therapie mit Biologika aber schlechter abschneidet (vgl. Gisondi P et al. 2022).

Bei den beschriebenen Wechselwirkungen handelt es sich um eine vergleichsweise neue Fragestellung, zu der bisher nur wenig systematisch geforscht worden ist. Das macht weitere Studien unbedingt notwendig – zum einen, um den Wirkungsmechanismus zu erklären und zweifelsfrei zu belegen, zum anderen, um zu beantworten, warum sich die beobachteten Effekte in ähnlich gelagerten Studien nicht immer reproduzieren lassen beziehungsweise teilweise sogar gegenteilige Ergebnisse dabei herauskommen (vgl. Merola & Ogdie 2021; Geale et al. 2021).

Davon unabhängig lässt sich aber in der Praxis zweifellos beobachten, dass die Behandlung einer Psoriasis mit Biologika für viele Patient:innen einen nicht zu unterschätzenden Zusatznutzen mit sich bringt. Man könnte daher meinen: Wer an Schuppenflechte erkrankt, sollte einfach gleich vorsorglich die entsprechenden stärkeren Medikamente nehmen. Aber ganz so einfach ist es dann doch nicht. Denn welche:r Patient:in zu den 20 Prozent der an Psoriasis vulgaris Erkrankten gehört, bei denen im Laufe der Zeit eine Psoriasis-Arthritis ausbricht, lässt sich nicht mit Sicherheit vorhersagen. Es gibt nur Anhaltspunkte, die als Risikofaktoren gelten, darunter eine zunehmende Ausbreitung der Krankheit, starkes Übergewicht bis hin zur Adipositas sowie Veränderungen der Sehnenansätze, also den Orten, wo Bänder und Sehnen, vereinfacht gesprochen, an die Knochen andocken (Enthesitis). Es empfiehlt sich daher nicht, alle Patient:innen mit Schuppenflechte über einen Kamm zu scheren und ihnen «vorsorglich» die Therapie für Psoriasis-Arthritis zu verordnen. Die entsprechenden biologischen Medikamente gehen nämlich durchaus mit einem höheren Risiko für schwere Infektionen (zum Beispiel Lungenentzündungen) einher und sind rund fünfzehnmal teurer als andere konventionelle Therapeutika.

Wir sehen uns hier also vor eine Herausforderung gestellt, die in der Rheumatologie beziehungsweise in der Medizin generell sehr häufig auftritt: die Patient:innen zu identifizieren, für die ein bestimmtes Therapiekonzept tatsächlich perfekt geeignet ist.

### Zusammenfassung

Der frühe Einsatz von biologischen Therapien hat bei Schuppenflechte diverse Vorteile: Unter anderem scheint die Entwicklung einer entzündlichen Veränderung im Bewegungsapparat – der Psoriasis-Arthritis – dadurch verhindert werden zu können. Der Prozess ist also nicht unaufhaltsam, stattdessen ist die richtige Therapie bei den richtigen Patient:innen durchaus in der Lage, Schlimmeres zu verhindern. Schwierig ist nur zu entscheiden, welche:r Patient:in bedarf denn nun der stärkeren Therapie – und welche:r nicht? Diese Frage ist tatsächlich derzeit noch nicht zufriedenstellend zu beantworten.

**Take-home-Message**

*Die Beziehung zwischen Psoriasis und Psoriasis-Arthritis ist kurios: Wer Schuppenflechte hat, kann Psoriasis-Arthritis bekommen – oder eben nicht. Ob die fortschreitende Entzündung der Haut auf die Gelenke übergeht, lässt sich heute noch nicht vorhersagen, geschweige denn beeinflussen. Allerdings deutet viel darauf hin, dass Biologika beziehungsweise biologische Medikamente nicht nur geeignet sind, die Psoriasis vulgaris effektiv zu behandeln, sondern im besten Fall die Entstehung einer Psoriasis-Arthritis verlangsamen oder sogar verhindern können.*

## «Bei *Rheuma* kann man auch erst mal die Ernährung umstellen, bevor man an medikamentöse Therapien denkt»

### DER MYTHOS

Auch wenn *Rheuma* viele verschiedene Gesichter hat – letztlich handelt es sich immer um dauerhafte Entzündungsprozesse, die Schmerzen verursachen und dem Körper langfristig schaden. Die üblichen *Rheuma*-Medikamente versuchen, direkt dagegen anzukämpfen, haben aber fast alle – vorsichtig formuliert – unangenehme Nebenwirkungen. Dabei hat man doch gute Chancen, dank einer Ernährungsumstellung gar nicht erst *Rheuma* zu bekommen. Und wenn doch, kann man mithilfe von gesundem und bewusstem Essen die Medikamente vermeiden, die man von den Rheumatolog:innen verschrieben bekommt.

Für die Behandlung von entzündlich-rheumatischen Krankheiten stehen uns heutzutage eine ganze Reihe von Medikamenten zur Verfügung, deren Wirksamkeit wissenschaftlich erprobt und erwiesen ist. Trotzdem stehen viele Patient:innen ihnen recht skeptisch gegenüber. Stattdessen schwebt vielen von ihnen eine Alternative vor, die sie aus den Medien kennen und die ihnen deutlich mehr behagt: eine Ernährungsumstellung. Radio- und Fernsehsendungen, Podcasts und Blogs, Kochbücher, Gesundheitsratgeber und Influencer:innen – sie alle bejubeln Ernährung als Geheimwaffe schlechthin, um ganz ohne Medikamente gesund zu werden und zu bleiben. Gepriesen werden wahlweise eine ganzheitliche Ernährungsumstellung, einzelne Lebensmittel, denen allerlei Wunderwirkungen zugeschrieben werden – oder auch beides gleichzeitig.

Manchmal ist auch zu lesen, sehen oder hören, dass es nicht nur darauf ankommt, was wir essen, sondern auch, wie. Und richtig interessant wird es, wenn anhand der Blutgruppe Empfehlungen für beziehungsweise gegen bestimmte Nahrungsmittel abgeleitet werden. Ja, wie groß ist er denn nun, der Einfluss unserer Ernährung?

## ... und die Fakten dazu

In der Sprechstunde ist Ernährung eines der am häufigsten angesprochenen Themen. Doch nicht selten reagieren Patient:innen ein wenig unwirsch angesichts der Tipps und Ratschläge, die sie dann erhalten. Zum einen haben sie von den meisten schon gehört, zum anderen haben sie sich mehr erwartet: einen besonderen Clou oder einen raffinierten Trick, der einfach immer und auf jeden Fall funktioniert.

Auf die Nachfrage, welche der bereits bekannten Empfehlungen denn bereits beherzigt werden, folgt in den allermeisten Fällen jedoch das leise Eingeständnis, dass es mit der konsequenten Umsetzung der bisherigen Empfehlungen noch hapert. Es besteht also eine Diskrepanz auf mehreren Ebenen: Zum einen besteht ein hoher Informationsbedarf und eine noch höhere Erwartung, was das Potenzial einer Ernährungsumstellung angeht, während die tatsächliche Umsetzung nicht gelingt. Zum anderen werden nur die wenigsten Ernährungstipps, die in großer Zahl in den Medien kursieren, durch wissenschaftliche Erkenntnisse gestützt.

Es gibt Zehntausende Artikel zum Thema «Diät und Gelenkentzündungen». Dabei handelt es sich jedoch in den allermeisten Fällen um Fallberichte und Meinungsäußerungen. Denn gerade einmal 300 dieser Beiträge erfüllen die Kriterien, die an wissenschaftliche Studien angelegt werden sollten. Erschwerend kommt hinzu, dass der Großteil dieser Studien wiederum mit weniger als fünfzig Teilnehmer:innen durchgeführt wurde. Das heißt, beim Vergleich von zwei Ernährungsformen haben jeweils maximal fünfundzwanzig Personen dasselbe gegessen. Dass eine so kleine Gruppengröße die Aussagekraft enorm einschränkt, dürfte einleuchten. Oder – Hand aufs Herz – würden Sie ein Medikament einnehmen, das lediglich an fünfundzwanzig Proband:innen getestet wurde?

Damit ein Medikament heutzutage auf den Markt kommen darf, durchläuft es intensive Versuchsreihen im Labor und an Tausenden freiwilligen Testpersonen. Wissenschaftliche Standards, festgelegte Genehmigungsprozesse und behördliche Kontrollinstanzen sorgen für eine größtmögliche Sicherheit, bevor der Gebrauch für die breite Öffentlichkeit freigegeben wird. Und erst auf der Grundlage zuverlässiger Erfahrungswerte sprechen wir behandelnden Ärzt:innen dann eine klare Empfehlung aus.

Das gilt im Übrigen für jedes Einzelne der unterschiedlichen Präparate, die uns für die über 400 verschiedenen rheumatologischen Erkrankungen zur Verfügung stehen. Im Gegensatz dazu wird bei der viel gepriesenen Ernährungsumstellung nicht ansatzweise so genau hingeschaut. Sie soll – auf wundersame Weise – allen Betroffenen gleich gut helfen.

Da stellen sich mindestens zwei absolut berechtigte Fragen: Warum gibt es eigentlich so viele Artikel und Sendungen zu dem Thema? Und was empfehlen die vermeintlichen Expert:innen eigentlich genau? Ehrlich gesagt, wir Rheumatolog:innen wundern uns jedes Mal aufs Neue, und oft genug schütteln wir den Kopf. Nicht wenigen Kolleg:innen graut kurz nach der Ausstrahlung bekannter populärmedizinischer Sendereihen auch ein wenig vor der Sprechstunde. Denn viele Patient:innen nutzen die sich bietende Gelegenheit, um über die Sendung zu sprechen und die bisherige Therapie infrage zu stellen – und reagieren mit Unverständnis, wenn wir Ärzt:innen verhalten auf die dort präsentierten «Allheilmittel» – zum Beispiel kaltgepresstes Olivenöl – reagieren und diese nicht längst schon empfohlen haben.

Häufig werden wir im Rahmen der Diskussion dann als ignorant dargestellt oder gar mit dem Vorwurf konfrontiert, wir würden den teuren Medikamenten nur den Vorzug geben, um die Pharmaindustrie zu unterstützen und dadurch selbst finanziell zu profitieren. Eine Unterstellung, der man auch immer wieder in Internetforen und bei Veranstaltungen mit Patient:innen begegnet. Die Wahrheit ist: Uns behandelnde Ärzt:innen überzeugt einzig und allein, dass die medikamentösen Therapien, die wir verschreiben, meist bei weit über 1000 Personen in wissenschaftlichen Studien getestet und für wirksam und verträglich befunden wurden.

Aber warum hält sich der Mythos, demzufolge sich rheumatische Entzündungen mit einer Ernährungsumstellung behandeln lassen, so hartnäckig? Nun, es steht völlig außer Frage: Eine gesunde und ausgewogene Ernährung gehört zu den wesentlichen Bereichen des persönlichen Lebensstils, die Betroffene von entzündlich-rheumatischen Erkrankungen selbst beeinflussen und optimieren können. Daher gehört die Aufklärung darüber auch zu den Bestandteilen der entsprechenden aktuellen europäischen Leitlinien. Die Weltgesundheitsorganisation (WHO) empfiehlt beispielsweise konkret, kalorienreiche

Lebensmittel, insbesondere solche mit einem hohen Anteil an gesättigten Fettsäuren oder Trans-Fettsäuren und Zucker zu meiden und stattdessen Lebensmittel pflanzlichen und marinen Ursprungs zu wählen, also Obst, Gemüse, Hülsenfrüchte, Seefisch, Meeresfrüchte, Algen etc.

Die Empfehlungen kommen Ihnen bekannt und fast schon trivial vor? Kein Wunder, sie sind recht allgemein gehalten, weil es tatsächlich keine spezielle «*Rheuma*-Diät» im eigentlichen Sinne gibt. Das liegt in der Natur der Sache: Ob generell oder speziell mit Blick auf rheumatologische Entzündungen – der Effekt einzelner Nahrungsbestandteile lässt sich in einer seriösen wissenschaftlichen Studie schlicht und ergreifend kaum nachweisen. Dafür gibt es einfach zu viele «Störfaktoren», die das Ergebnis verfälschen.

Nehmen wir einmal die These, ein täglicher grüner Smoothie helfe dabei, die rheumatische Entzündung besser unter Kontrolle zu halten: Wie möchte man ausschließen, dass eine Person, die täglich einen solchen Smoothie trinkt, nicht grundsätzlich Wert auf eine gesunde Ernährung legt, auf Fast Food und Süßigkeiten verzichtet, sich regelmäßig an der frischen Luft bewegt, einen Bogen um Zigaretten und Alkohol macht, kurzum: einen gesünderen Lebensstil pflegt? Die Wirkung des Smoothies lässt sich schlicht und ergreifend nicht isoliert bewerten.

Einige wenige groß angelegte Studien haben trotz allem den Versuch unternommen, bestimmte Ernährungsweisen beziehungsweise Nahrungskomponenten und ihre Wirkung bei einzelnen Krankheiten auf den Prüfstand zu stellen – darunter Vitamin D bei Arthrose (vgl. Jin et al. 2022; Grübler 2021) sowie Fischöl beziehungsweise Omega-3-Präparate (vgl. MacFarlane et al. 2020) beziehungsweise mediterrane Kost bei Rheumatoider Arthritis (vgl. Sköldstam et al. 2003; Turesson Wadell 2021). Insgesamt bestätigen die Studien, dass der Einfluss bestimmter Lebensmittel auf die Krankheitsaktivität entzündlich-rheumatischer Erkrankungen eher gering zu sein scheint.

Und auch diese Erkenntnis ist mit Vorsicht zu genießen, da in den allermeisten Fällen die Schmerzen der Proband:innen und nicht die Entzündung im Fokus standen. Es wurde also nicht untersucht, ob sich die Entzündungswerte im Blut verringerten, die Entzündungen in den inneren Organen zurückgingen oder sogar Medikamente wie Cortison oder Schmerzmittel eingespart werden konnten.

Wenn aber das subjektive Schmerzempfinden im Mittelpunkt des Interesses steht, dann bekommen wir es mit einem weiteren Problem zu tun, das im Rahmen wissenschaftlicher Studien als Placebo-Effekt bezeichnet wird. Dabei beeinflusst die unbewusste Voreingenommenheit der Proband:innen das Ergebnis, ohne dass sich das objektiv messen ließe.

Nehmen wir einmal an, im Rahmen einer Studie werden Personen mit einer entzündlich-rheumatischen Erkrankung in zwei Gruppen aufgeteilt, die jeweils eine Woche lang jeden Tag entweder einen großen gemischten Salat beziehungsweise Currywurst mit Pommes zu essen bekommen. Befragt man die Teilnehmer:innen anschließend, wie es um ihre Schmerzen steht, werden die Antworten höchstwahrscheinlich gefärbt sein: Da hinlänglich bekannt ist, dass sich eine ungesunde Ernährung negativ auswirkt, wird bei der Salat-Gruppe dank des Bewusstseins, sich besonders gesund ernährt zu haben, ein positives Grundgefühl überwiegen – das muss ja helfen! Die Currywurst-Gruppe hingegen wird vermutlich von einer unguten Ahnung begleitet worden sein und sich am Ende der Woche bestätigt sehen – kein Wunder, dass sich die Schmerzen nicht gebessert beziehungsweise sogar verschlimmert haben!

Doch bei aller gebotenen Zurückhaltung: Das Fazit lautet natürlich nicht, dass es überhaupt keinen Einfluss hat, was wir essen. Und selbstverständlich ist eine ausgewogene Ernährung auch für Personen mit entzündlich-rheumatischen Erkrankungen sinnvoll. Denn auch wenn wir keine stichhaltigen und wissenschaftlich haltbaren Beweise dafür haben, so sprechen einige Studien schon dafür, dass sich die sogenannte mediterrane Diät oder eine vegetarische Ernährungsweise positiv auswirken kann. Eine komplett vegane Kost scheint dagegen keinen weiteren Nutzen zu bieten.

Die Ernährung umzustellen, indem man sich zum Beispiel an der Mittelmeer-Diät orientiert oder den Genuss von Lebensmitteln tierischen Ursprungs einschränkt beziehungsweise ganz meidet, ist durchaus mit Aufwand verbunden und bedeutet auch, sich von lieb gewonnenen Gewohnheiten zu verabschieden. Lohnt das dann überhaupt, wenn sich der Effekt auf die entzündlich-rheumatische Erkrankung letztlich in Grenzen hält? Gegenfrage: Was spricht dagegen, einen Beitrag zur besseren Kontrolle der eigenen Erkrankung zu leisten, und wenn er noch so klein ist?

So gesehen leisten die Lebensstil-Empfehlungen aus Presse, Funk und Fernsehen zwar keinen signifikanten Beitrag zur Behandlung der entzündlich-rheumatischen Krankheiten an sich, sie tragen aber möglicherweise zu einer Verbesserung der allgemeinen Gesundheit bei, indem sie helfen, Krankheiten wie Diabetes mellitus, Bluthochdruck, starkes Übergewicht, erhöhte Blutfettwerte etc. in Schach zu halten. Und das allein kann im Alltag eine große Hilfe sein, damit Betroffene nicht auch noch zusätzliche Krankheiten (in der Medizin Komorbiditäten genannt) bekommen, die ebenfalls behandelt werden müssen.

**Mediterrane Ernährung**

Was es bedeutet, sich vegetarisch zu ernähren, ist den meisten Menschen klar: kein Fleisch und (je nach Ausprägung) keine tierischen Produkte. Was aber genau zeichnet diese berühmte Mittelmeer-Diät aus? Es handelt sich hierbei im Wesentlichen um eine vorwiegend pflanzliche Ernährungsweise auf der Grundlage von Vollkornprodukten, Olivenöl, Obst, Gemüse, Bohnen und anderen Hülsenfrüchten, Nüssen, Kräutern und Gewürzen. Tierische Pro-

teine machen einen eher geringen Anteil aus, wobei Fisch und Meeresfrüchte bevorzugt werden.
Der Schwerpunkt bei dieser Ernährungsweise liegt auf «gesunden Fetten», das heißt, Butter und Margarine sollten möglichst gemieden und im Bedarfsfall durch Olivenöl oder, noch besser, Walnussöl oder Leinöl ersetzt werden. Außerdem gilt der Vorzug solchen Lebensmitteln, die von Natur aus gesunde Fette enthalten, zum Beispiel Avocados, Nüsse und Seefisch. Vor allem Walnüsse sowie Lachs und Sardinen sind reich an Omega-3-Fettsäuren, die unter anderem das Immunsystem unterstützen und Entzündungsprozesse abschwächen können (vgl. Dong et al. 2022; So et al. 2022; Shen et al. 2023; Mischoulon et al. 2022).
Als tierische Proteinquelle gibt es mindestens zweimal pro Woche Fisch sowie mehrmals pro Woche bis täglich kleinere Portionen Geflügel, Eier sowie Milch und Milchprodukte wie Käse und Joghurt. Rotes Fleisch – vom Rind, Schwein, Schaf oder Wild – steht hingegen nur wenige Male im Monat auf dem Speiseplan.

Wer auf eine ausgewogene Ernährung achtet und sich dabei beispielsweise an den mediterranen Essgewohnheiten orientiert, versorgt seinen Körper mit allen erforderlichen Nährstoffen. Auf Nahrungsergänzungsmittel wie Fischöl oder Grünlippenmuschelextrakte in Tablettenform, aber auch auf Murmeltieröl zum Einreiben kann man dann gut und gerne verzichten. Es ist aus meiner Sicht sowieso nicht sinnvoll, sich einerseits von Dosenravioli, Tiefkühlpizza und Kartoffelchips zu ernähren, um anschließend eine Fischölkapsel gegen das schlechte Gewissen zu schlucken. Wer sich eine Extraportion Omega-3-Fettsäuren gönnen möchte, ist gut beraten, einfach täglich einen Teelöffel Walnuss-, Leinsamen- oder Olivenöl zu nutzen, um den Salat anzumachen, das Frühstücksbrot zu beträufeln, die Gemüsebeilage darin zu schwenken oder den Quark abzuschmecken.

Wenn Sie jetzt motiviert sind, Ihren Einkaufszettel zu überdenken, und schon über neue Lieblingsgerichte nachdenken – toll! Aber übertreiben Sie es nicht so sehr, dass Ihnen die Lust am Essen womöglich vergeht. Verstehen Sie die Empfehlungen stattdessen als Ratschläge, wie die Ernährung «in der Regel» aussehen sollte, nicht «auf Teufel komm raus». Es geht um ein Umdenken, nicht um strikte Verbote und Vorschriften. Hin und wieder eine Pizza oder auch mal eine Wurst gehen nämlich in Ordnung. Ich erzähle in diesem Zusammenhang immer gern die Anekdote, wie ich mit einer sogenannten Ernährungsexpertin zusammen im Restaurant essen war und sie es sich nicht nehmen ließ, ein großes Schnitzel zu verspeisen und Wein dazu zu trinken. Aber das war eben ganz offensichtlich eine Ausnahme und nicht der Normalfall.

Die Ernährung von heute auf morgen komplett umzustellen, ist verständlicherweise nicht jedermanns Sache. Allen, die sich damit besonders schwertun, versucht die moderne Ernährungsmedizin mit neuen Konzepten entgegenzukommen, darunter beispielsweise die 20:80-Regel: Der Speiseplan wird nur zu 20 Prozent optimiert und bleibt zu 80 Prozent bestehen. Das heißt, man nimmt sein vorheriges eher ungesundes Ernährungsverhalten ins Visier und versucht, 20 Prozent davon umzustellen. Diese Empfehlung leuchtet mir ein, und ich gebe sie gerne an meine Patient:innen weiter, auch wenn dieses verhaltenstherapeutische Konzept bisher weder in Studien untersucht noch gar als effektiv bewiesen wurde.

Bis hierher lag der Fokus auf der Rolle, die Ernährung bei entzündlich-rheumatischen Erkrankungen spielt, was im Wesentlichen auf einer entzündungsfördernden beziehungsweise entzündungshemmenden Wirkung beruht. Davon völlig losgelöst sind Nahrungsmittelunverträglichkeiten sowie Allergien zu betrachten. Lebensmittelallergien sind relativ selten und betreffen in Deutschland weniger als 5 Prozent der Bevölkerung. Was aber passiert eigentlich, wenn der Körper allergisch auf etwas reagiert, das wir essen? Vereinfacht erklärt, bildet das Immunsystem Antikörper gegen bestimmte Eiweiße in der Nahrung, die zu den typischen Beschwerden führen, darunter Hautausschlag, Schwellungen im Mund, Übelkeit und Durchfall. Typisch ist der enge zeitliche Zusammenhang mit der Nahrungsaufnahme, wobei selbst winzige Mengen zu heftigen Reaktionen führen können.

Im Gegensatz dazu bildet der Körper bei einer Unverträglichkeit keine Antikörper. Stattdessen kommt es, wieder vereinfacht gesprochen, zu Verdauungsproblemen unterschiedlichster Art, weil dem Körper zum Beispiel bestimmte Enzyme fehlen, um Nahrungsbestandteile aufzuschließen. Daraus resultierende Beschwerden treten charakteristischerweise erst einige Stunden nach dem Essen größerer Mengen des auslösenden Lebensmittels auf.

Eine Begleiterscheinung sowohl von Allergien als auch von Unverträglichkeiten gegen Lebensmittel können Gelenkschmerzen sein. Dadurch kann es im Einzelfall tatsächlich kompliziert werden herauszufinden, ob nun das fragliche Nahrungsmittel die Entzündung fördert oder ob eine Allergie beziehungsweise Unverträglichkeit die Ursache ist. Schließlich sind auch Personen mit entzündlich-rheumatischen Erkrankungen nicht vor zusätzlichen Allergien oder Unverträglichkeiten gefeit.

### Zusammenfassung

Natürlich profitieren auch Patient:innen mit entzündlich-rheumatischen Erkrankungen von einer gesunden und ausgewogenen Ernährung. Vor diesem Hintergrund plädieren wir Rheumatolog:innen ausdrücklich unter anderem für die mediterrane Küche. Zurückhaltend werden wir allerdings, wenn es darum geht, bestimmte Lebensmittel zu empfehlen oder zu verbieten. Denn hierfür gibt es einfach keine wissenschaftlichen Belege, auf die wir uns berufen könnten.

Mein Rat lautet daher: Lassen Sie sich nicht verunsichern von sogenannten Ernährungsexpert:innen, die in den Medien dafür werben, mit diesem oder jenem Nahrungsergänzungsmittel beziehungsweise einer strengen «*Rheuma*-Diät» könne man entzündlich-rheumatische Krankheiten behandeln oder womöglich sogar heilen.

Behalten Sie außerdem immer im Blick, dass die Therapien, die wir Ärzt:innen Ihnen empfehlen, bei mehreren Tausend Patient:innen nachweislich geholfen haben. Im Gegensatz zu den Ernährungstipps, die Ihnen in der Zeitung, im Fernsehen oder im Radio begegnen. Denn so verlockend sie sich auch anhören mögen: Was gerade einmal an fünfundzwanzig Proband:innen oder gar nicht erst getestet wurde, ist maximal theoretisch sinnvoll – und nicht ansatzweise vergleichbar mit den hocheffektiven medikamentösen Therapien.

Davon unberührt kann eine Ernährungsumstellung einen wertvollen Beitrag zur eigenen Gesundheit leisten. Allerdings sollte er in der Behandlung entzündlich-rheumatischer Erkrankungen nicht gegen die klassischen Medikamente ausgespielt werden, sondern optimalerweise ergänzend zum Einsatz kommen.

**Take-home-Message**

*Eine Ernährungsumstellung kann die allgemeine Gesundheit verbessern und dabei helfen, Krankheiten wie Diabetes mellitus, Bluthochdruck und erhöhten Blutfettwerten vorzubeugen. Besonders erfolgversprechend scheint hierbei die mediterrane Ernährungsweise zu sein. Eine entzündlich-rheumatische Erkrankung behandeln oder heilen kann sie – im Gegensatz zu den eigens dafür entwickelten Medikamenten – allerdings nicht.*

## «Ausreichend Vitamin D verhindert die Entstehung von *Rheuma*»

**DER MYTHOS**

Ausgewogene Ernährung und eine gesunde Lebensführung sind das A und O, um nicht krank zu werden. Und eine besonders wichtige Rolle spielen Vitamine, allen voran Vitamin D. Wer das regelmäßig nimmt – ganz einfach erhältlich in jeder Drogerie oder im Internet –, kann nämlich lange darauf warten, *Rheuma* oder eine andere Autoimmunerkrankung zu bekommen.

Wer würde nicht gern einen Beitrag dazu leisten, gesund zu bleiben? Gerade *Rheuma* möchte man doch nur zu gern vorbeugen. Und wenn es dann womöglich auch noch damit getan wäre, einfach nur einmal am Tag eine Vitamin-D-Tablette zu nehmen – das wäre ja schon fast zu schön, um wahr zu sein. Gewissermaßen ausgleichende Gerechtigkeit für die Tatsache, dass man in unseren Breitengraden gar nicht genug Sonnenlicht abbekommen kann. Kann es denn wirklich nicht ausnahmsweise mal ganz einfach sein?

### ... und die Fakten dazu

Nun, auch wenn ich nur ungern der Spielverderber bin – ganz so einfach, wie es uns die Berichterstattung über Nahrungsergänzungsmittel und insbesondere die entsprechende Werbung glauben machen möchten, ist es dann doch nicht. Was wir essen und wie wir leben, hat zweifellos einen nicht zu unterschätzenden Einfluss auf unsere Gesundheit. Wir wissen einiges darüber, welche Inhaltsstoffe in welcher Menge und Kombination eher gut beziehungsweise eher schlecht für uns sind – aber wie das genau funktioniert und welche Einflussgrößen wann genau welchen Effekt haben, ist in vielen Fällen bis heute nicht zweifellos geklärt. Und das gilt auch für einen der Stars unter den Nahrungsergänzungsmitteln: Vitamin D.

Hartnäckig hält sich die Hoffnung, dass die regelmäßige Einnahme des sogenannten «Sonnenvitamins» vor der Entstehung von autoimmunologischen Krankheiten schützen könnte. Seit kurzer Zeit gibt es sogar tatsächlich leisen Grund zur Hoffnung, und zwar in Form der VITAL-Studie (VITamin D and OmegA-3 triaL, BMJ 2022), an der über 25000 Menschen – genau genommen: Frauen ab 55 und Männer ab 50 Jahren – über einen durchschnittlichen Zeitraum von etwas mehr als fünf Jahren teilgenommen haben. Aufgeteilt in vier Gruppen nahmen die Proband:innen Vitamin D und/oder Omega-3-Fettsäuren in Form von Fischöl beziehungsweise Placebos, das heißt Präparate, die genauso aussahen wie die Nahrungsergänzungsmittel, aber keinen Wirkstoff enthielten. Dabei hat sich gezeigt, dass in dieser sogenannten Kontrollgruppe tatsächlich häufiger Autoimmunerkrankungen auftraten als in den anderen drei Gruppen:

1. Vitamin D in einer Dosierung von täglich 2000 IU (*international units* beziehungsweise IE = internationale Einheiten) senkte das Risiko um 22 Prozent.
2. Omega-3-Fettsäuren in Form von 1000 mg Fischöl pro Tag senkten das Risiko um 15 Prozent.
3. Die Kombination beider Nahrungsergänzungsmittel addierte sich nicht zu einem stärkeren Effekt auf. Vitamin D scheint die effektivere Komponente von den beiden und überwiegend für den signifikanten Unterschied verantwortlich zu sein.

Und das Beste: Die längerfristige Einnahme von Vitamin D und/oder Omega-3-Fettsäuren in Form von Fischöl wurde gut vertragen und war offenbar nicht mit einer erhöhten Nebenwirkungsrate verbunden.

So weit, so erfreulich! Allerdings wirkte sich dieser vorbeugende Effekt nicht bei allen Autoimmunerkrankungen gleich aus. Denn einige traten trotz regelmäßiger Einnahme der Nahrungsergänzungsmittel genauso häufig auf wie in der Kontrollgruppe.

Dass die Wirkung der Nahrungsergänzungsmittel je nach Autoimmunerkrankung unterschiedlich ausfiel, ist auch eine Erinnerung daran, wie komplex die Abläufe in unserem Körper sind, die zur Entstehung der Krankheit führen. Davon abgesehen wissen wir viel darüber, wie sich Vitamin D und Omega-3-Fettsäuren im Körper verhalten und welchen Vorgängen sie ihre vorbeugende Wirkung verdanken:

Hinter dem Überbegriff «Vitamin D» verbirgt sich eine ganze Gruppe fettlöslicher Vitamine, für die es Rezeptoren in über zehn unterschiedlichen Geweben unseres Körpers gibt. Über diese Andockstellen reguliert Vitamin D rund drei Prozent der Gene in unserem Körper, von denen viele für die Steuerung von Entzündungsprozessen und Reaktionen des Immunsystems zuständig sind.

Auch die Omega-3-Fettsäuren bilden eine Gruppe, die ganz generell für ihre entzündungshemmende Wirkung bekannt ist. Beobachten lässt sich das im Labor, und zwar in Tierversuchen genauso wie in sogenannten In-vitro-Studien, die also in der Petrischale oder im Reagenzglas stattfinden. Dabei zeigt sich nämlich, dass beispielsweise Eicosapentaensäure und Docosahexaensäure Entzündungsfaktoren hemmen und die Aktivierung von Immunzellen bremsen.

In der erwähnten VITAL-Studie hat man versucht, diese Vorgänge anhand der Blutwerte von 1561 Teilnehmenden nachzuvollziehen. Die Konzentration der systemischen Entzündungs-Biomarker (Interleukin-6, TNF-Rezeptor Typ 2 und hochempfindliches C-reaktives Protein) war nach Ablauf des ersten Jahres allerdings ähnlich hoch wie zu Beginn der Studie (vgl. BMJ 2022).

Ob die Studienergebnisse im Großen und Ganzen die Realität widerspiegeln, ist schwierig zu beurteilen und erfordert vor allem weitere wissenschaftliche Forschung. In der Medizin verlässt man sich selten auf eine einzige Studie, wenn es um die Empfehlung von Therapien oder therapeutischen Konzepten geht. Und gerade wir behandelnden Ärzt:innen legen eine gewisse Skepsis an den Tag, was neueste und vor allem einmalige Versuchsergebnisse angeht. Uns ist es deutlich lieber, wenn solche Studien in anderen Bevölkerungsgruppen unter angepassten beziehungsweise leicht veränderten Bedingungen wiederholt werden, anstatt unsere Patient:innen zu Versuchskaninchen zu machen. Werden im Rahmen wissenschaftlicher Untersuchungsreihen mehrfach ähnliche Ergebnisse nachgewiesen, lassen sich aber auch eher kritische Kolleg:innen davon überzeugen, daraus konkrete Behandlungsempfehlungen abzuleiten.

Hinzu kommt, dass jede Studie nur eine begrenzte Perspektive auf einen medizinischen Sachverhalt nehmen kann, während weiterführende Fragen auf der Strecke bleiben. Diese gilt es dann in daran anknüpfender Forschung zu klären, als da unter anderem wären: Hätte eine andere Dosierung von Vitamin D und Omega-3-Fettsäuren oder die Kombination mit weiteren Nahrungsergänzungsmitteln womöglich einen ähnlichen oder sogar verbesserten Effekt? Haben Menschen, die bewusst regelmäßig Vitamin D und/oder Omega-3-Fettsäuren in Form von Nahrungsergänzungsmitteln zu sich nehmen, nicht generell einen gesünderen Lebensstil, trinken also weniger Alkohol und rauchen kaum oder gar nicht? Das wiederum hieße nämlich, dass die erhoffte Wirkung nicht allein dem Vitamin D und den Omega-3-Fettsäuren zuzuschreiben wäre, sondern einem mehr oder weniger komplexen Zusammenspiel mehrerer Einflussfaktoren – was der Regelfall bei medizinischen Zusammenhängen ist.

**Vitamin D in Kombination mit Calcium bei bestehenden Autoimmunerkrankungen**

Sämtliche bis hierhin getätigte Aussagen gelten selbstverständlich nicht für die Einnahme von Vitamin D bei einer bereits bestehenden Autoimmunerkrankung. Dann wird Vitamin D häufig in Kombination mit Calcium eingesetzt, um die Entwicklung einer sogenannten Osteoporose (Knochendichteminderung) zu vermeiden. Darüber hinaus gibt es auch Studien, die erforschen, wie man Vitamin D therapeutisch einsetzen kann, um die Entzündungen bei entzündlich-rheumatischen Erkrankungen (zum Beispiel systemischer Lupus erythematodes) günstig zu beeinflussen. Die Frage nach einer vorbeugenden Wirkung wird in diesen Versuchsreihen aber ausdrücklich nicht gestellt.

Und es gibt noch ein weiteres «Aber»: Der positive Effekt von Vitamin D auf die Entwicklung von Autoimmunerkrankungen, der im Rahmen der VITAL-Studie nachgewiesen wurde, verpuffte leider nach Ablauf des fünfjährigen Versuchszeitraums. Denn eine weitere Untersuchung zwei Jahre nach Beendigung der Studie zeigte, dass der Effekt von Vitamin D und Omega-3-Fettsäuren offensichtlich nur vorübergehend ist: Es ließ sich nach insgesamt sieben Jahren kein signifikanter Unterschied mehr zwischen den beiden untersuchten Gruppen feststellen (vgl. Costenbader et al. 2022).

Dem einen oder der anderen ist in diesem Zusammenhang vielleicht schon einmal aufgefallen, dass in manchen Ländern Milchprodukte mit Vitamin D angereichert werden. In den USA, im nicht ganz so sonnenreichen Finnland, in Schweden und teilweise auch in Großbritannien kann es sogar ein Ding der Unmöglichkeit sein, Milchprodukte im Supermarkt zu finden, denen das «Sonnenvitamin» nicht zugesetzt wurde. Inzwischen plädieren auch Wissenschaftler:innen in Deutschland dafür, es ebenso zu handhaben, um etwa kardiovaskulären

Krankheiten oder Krebserkrankungen vorzubeugen. Da anzunehmen sei, dass die wenigsten freiwillig und mit der gebotenen Regelmäßigkeit eine Vitamin-D-Tablette zu sich nehmen, sei es einfacher, kostengünstiger und wirkungsvoller, bestimmte Lebensmittel mit Vitamin D anzureichern (vgl. Niedermaier 2022). Die Empfehlung basiert bisher auf plausiblen Annahmen zu den positiven gesundheitlichen Auswirkungen einer ausreichenden Vitamin-D-Versorgung sowie Modellrechnungen – eine wissenschaftliche Studie, die das untermauern würde, gibt es aber noch nicht. Die Diskussionen hierzu sind also längst noch nicht abgeschlossen und sollten aufmerksam weiterverfolgt werden.

### Zusammenfassung

Die VITAL-Studie liefert zwar einen ersten Hinweis darauf, dass die tägliche Zufuhr von Vitamin D und Omega-3-Fettsäuren vor einigen Autoimmunerkrankungen schützen kann (BMJ 2022). Eine einzelne Untersuchung reicht aber längst nicht aus, um eine breite Empfehlung zur Einnahme der entsprechenden Nahrungsergänzungsmittel zu geben. Da der Aufenthalt in der Sonne in normaler Kleidung oder mit einem hohen Sonnenschutzfaktor – wie er ja durchaus sinnvoll und erforderlich ist – nicht ausreicht, um genügend Vitamin D für das ganze Jahr zu tanken, werden viele Menschen weiterhin darauf angewiesen sein, Vitamin D in Form von Nahrungsergänzungsmitteln zu substituieren, um zumindest keinen Vitamin D-Mangel zu entwickeln. Die Entscheidung, ob es denn dann auch gleich ein bisschen mehr sein sollte, um sich vielleicht sogar vor bestimmten Erkrankungen zu schützen, bleibt zunächst jeder und jedem selbst überlassen.

**Take-home-Message**

*Unser derzeitiger Wissensstand rechtfertigt keine generelle Empfehlung für die regelmäßige Einnahme von Vitamin D und Omega-3-Fettsäuren zur Vorbeugung von Autoimmunerkrankungen.*

## «Cannabis wirkt effektiv gegen *Rheuma* und ist dabei auch noch natürlich»

**DER MYTHOS**

Die klassischen Rheumamedikamente helfen gut – aber zu welchem Preis? Sie haben nämlich ganz schön unangenehme Nebenwirkungen. Trotzdem werden sie von den Ärzt:innen verschrieben. Dabei gibt es eine pflanzliche Alternative, die wesentlich sanfter ist und genauso gut hilft: Cannabis! Es ist einzig und allein der Pharmaindustrie zu verdanken, dass die meisten Ärzt:innen dieser Option nicht den Vorzug geben.

Viele Patient:innen kennen es aus Erzählungen anderer Betroffener oder haben selbst die Erfahrung gemacht, dass die etablierten Medikamente in ihrer Wirkung zu wünschen übrig lassen oder nicht so gut vertragen werden. Häufig macht sich dann Frust breit, und es beginnt die Suche nach Alternativen. Und selbst wer nicht aktiv recherchiert, kommt kaum an der umfangreichen Berichterstattung vorbei, die Cannabis als Allheilmittel für alle möglichen Beschwerden präsentiert – so auch für entzündlich-rheumatische Erkrankungen.

Mir persönlich ist es schon passiert, dass Patient:innen wild entschlossen waren, das Sprechzimmer nicht ohne ein Rezept für Cannabis zu verlassen. Das ist mir bisher noch bei keinem anderen Medikament passiert. Wenn so viele Menschen ihre Hoffnung in eine vermeintlich harmlose Pflanze setzen, sollte man ihr da nicht eine Chance geben?

### … und die Fakten dazu

Cannabis ist der lateinische Name für die Pflanzengattung Hanf. Sie gehört zu den ältesten Kulturpflanzen der Menschheit und wird seit Jahrtausenden als Rohstoff, Nahrungsmittel und auch als Arzneimittel verwendet. Nicht ohne Grund: Cannabis enthält 538 chemische Verbindungen, und jede einzelne zeichnet sich durch ein hochkomplexes und vielfältiges Wirkungsprofil aus. Was sich zusätzlich dadurch potenziert, dass diese Wirkstoffe miteinander interagieren, mal synergetisch, mal weniger synergetisch (vgl. Russo & Marcu 2017).

Die größte wissenschaftliche Aufmerksamkeit ist bisher vor allem zwei Bestandteilen zuteilgeworden: Tetrahydrocannabinol (THC) und Cannabidiol (CBD). Enthalten sind diese Cannabinoide in Drüsenausstülpungen an Blättern und Stängeln sowie in einer Art Harz, das die Pflanze absondert (vgl. Giorgi et al. 2021). Ist von medizinischem Cannabis die Rede, dann handelt es sich in der Regel um ein Produkt, das insbesondere THC und CBD in unterschiedlicher Dosierung enthält. Seit den 1960er-Jahren können diese Wirkstoffe auch künstlich hergestellt werden und sind damit für den kontrollierten medizinischen Gebrauch nutzbar.

Vernebelt, inhaliert, geschluckt oder auf die Haut aufgetragen, entfalten solche Cannabisprodukte ihre Wirkung meist innerhalb von dreißig bis neunzig Minuten. Während es nur zwei bis vier Stunden dauert, bis sie ihren Höhepunkt erreicht, beträgt die Halbwertszeit etwa acht Tage. Es vergeht also rund eine Woche, bis die Anreicherung im Körper sich halbiert hat. Diese Durchschnittswerte variieren je nach Art der Einnahme: Beim Inhalieren kann die Wirkung schneller eintreten und früher abklingen als beim Hinunterschlucken, weil die Verteilung innerhalb des Körpers und in den Geweben unterschiedlich verläuft.

Das hat wiederum Konsequenzen, denn je schneller die Wirkung zum Beispiel von THC im Gehirn auftritt, desto wahrscheinlicher kommt es auch zu unerwünschten Nebenwirkungen (vgl. Gould 2015). Als möglich und gar nicht mal so selten gelten: Schläfrigkeit, Mundtrockenheit, Schwindel mit und ohne gleichzeitige Übelkeit, verschwommenes Sehen, Herzrasen, Magen-Darm-Störungen (Durchfall und Erbrechen, Appetitlosigkeit beziehungsweise Heißhunger) und

Muskelkrämpfe (vgl. Fitzcharles et al. 2016). Für THC ist vor allem bekannt, dass es unter anderem das Kurzzeitgedächtnis beeinträchtigen kann.

Für andere Inhaltsstoffe wiederum gibt es Daten, denen zufolge sie zum Beispiel in Kombination mit CBD eine entzündungshemmende Wirkung haben können – zumindest in der Petrischale im Labor (vgl. Mammana et al. 2019). Unser Immunsystem mit seinen vielen einzelnen Bausteinen – den Immunzellen – bietet den diversen Cannabisbestandteilen durchaus eine Vielzahl an Interaktionsmöglichkeiten. Eine besteht darin, die Aktivierung des Immunsystems zu unterbinden, indem die Wandereigenschaften und die Lebensdauer der Immunzellen beeinträchtigt werden.

Außerdem sind Cannabinoide in der Lage, die Antikörperproduktion sowohl bei Tieren als auch bei Menschen zu verringern (vgl. El-Gohary & Eid 2004; Jan et al. 2007; Dotsey et al., 2017). Darüber hinaus können Cannabinoide unser Immunsystem auch indirekt beeinflussen: zum einen, indem sie solche Immunzellen fördern, die für die Regulation sorgen (zum Beispiel Suppressorzellen), zum anderen, indem sie die Produktion entzündungsfördernder Botenstoffe hemmen (zum Beispiel Interleukin 6 oder TNF-α).

Die beschriebenen Funktionsweisen sind natürlich gerade mit Blick auf Autoimmunkrankheiten von besonderer Bedeutung. Und angesichts der wissenschaftlichen Daten drängt sich schon die Frage auf, ob man das nicht auch schon für die Behandlung von Menschen nutzen könnte. Doch so vielversprechend das klingt, gilt zu bedenken, dass sich die bisherigen Erfahrungen auf Versuche mit Mäusen und Ratten beschränken und die entsprechenden Ergebnisse sich nur bedingt auf das menschliche Immunsystem übertragen lassen.

Darüber hinaus deuten einige der Labor- und Tierversuche darauf hin, dass die immunmodulatorische Wirkung von THC und CBD unter anderem die körpereigenen Abwehrkräfte gegen Krankheitserreger verringern kann. Sollte sich dieser Effekt auch beim Menschen zeigen, wäre das vergleichbar mit der immunsuppressiven (Neben-) Wirkung der klassischen Medikamente zur Behandlung von Autoimmunkrankheiten, die ja eigentlich umgangen werden soll.

Und noch etwas fällt bei diesen Mechanismen ins Gewicht: Es gibt eine Vielzahl von Autoimmunerkrankungen, die sich erheblich unterscheiden, zum Beispiel in Bezug darauf, welche Immunzellen oder welche Botenstoffe tatsächlich vorwiegend für die Entstehung oder das Fortschreiten der jeweiligen Entzündungsprozesse verantwortlich sind. Das erklärt auch, warum Cannabinoide nicht generell für alle Autoimmunerkrankungen nützlich sein können. Man ist vielmehr gut beraten, die Wirkung der Pflanzenstoffe für jede Krankheit einzeln zu betrachten.

So interagieren THC und CBD unter anderem unterschiedlich mit den Botenstoffen TNF-α oder Interleukin 6, was sich wiederum je nach Krankheit sehr spezifisch auswirkt. Es gibt beispielsweise entzündlich-rheumatische Erkrankungen bei Jugendlichen, die sich unter anderem dadurch auszeichnen, dass die körpereigenen Rezeptoren für Cannabinoide verändert sind. Daher scheidet diese pflanzliche Therapieoption in solchen Fällen von vornherein als ungeeignet aus.

Die meisten wissenschaftlichen Daten zur Wirkung von Cannabinoiden gibt es zur häufigsten entzündlich-rheumatischen Erkrankung, der Rheumatoiden Arthritis. Im Labor und außerhalb des menschlichen Körpers ließ sich zeigen, dass synthetische Cannabinoide die Aktivität der Entzündungszellen aus der Gelenkkapsel unterdrücken können. Das ist besonders interessant, weil die Wirkung über den Botenstoff Interleukin 6 reguliert wird, der sowohl für Entzündungen als auch für Schmerzempfinden und Müdigkeit verantwortlich ist. CBD scheint die Gelenkkapselentzündung reduzieren und sogar das Fortschreiten der Gelenkzerstörung verhindern zu können – zumindest bei chinesischen und israelischen Labormäusen.

Allerdings befindet sich unter den über 25 derzeit zur Verfügung stehenden Arbeiten über die Wirkung von Cannabinoiden bei entzündlich-rheumatischen Erkrankungen nur eine einzige wissenschaftlich wertvolle Studie (vgl. Schulze-Schiappacasse et al. 2022). Gegenstand dieser Studie mit insgesamt 58 Teilnehmer:innen mit Rheumatoider Arthritis war der Vergleich des Mundsprays Nabiximols (mit einem Gehalt von 2,7 mg THC und 2,5 mg CBD) mit einem Placebo (vgl. Blake 2006). Bei genauerer Betrachtung stellt sich jedoch heraus, dass der beobachtete positive Effekt sehr gering ausfällt. Genauer gesagt beschränkt er sich im Mittel auf einen Rückgang von 5,9 auf 5,0 des DAS-28. (Der Disease Activity Score 28 ist uns bereits bei der Wetterfühligkeit begegnet; zur Erinnerung: Es handelt sich dabei um ein Bewertungssystem, das eigens dafür entwickelt wurde, die Krankheitsaktivität und den Verlauf der Rheumatoiden Arthritis zu beurteilen, wobei unter anderem 28 vordefinierte Gelenke berücksichtigt werden.) Interessant sind auch die im Rahmen der Studie beobachteten Begleiterscheinungen: Einerseits traten schwere Nebenwirkungen häufiger bei den Personen auf, die das Placebo bekommen hatten. Andererseits kamen Nebenwirkungen im zentralen Nervensystem generell unter der Cannabistherapie dreimal so häufig vor.

Was heißt das nun konkret? Cannabis, aus Cannabis gewonnene Produkte sowie synthetische Cannabinoide können die Krankheitsaktivität möglicherweise leicht reduzieren, wobei keine Daten zur Auswirkung auf die Gelenkzerstörung, die Funktionalität im Alltag oder die Lebensqualität beim Menschen vorliegen. Insgesamt lässt die Datenlage keine sicheren Aussagen über die Wirkung und die Verträglichkeit von Cannabis zu. Wir Ärzt:innen sprechen in diesem Zusammenhang von einer nahezu fehlenden oder schlechten Evidenz der positiven Wirkung.

Werde ich in der Sprechstunde um die Verschreibung von Cannabinoiden gebeten, stelle ich die Patient:innen vor diesem Hintergrund immer vor die Frage: Würden Sie jemals ein chemisches Medikament von mir verschrieben bekommen wollen, das allenfalls an Ratten und Mäusen beziehungsweise bestenfalls an gerade einmal 58 Patient:innen getestet wurde – und dessen Wirksamkeit eher marginal bis fragwürdig erscheint? Zudem gibt es bis heute keine weitere Auswertung der Studie aus dem Jahr 2006, die einzig und allein als Beleg für die Wirksamkeit von Cannabinoiden bei der Behandlung von Rheumatoider Arthritis gilt.

Angesichts der Tatsache, dass in den letzten siebzehn Jahren keine weiteren Studien zu dieser Fragestellung durchgeführt worden sind, scheint eine gewisse Skepsis durchaus angebracht. Die aktuelle Studienlage stützt die These von Cannabis als sanfter Wunderwaffe jedenfalls nicht. Und damit im Übrigen auch nicht einen Vorwurf, den wir Ärzt:innen mal mehr, mal weniger offen formuliert zu hören bekommen: dass wir die Produkte der Pharmaindustrie nur bevorzugen, weil wir uns von ihr bestechen lassen.

### Zusammenfassung

Sollten Sie selbst nicht einer der Mäuse oder Ratten aus den chinesischen und israelischen Labors ähneln, dann lässt sich ziemlich sicher sagen: Aus gegenwärtiger Sicht eignet sich Cannabis nicht zur Behandlung Ihrer entzündlich-rheumatischen Erkrankung. Die bisher vorliegenden experimentellen Daten lassen sich nämlich nicht einfach so auf den Menschen übertragen.

Die Rolle von Cannabis ist zudem ausschließlich als Schmerztherapeutikum zu verstehen, in Einzelfällen auch als Therapieoption bei neurologischen Erkrankungen wie Muskelspasmen oder anderen neuromuskulären Erkrankungen. Es kann durchaus sein, dass ein Einsatz von Cannabinoiden bei chronischen Schmerzsyndromen sinnvoll ist. Das wäre dann aber eine Entscheidung, die im Rahmen einer Schmerztherapie erfolgen würde.

Wir Rheumatolog:innen verstehen uns weniger als Schmerztherapeut:innen, sondern eher als Entzündungsexpert:innen. Und aus unserer Perspektive kann man nur sagen, dass es bisher keine überzeugenden Hinweise darauf gibt, dass Cannabis die Entzündungsprozesse und insbesondere die Schäden an Körpergeweben beim Menschen aufhalten könnte – so, wie es die etablierten Medikamente nachweislich tun.

Im besten Fall wirken Cannabinoide schmerzlindernd, sodass Sie als Patient:in nichts mehr von der entzündlich-rheumatischen Erkrankung spüren – während allerdings gleichzeitig die Zerstörung von Körpergewebe unbemerkt fortschreitet. Und das dürfte weder in Ihrem noch in unserem Interesse sein.

**Take-home-Message**

*Für die Behandlung der Entzündungen – und damit der Langzeitfolgen entzündlich-rheumatischer Erkrankungen – besitzt Cannabis keinen nachgewiesenen Stellenwert.*

## «Kastanien in der Hosentasche helfen gegen *Rheuma*»

**DER MYTHOS**

Kastanien gelten seit Jahrhunderten als Geheimwaffe gegen *Rheuma*. Ob die Baumrinde, die Blüten oder die kleinen, rundlichen und braun glänzenden Früchte: Ihnen beziehungsweise ihren Inhaltsstoffen werden Heilkräfte nachgesagt – natürlich und ohne Nebenwirkungen.

Produkte aus Kastanien erfreuen sich seit Langem großer Beliebtheit und werden auch vielfach in bunten Beilagen von Zeitungen und Zeitschriften entsprechend beworben. Und so kommen sie als traditionelle Hausmittel zum Einsatz, und zwar in Eigenregie genauso wie im Rahmen naturheilkundlicher Behandlungen.

Die erhofften Wirkungen sollen zahlreich sein, entsprechend breit gefächert sind die in den Werbeanzeigen genannten Anwendungsgebiete: Kastanien sollen unter anderem bei Entzündungen helfen, Schmerzen lindern, die Gefäße stärken, das Körpergewebe entwässern und vieles, vieles mehr. Und dann gibt es da noch die Empfehlung, beim Herbstspaziergang Ausschau zu halten und sich zwei bis drei frisch gefallene Kastanien in die Hosen- oder Rocktasche zu stecken, um sie nah bei sich zu tragen. Denn das soll gegen *Rheuma* helfen – beziehungsweise gegen die Gelenkschmerzen in den Händen.

Aus medizinischer Sicht stellt sich da natürlich die Frage: Funktioniert das wirklich – und, wenn ja, wie?

### ... und die Fakten dazu

Obwohl es über die heilende Wirkung von Kastanien viele Berichte gibt, die von Generation zu Generation weitergegeben werden, konnte bisher kein wissenschaftlicher Nachweis über die Wirksamkeit der Inhaltsstoffe erbracht werden. Aber – tatsächlich gibt es ein Aber! – es spricht etwas dafür, dass Kastanien in der Hosen- oder Rocktasche tatsächlich gegen Schmerzen bei rheumatischen Erkrankungen helfen könnten. Allerdings anders als in der Werbung angepriesen.

Die Wirkung verdankt sich nämlich vermutlich weniger den Inhaltsstoffen der Kastanien, wie beispielsweise Mineralstoffen oder Spurenelementen, sie beruht also nicht auf einem pharmakologischen Effekt. Stattdessen lässt sich bei genauerer Betrachtung ein Wirkmechanismus erkennen, den man in der Medizin durchaus kennt und bisweilen in Form von Bewegungstherapien bei Gelenkerkrankungen begleitend einsetzt: Die Kastanien in der Hosen- oder Rocktasche animieren dazu, mit ihnen herumzuspielen – wodurch die Finger in Bewegung bleiben. Und Bewegung hilft bekanntermaßen bei Steifigkeit, einem häufigen Symptom von Gelenkerkrankungen. Bei den entzündlichen Formen der Rheumaerkrankungen sollten die Gelenke jeden Morgen über 45 Minuten, bei Arthrose bis zu 30 Minuten lang bewegt werden. Empfohlen wird in solchen Fällen, Hände und Finger direkt nach dem Aufwachen oder auch mal zwischendurch gezielt zu bewegen (vgl. Poletto 2021).

Die Gelenke regelmäßig bewusst zu bewegen, lässt Steifigkeit und Schmerzen generell schneller zurückgehen und führt zu einer besseren Beweglichkeit. Deshalb sind Bewegungsübungen als eine nicht-medikamentöse Form der Therapie auch Teil nationaler und internationaler Leitlinien für rheumatische wie nicht-rheumatische Gelenkerkrankungen, wie zum Beispiel von der Deutschen Gesellschaft für Rheumatologie (DGRh), der European League Against Rheumatism (EULAR) oder dem American College of Rheumatology (ACR) und der Arthritis Foundation (AF) (vgl. Colebatch et al. 2013; Kroon et al. 2018; Kolasinski et al. 2020). Dementsprechend nehmen sie auch einen festen Platz neben der medikamentösen Therapie ein. In der Medizin eingesetzt werden Bewegungstherapien in Form von Krankengymnastik oder Ergotherapie. Verfolgt werden dabei zwei Ziele: einerseits den akuten Schmerz zu lindern und andererseits die Funktionalität der Gelenke zu erhalten oder wiederherzustellen.

Die in den Leitlinien enthaltenen Empfehlungen zur Bewegungstherapie basieren auf einer Vielzahl wissenschaftlicher Studien, wie sie zum Beispiel in einer systematischen Übersichtsarbeit zu 28 Studien zusammengestellt wurden, die sich mit den wichtigsten nicht-pharmakologischen Therapiestrategien für eine Arthrose der Hände befassen (vgl. Kroon et al. 2018). Auch eine weitere sogenannte Metastudie untersucht ein breites Spektrum unterschiedlicher sogenannter

Interventionen, darunter Gelenkschutzprogramme, die Verwendung von Schienen und Orthesen, Bewegungs- und Kräftigungsübungen, Handtraining mit elektromagnetischer Therapie, Wärmeanwendung mit Paraffin oder Balneotherapie (vgl. Beasley et al. 2019).

Zumeist erforschen die Studien, wie sich die Kombination verschiedener Interventionen in Bezug auf Art, Dauer und Intensität beziehungsweise Häufigkeit auswirkt. Denn auch wenn es bislang kein einheitliches Programm für eine konservative nicht-pharmakologische Intervention gibt, steht außer Frage, dass Hand- und Fingerübungen nachweislich eine positive Wirkung auf Funktionsstörungen und Steifheit der Fingergelenke haben (Østerås et al. 2017; Østerås et al. 2014).

Da Schmerzen eine der Hauptursachen für funktionelle Beeinträchtigungen sind, können sie eine ernst zu nehmende Hürde bei alltäglichen Aktivitäten darstellen und sogar die soziale und berufliche Teilhabe einschränken. Regelmäßige gezielte Übungen können so zu mehr Unabhängigkeit und Lebensqualität beitragen.

Übungsprogramme, die in der Behandlung zum Einsatz kommen, zielen dementsprechend in der Regel auf Kräftigung und Stabilisierung ab:

1. Stärkung der Muskeln, die das Gelenk stützen, um dem Gelenk mehr Stabilität zu verleihen und die Kraft generell zu verbessern,
2. aktive und passive Bewegungsübungen, um einer muskulären und knöchernen Versteifung der Gelenke vorzubeugen und Schmerzen zu reduzieren, sowie
3. Kräftigungsübungen, um die Griffkraft, Kraft und Händigkeit zu verbessern (vgl. Kroon et al. 2018; Østerås et al. 2017; Dziedzic et al. 2015; Rannou et al. 2010).

Verschiedenste Studien kommen zu dem Ergebnis, dass Krafttraining einen wichtigen Beitrag zur Verbesserung der Handkraft leistet (vgl. Lefler & Armstrong 2004; Rogers & Wilder 2007; Hennig et al. 2007). Eine weitere Studie zeigt: Im direkten Vergleich von Patient:innen, die Paraffinwachsbäder erhielten, war bei denjenigen, die zusätzliche Fingerübungen machten, eine signifikante Zunahme der Griffkraft zu beobachten (vgl. Kang et al. 2019). Und in einer anderen kontrollierten Studie mit Patient:innen mit nicht-entzündlichen Gelenkerkrankungen wurde nachgewiesen, dass sich die Handkraft verbesserte, wenn die Proband:innen eine Schulung erhielten, die mit einem Übungsprogramm für zu Hause kombiniert wurde (vgl. Stoffer-Marx et al. 2018).

Wie immer in der Wissenschaft gibt es aber auch Studien, die zum Beispiel den langfristigen Effekt der Bewegungstherapie nicht gänzlich bestätigt sehen. So zeigte wiederum eine andere kontrollierte Studie, dass Bewegungsübungen zwar in der kurzfristigen Nachbeobachtung durchaus Handschmerzen lindern und die Steifigkeit verringern konnten, langfristig jedoch nicht zu einer Verbesserung der Griffkraft und Geschicklichkeit der Patient:innen führte beziehungsweise dieser Effekt im Rahmen der Studie zumindest nicht nachgewiesen werden konnte (vgl. Østerås et al. 2014). Dabei stellt ein verbessertes und/oder stärkeres Greifen und Zupacken der Hand einen zentralen Bestandteil der Handrehabilitation dar.

Die Sorge mancher Patient:innen, solche Bewegungsübungen könnten die Gelenke zusätzlich belasten oder ihnen sogar schaden, ist übrigens nicht begründet, wenn man an die normalen sportlichen Bewegungsübungen denkt. Die Bewegungsübungen sind nicht mit Kraftübungen allein gleichzusetzen, sondern umfassen ein breites Spektrum an Widerstandsübungen, Entspannungsübungen und Übungen zur Verbesserung des Bewegungsradius sowie zusätzlich allgemeine Informationen zu den Erkrankungen. Wie zwei kontrollierte Studien zeigen konnten, verbesserten sich die Schmerzen der Patient:innen deutlich, wenn sie gelenkschonende Bewegungsabläufe erlernten, die mit Übungen zur Verbesserung des Bewegungsumfanges und Kräftigungsübungen einhergingen (vgl. Dziedzic et al. 2015; Stamm et al. 2002).

Was das alles mit dem sagenumwobenen Effekt von Kastanien in Rock-, Hosen- und Manteltaschen zu tun hat? Sie verleiten dazu, mit ihnen herumzuspielen, und sorgen dadurch für genau die gezielte und regelmäßige Bewegung der Fingergelenke, was wiederum entscheidend dazu beiträgt, den Schmerz zumindest in den Händen zu lindern.

## Zusammenfassung

Dauer, Intensität und Häufigkeit sowie die Art des Übungsprogramms variieren mitunter stark von Studie zu Studie. Diese Heterogenität macht es unmöglich, daraus spezifische Übungsprogramme für alle Patient:innen und alle rheumatischen Erkrankungen abzuleiten. Dennoch ist das Prinzip der nicht-medikamentösen Bewegungstherapien so überzeugend, dass sie von verschiedenen Fachgesellschaften ausdrücklich empfohlen werden, so beispielsweise in Deutschland von der Deutschen Gesellschaft für Rheumatologie (DGRh), auf europäischer Ebene von der European League Against Rheumatism (EULAR) sowie international unter anderem vom American College of Rheumatology (ACR) und der Arthritis Foundation.

Kastanien finden darin übrigens keine explizite Erwähnung. Und sie werden speziellen Übungen, die extra für die Behandlung von Gelenkerkrankungen der Finger konzipiert wurden, sicherlich nicht den Rang ablaufen. Aber es spricht auf Grundlage der medizinischen Forschung einiges dafür, dass es sich lohnen könnte, Kastanien – oder andere kleine Dinge – bei sich zu tragen, um damit so viel wie möglich herumzuspielen. Denn das hält die Finger in Bewegung und die Schmerzen dadurch zumindest ein klein wenig in Schach.

**Take-home-Message**
*Kastanien in der Manteltasche haben keine direkte beziehungsweise pharmazeutische Wirkung. Durch die Bewegung der Finger beim Spielen mit ihnen können sie jedoch indirekt dazu beitragen, der Steifigkeit, den Schmerzen und den Bewegungseinschränkungen bei entzündlich-rheumatischen Krankheiten entgegenzuwirken.*

## «Die Alternativmedizin bietet gute Optionen für den Einstieg in die Welt der Rheumamedikamente»

**DER MYTHOS**
Die Diagnose *Rheuma* kann schon ein kleiner Schock sein. Wenn dann noch die anstehende Therapie zur Sprache kommt, keimen bei manchen Betroffenen mehr als nur leise Zweifel auf. Die klassische Medizin in allen Ehren, aber sie hat ja schließlich auch zwei große Schwächen, wie immer wieder zu hören ist. Zum einen schießt sie mit Kanonen auf Spatzen, zum anderen konzentriert sie sich eh nur auf die Symptombekämpfung. Die Alternativmedizin nimmt das Problem dagegen ganzheitlich in Angriff und packt die Ursachen an der Wurzel. Und das ganz ohne Nebenwirkungen. Man wäre ja dumm, wenn man es nicht zunächst einmal damit versuchen würde!

Insbesondere Patient:innen, die sich erstmalig mit der Diagnose einer entzündlich-rheumatischen Erkrankung konfrontiert sehen, tun sich schwer mit den Therapien, die ihnen hierfür empfohlen werden. Sofort werden Fragen laut: Warum muss es gleich so ein starkes Medikament sein? Wieso kommt anstelle des Chemie-Cocktails nicht auch etwas Pflanzliches infrage? Ein Krebsmedikament gegen *Rheuma* – das kann ja wohl unmöglich ernst gemeint sein? Bei einem Auto, so das Argument, tausche man ja auch nicht gleich den Motor aus, wenn es mal nicht anspringe, sondern versuche es zunächst einmal mit einzelnen Ersatzteilen.

Aber ist der defekte Motor eines Pkw wirklich mit dem Mechanismus vergleichbar, der entzündlich-rheumatische Krankheiten verursacht?

### ... und die Fakten dazu

Es ist absolut nachvollziehbar, dass Betroffene kein gesteigertes Interesse daran zeigen, ihre rheumatologische Erkrankung mit starken Medikamenten behandeln zu lassen, und Respekt vor den möglichen Nebenwirkungen haben. Auch wir Ärzt:innen wägen sorgsam ab, welche Therapie sinnvoll ist: Was ist bei dieser Person in dieser Situation zu stark, zu schwach oder eben genau richtig?

Dabei haben wir folgende – gemeinsame! – Ziele vor Augen:

- Die Therapie soll die akute Entzündung möglichst schnell und effektiv unterdrücken.
- Die Entzündung soll nicht nur kurzfristig, sondern dauerhaft unterdrückt werden, damit das Risiko für drohende Schädigungen des Körpers möglichst gering ist.
- Die Therapie soll eine Chance darauf eröffnen, sie bestenfalls mittel- bis langfristig wieder beenden zu können.

So durchdacht und fundiert der Therapievorschlag der behandelnden Ärzt:innen auch sein mag – er steht in direkter Konkurrenz zu den vielen gut gemeinten Tipps aus dem Familien-, Freundes-, Bekannten- und Kollegenkreis. Zusätzlich wird auch in den Medien ordentlich die Werbetrommel für allerlei Wundermittel gerührt, darunter Grünlippenmuschelextrakte, Murmeltieröl, Bienengiftsalbe, Weihrauchkapseln oder Fischölpräparate. Und in einigen Fernsehsendungen werben sogar Ärzt:innen dafür, es bei *Rheuma* doch ruhig erst einmal mit einer Ernährungsumstellung zu versuchen.

Als Rheumatologe mit jahrelanger Erfahrung kann ich zu all diesen Ratschlägen nur eins sagen: Nein! Nichts davon ist eine angemessene Therapieoption. Selbstverständlich spricht nichts gegen den Versuch, die rheumatologische Entzündung mit pflanzlichen Präparaten oder natürlichen Heilverfahren unter Kontrolle zu bekommen. Das Problem ist: Bei keiner der genannten Optionen konnte bisher ein Nachweis für ihre Wirksamkeit erbracht werden. Das gilt insbesondere für die Fähigkeit, die Krankheit zu stoppen und langfristige Schäden zu verhindern. Um den Spieß einmal umzudrehen: Der Vorteil liegt vermutlich weniger aufseiten der Patient:innen als vielmehr bei den Apotheker:innen und herstellenden Unternehmen.

Ob nun persönlich oder vom Hörensagen, vermutlich kennen wir alle jemanden, der oder die Loblieder auf solche alternativen Behandlungsmethoden singt. Trotzdem bleibt es eine Tatsache, dass die Wirksamkeit nicht über den Placebo-Effekt hinausgeht. Genauso wie bei all den anderen Schein-Medikamenten ohne jeglichen Wirkstoffgehalt, bei denen trotzdem etwa 10 bis 20 Prozent der Proband:innen überzeugt sind, dass sie ihnen geholfen haben. Das stimmt zwar, verdankt sich aber einzig und allein der positiven Erwartungshaltung. Das ist zwar nicht nichts, das Entscheidende ist jedoch: Was sich verbessert, ist lediglich das persönliche Empfinden – im Gegensatz zu den messbaren Entzündungswerten, die sich dadurch überhaupt nicht verändern.

Demgegenüber ist die Wirkung der Medikamente, die wir Rheumatolog:innen zur Behandlung empfehlen und einsetzen, in wissenschaftlichen Studien nachgewiesen worden. Die Chance, dass sie helfen, ist groß – während die Gefahr möglicher Nebenwirkungen im Vergleich dazu eher gering ist. Der Behandlungserfolg steht und fällt allerdings nachweislich mit dem Zeitpunkt, ab dem diese Medikamente eingenommen werden: Je früher sie eingesetzt werden, desto besser helfen sie – kurz-, mittel- und langfristig. Die Chancen, die Therapie in absehbarer Zeit wieder zu beenden, sinken erheblich, wenn ein und dasselbe Medikament nur drei Monate später zum Einsatz kommt.

Es ist also geradezu kontraproduktiv, erst einmal auf die rheumatologischen Medikamente zu verzichten. Denn beim Ausprobieren alternativer Methoden – die genau genommen keine Alternative sind, weil sie nicht wirken – passiert vor allem eins: Es geht kostbare Zeit für die Behandlung der Krankheit verloren, und das kann wohl kaum im Sinne der Betroffenen sein. Zumal Studien gezeigt haben, dass der frühe Einsatz der richtigen Medikamente einen schweren Verlauf entzündlich-rheumatischer Erkrankungen verhindern kann, und zwar auch bei Patient:innen, die bereits typische Symptome haben, aber noch nicht die Kriterien für die Diagnose der jeweiligen Erkrankung erfüllen: Beginnen Sie rechtzeitig mit der medikamentösen Therapie, dann trifft die Krankheit Sie seltener mit voller Wucht (vgl. «Eine Therapie braucht man bei *Rheuma* erst dann, wenn die Beschwerden nicht mehr auszuhalten sind»).

Es spricht aber natürlich nichts dagegen, bei der Behandlung zweigleisig zu fahren. Solange die empfohlene medikamentöse Therapie begonnen beziehungsweise fortgesetzt wird, kann man also gern versuchen, die Krankheitsaktivität – gleichzeitig, aber nicht stattdessen – mithilfe von Weihrauch oder Murmeltieröl zusätzlich in Schach zu halten. Das sollte allerdings immer in Rücksprache mit dem betreuenden Arzt oder der betreuenden Ärztin passieren. Denn es ist auch schon vorgekommen, dass erhöhte Leberwerte nicht etwa auf die rheumatologische Therapie, sondern auf den chinesischen Grüntee zurückzuführen waren. Ganz so harmlos, wie sie klingen, sind manche vermeintlich sanfte Alternativen nämlich auch wieder nicht.

Aber … könnten Patient:innen nicht einfach ausprobieren, ob es ihnen vielleicht doch hilft? Auch hier fällt meine Antwort eindeutig aus: Ja, Betroffene können solche Therapieformen, für die es keinerlei Beweise gibt, selbst an sich testen. Dann aber bitte mit folgenden Einschränkungen:

**Alternative Therapieoptionen ausprobieren – ein Leitfaden**

- Erwarten Sie bitte nicht, dass Ihre Ärzt:innen Ihnen zu einer solchen Behandlungsoption raten. Sie empfehlen Ihnen die Therapie, von der sie nach bestem Wissen und Gewissen überzeugt sind.
- Verzichten Sie nicht auf eine nachweislich wirksame Therapie zugunsten einer alternativen Methode. Und versuchen Sie deren Nutzen an möglichst objektiven Kriterien festzumachen: Anzahl der Rheumaschübe, Anzahl der geschwollenen Gelenke, Entzündungswerte oder Bedarf an Schmerzmedikamenten.
- Legen Sie gleich zu Beginn einen zeitlichen Horizont fest, innerhalb dessen Sie einen Effekt erwarten, und überprüfen Sie, ob dieser eintritt.
- Lassen Sie insbesondere bei sehr teuren Behandlungsoptionen ausreichend Skepsis walten, vor allem wenn der Preis ungewöhnlich hoch, der wissenschaftliche Nachweis aber eher dürftig ist. Das betrifft insbesondere kostenintensive Therapieoptionen, die sich gezielt an Betroffene mit entzündlich-rheumatischen Erkrankungen richten.

## Zusammenfassung

Der frühe Einsatz einer effektiven Therapie ist entscheidend für den positiven Verlauf entzündlich-rheumatischer Erkrankungen. Je später die Entzündung effektiv blockiert wird, desto schwieriger kann es werden, sie schnell und vor allem lang anhaltend zu unterdrücken.

Und die Medikamente, die wir Rheumatolog:innen empfehlen, entfalten nachweislich eine entsprechende Wirkung – was sämtliche alternativmedizinischen Ansätze, die in der Öffentlichkeit kursieren, leider nicht von sich behaupten können.

Es kann sich für Betroffene vielmehr als nachteilig erweisen, wenn sie die Chance verstreichen lassen, ihre entzündlich-rheumatische Erkrankung früh und dauerhaft unter Kontrolle zu bringen. Je früher eine adäquate medikamentöse Therapie beginnt, desto größer ist die Wahrscheinlichkeit, dass sie mittelfristig wieder beendet werden kann.

Alternativmedizinische Optionen sind aber nicht per se zu verteufeln. Wer darauf nicht verzichten möchte, kann sie natürlich trotzdem gern verwenden – aber bitte immer nur zusätzlich zur empfohlenen Therapie und nur in Absprache mit den behandelnden Ärzt:innen.

**Take-home-Message**

*Der Behandlungserfolg von entzündlich-rheumatischen Krankheiten hängt vom schnellen Einsatz der richtigen Therapie ab. Anstatt wertvolle Zeit mit angeblich sanften Alternativen zu vergeuden, sollten Medikamente zum Einsatz kommen, deren Wirksamkeit tatsächlich wissenschaftlich nachgewiesen wurde. Hausmittel oder Ähnliches sollten nur zusätzlich und in Absprache mit den behandelnden Ärzt:innen zum Einsatz kommen.*

## «Bei *Rheuma* kann man erst mal was mit Blutegeln machen»

### DER MYTHOS

Ein alternativmedizinisches Heilverfahren, das sich seit jeher großer Beliebtheit erfreut, ist die Blutegel-Therapie. Warum sollte man auch auf «Chemie» zurückgreifen, wenn es eine seit über tausend Jahren erprobte sanfte Behandlungsmöglichkeit gibt? Und wenn sogar ganz normale Ärzt:innen bei der Behandlung ihrer *Rheuma*-Patient:innen auf Blutegel setzen, dann spricht das doch wohl für sich selbst.

Seit Jahrtausenden sammeln Mediziner:innen Erfahrung mit der Blutegeltherapie: In Indien wurde sie seit etwa 500 v. Chr. und in Griechenland seit etwa 200 v. Chr. gezielt eingesetzt, um alle möglichen Erkrankungen zu behandeln: Bluthochdruck, Schmerzzustände und auch zahlreiche Gelenkerkrankungen – so ziemlich alles, was Menschen gesundheitlich zu schaffen macht. Auch in der arabischen und asiatischen traditionellen Medizin bedient man sich der kleinen Tiere schon seit Langem. Heute wird der sanfte und langsame Aderlass mithilfe von Blutegeln vor allem gepriesen, um Giftstoffe «auszuleiten» und gleichzeitig das Immunsystem anzuregen. Manch ein:e Kolleg:in aus der Naturheilpraxis lobt die Blutegel sogar als «natürliche Waffe» gegen jeglichen Gelenkschmerz. Doch lassen sich damit wirklich die versprochenen Erfolge erzielen?

### ... und die Fakten dazu

Mit 240 Zähnen gegen *Rheuma*: Medizinische Blutegel beißen sich mit ihren drei Kiefern an der Haut der Patient:innen fest und geben dort ihren Speichel ab, dem wahre Wunderkräfte zugeschrieben werden: Er soll nicht nur das Blut reinigen und das Immunsystem stärken können, sondern auch den Kreislauf von Blut und Lymphe fördern. Noch 2008 erschien in der *ÄrzteZeitung* eine Rezension über ein Buch von zehn Expert:innen zur Blutegeltherapie.

Zeit muss man für eine solche Blutegeltherapie aber laut der Kolleg:innen schon mitbringen – denn die Egel brauchen Ruhe, um ihre Arbeit zu verrichten. Andernfalls kann es passieren, dass sie sich mit ihrem Kiefer in der Haut verkeilen, Teile ihres Kiefers in der Wunde stecken bleiben oder sie sich vor lauter Stress in die Wunde übergeben, was wiederum zu Entzündungen führen kann. Man lässt die Tierchen also lieber in Ruhe zu Ende saugen. Das kann bis zu zwei Stunden dauern, weitere vier Stunden sollen Patient:innen nach der Prozedur ruhen, um Nachblutungen zu vermeiden.

Neulich erzählte mir ein neuer Patient, er könne sich glücklich schätzen, da er dank seiner langjährigen und regelmäßigen Bestellungen noch beliefert werde. Heutzutage habe man wegen der immer strengeren Regulierungen und Qualitätsstandards ja gar keine Chance mehr, in die Kundendateien der Lieferant:innen aufgenommen zu werden. Bei der anschließenden Untersuchung beschlich mich das Gefühl, dass man in den letzten zehn Jahren vielleicht doch auch mal über andere Therapiekonzepte hätte nachdenken sollen.

Nichtsdestotrotz: Zahlreiche wissenschaftliche Studien liefern Belege für eine mäßige bis starke Wirksamkeit. Insbesondere für Patient:innen mit Kniearthrosen konnte nachgewiesen werden, dass infolge einer Blutegeltherapie die Schmerzen geringer wurden und die Gelenksteifigkeit sowie weitere Funktionseinschränkungen abnahmen (vgl. Lauche et al. 2014). Gleichzeitig wurden nur wenige Nebenwirkungen beobachtet. Außerdem konnten bisher rund einhundert biologisch aktive Wirkstoffe im Speichel von Blutegeln identifiziert werden, die teilweise entzündungs- und gerinnungshemmend wirken. Von besonderem Interesse sind schließlich auch noch ihre anti-nozizeptiv wirkenden Substanzen, dank denen die Schmerzempfindlichkeit sich verringert.

Das Interesse der wissenschaftlichen Forschung zur Blutegeltherapie konzentriert sich eindeutig auf Schmerzerkrankungen. Tatsächlich erscheint alle paar Jahre eine neue Untersuchung hierzu, wobei in den meisten Fällen eine gewisse Skepsis angebracht ist. Einer der größten Kritikpunkte bei diesen Studien besteht darin, dass sie nicht doppel-blind durchgeführt werden – nur dann wissen nämlich weder die Teilnehmenden noch die Ärzt:innen, wer tatsächlich mit dem unvoreingenommen zu bewertenden Verfahren behandelt wird und wer nicht. Wird auf dieses zugegebenermaßen aufwendige Verfahren verzichtet, besteht die Gefahr, dass es durch – bewusste wie unbewusste – Erwartungshaltungen zu einer Verzerrung der Ergebnisse kommt.

Wissenschaftlich kontrollierte Studien zu entzündlich-rheumatischen Erkrankungen liegen bisher nicht vor. Sollten Sie dennoch mit der Blutegeltherapie liebäugeln und auf die Erfahrung der Heilkundler:innen vertrauen wollen: Nach allem, was wir über ihre Wirkweise wissen, ist die Blutegeltherapie in erster Linie schmerzstillend. Sie würde also bestenfalls die Schmerzen der entzündlich-rheumatischen Erkrankung abmildern, während die Entzündung davon unbeeindruckt und unkontrolliert bestehen bliebe. Ist das die Wirkung, die wir wirklich wollen? Eher nicht: Denn so steigt das Risiko, dass die Entzündung im Körper unbemerkt die Gelenkstrukturen angreift und damit zu womöglich nicht rückgängig zu machenden Gelenkveränderungen und Fehlfunktionen führt.

So gesehen ist auch eine Therapie mit Blutegeln nicht ganz so harmlos, wie sie scheint. Hinzu kommt, dass sie offenbar das Risiko für Zellulitis, eine Entzündung des Unterhautgewebes, sowie die Infektion mit Aeromons hydrophila, einem stäbchenförmigen Bakterium, mit sich bringt.

### Zusammenfassung

Die Blutegeltherapie mag seit Jahrtausenden angewendet werden, besonders erfolgreich scheint sie bei den entzündlich-rheumatischen Erkrankungen allerdings nicht gewesen zu sein – sonst hätte es vor der Ära der modernen Therapeutika nicht so viele Patient:innen mit Gelenkveränderungen und Funktionseinschränkungen gegeben.

Ernst zu nehmende wissenschaftliche Studien zur Wirksamkeit bei entzündlich-rheumatischen Erkrankungen liegen bis heute nicht vor. Daher kann aus Sicht der Rheumatolog:innen definitiv keine Empfehlung ausgesprochen werden. Ich selbst rate meinen Patient:innen nicht zu einer Therapie mit Blutegeln.

**Take-home-Message**
*Da der Einsatz von Blutegeln, wenn überhaupt, in erster Linie Schmerzen lindert, aber Entzündungen nicht bekämpft, stellt sie keine Alternative für die Behandlung entzündlich-rheumatischer Erkrankungen dar.*

## «Die Kraft der Gewürze – *Rheuma* lässt sich auch mit Weihrauch, Kreuzkümmel und Kurkuma heilen»

**DER MYTHOS**

Neben Gold und Myrrhe war auch Weihrauch eines der Geschenke von den Heiligen Drei Königen. Und es scheint, ebenso wie Kreuzkümmel und Kurkuma, gegen Entzündungen zu helfen – vor allem dann, wenn sie alle drei in Kombination eingenommen werden.
Ähnliche Wirkungen werden auch anderen Gewürzen zugeschrieben. So soll es bei Gelenkschmerzen helfen, wenn man sich täglich je eine Prise gemahlenen Kreuzkümmel, Muskat und Koriander mit etwas Speiseöl ins Essen rührt.

Vor allem Weihrauch, aber auch Kurkuma kommen in einzelnen Regionen der Welt traditionell sowohl als Medizin als auch im Rahmen religiöser Rituale zum Einsatz. Beiden Gewürzen hängt dank ihrer Verwendung als Heilkraut etwas Mystisches an.

Bei Weihrauch handelt es sich um den Gummiharz verschiedener Boswellia-Arten, einer Untergruppe der Balsambaumgewächse, die einzeln in schwer zugänglichem Gelände wachsen und Hunderte Jahre alt werden können. Kurkuma wiederum ist ein in Südostasien beheimatetes Ingwergewächs, dessen Wurzeln den Pflanzenstoff Curcumin enthalten. Es wäre geradezu perfekt, wenn diese beiden altbekannten und leicht esoterisch angehauchten Substanzen auch bei rheumatischen Entzündungen helfen würden.

Wie die drei Weisen aus dem Morgenland schätzen und empfehlen auch Gesundheitssendungen im Regionalfernsehen und etliche selbsternannte Expert:innen die «Arzneien mit Aroma» als natürliche Behandlungsoptionen – selbst Krebs lasse sich damit hemmen. Versucht man dann aber herauszubekommen, auf welcher Grundlage diese Empfehlungen beruhen, lässt sich kein einziger Literaturverweis zutage fördern: Es herrscht das Schweigen im Walde.

### … und die Fakten dazu

Eins muss man Kurkuma zugutehalten: Es gibt ein paar wenige kontrollierte wissenschaftliche Studien, die seine Wirkung untersucht haben. Bei den meisten stehen die nicht entzündlichen Gelenkerkrankungen, also Arthrosen, im Mittelpunkt des Interesses. Diese Studien finden hier ganz bewusst keine Berücksichtigung, da es sich bei Arthrosen nicht um entzündlich-rheumatische Erkrankungen handelt. Es gibt allerdings vereinzelt auch wissenschaftliche Studien, die sich mit der Wirkung von Kurkuma auf die Rheumatoide Arthritis auseinandersetzen und die kontrolliert randomisiert sowie doppel-blind durchgeführt wurden, also höchsten Standards genügen.

In einer Studie mit insgesamt 65 Teilnehmenden zeigte sich bei den 30 Patient:innen, die zusätzlich zur Standardtherapie mit Kurkuma behandelt wurden, gemessen an der Anzahl der geschwollenen und/oder schmerzenden Gelenke, ein mäßiger Effekt auf die Krankheitsaktivität. Anhand des zugrunde gelegten Bewertungssystems DAS-28, das 28 vordefinierte Gelenke berücksichtigt, wurde dieser Effekt allerdings als «nicht signifikant» eingestuft. Was im Wesentlichen bedeutet: Das tendenziell bessere Abschneiden von Kurkuma im Vergleich zum Placebo bewegte sich im Graubereich, sodass der Verdacht naheliegt, das Ergebnis hätte auch genauso gut andersherum ausgehen können und verdanke sich wohl eher dem Zufall (vgl. Javadi et al. 2019).

An einer weiteren Studie zu dem Thema nahmen insgesamt 24 Patient:innen mit Rheumatoider Arthritis teil: 12 von ihnen bekamen Kurkuma, die anderen 12 ein Placebo. In der dazugehörigen Publikation ist von statistisch signifikanten Veränderungen der klinischen Symptome, der Entzündungswerte und des Rheumafaktors die Rede (vgl. Amalraj et al. 2017). Die Ergebnisse wirken auf den ersten Blick überzeugend, machen auf den zweiten Blick allerdings stutzig: Sie fallen angesichts der geringen Fallzahl und des kurzen Beobachtungszeitraums ungewöhnlich deutlich aus.

Dass die entsprechenden Arbeitsgruppen auch vier beziehungsweise sechs Jahre später keine weiteren Untersuchungen veröffentlicht haben, die ihre Ergebnisse anhand größerer Patient:innengruppen bestätigten, sollte ebenfalls aufhorchen lassen. Jedes Krankenhaus, jede:r Forscher:in und insbesondere jeder pharmazeutische Hersteller wäre schließlich gut beraten, eine solch erfolgreiche Therapieoption, die nachweislich und wiederholt hervorragende Ergebnisse hervorgebracht hat, weiter zu verfolgen.

Untersuchungen zur Kombination diverser Gewürze – sei es Kreuzkümmel, Muskat und Koriander oder Weihrauch und Kurkuma – und ihrer Auswirkung auf irgendeine Krankheit habe ich in den Datenbanken zur wissenschaftlichen Literatur nicht finden können, also auch nicht in Bezug auf entzündlich-rheumatische Erkrankungen. Wenn man für eine solche Therapie zur besten Sendezeit offensiv die Werbetrommel rührt, sollte man eigentlich auch gute Argumente dafür in der Hinterhand haben.

Vielleicht schwirren in Ihrem Kopf gerade ein paar Fragen herum: Ist das nicht ganz schön engstirnig? Muss man denn für jede Therapieempfehlung gleich nach wissenschaftlichen Studien suchen? Selbst bei ein paar Gewürzen? Braucht es denn für alles immer gleich hieb- und stichfeste Beweise, damit es Patient:innen empfohlen werden kann? Warum reicht es denn nicht aus, dass offensichtlich viele Menschen positive Erfahrungen damit gemacht haben und im Grunde jede:r jemanden kennt, der oder die gute Erfahrungen damit gemacht hat?

Die Antwort – meine Antwort – darauf ist eindeutig: Medizinische Empfehlungen, insbesondere zu Therapien, sollten immer auf dem Boden der bestmöglich gesicherten Beweislage erfolgen. Eine Therapie kann Patient:innen umso mehr empfohlen werden, je eindeutiger in unabhängigen und handwerklich gut gemachten Studien gezeigt werden konnte, dass es eben kein Zufall ist, dass es unter der Therapie zu einer Besserung der Erkrankung gekommen ist. Das heißt: Die Therapie mit der besseren Studienlage ist derjenigen vorzuziehen, deren Beweislage dürftiger ist beziehungsweise sogar ganz fehlt.

Es mag banal klingen, aber das Bessere ist nun mal der Feind des Guten. Gäbe es keine Beweise, dass irgendeine der existierenden Therapieformen hilfreich ist – sicher, dann hätten alle Therapien und Gewürze dieser Welt die gleiche Daseinsberechtigung und man könnte Patient:innen mit entzündlich-rheumatischen Erkrankungen das eine genauso gut empfehlen wie das andere. Die Realität sieht jedoch anders aus: Es gibt Therapien, die nach objektiven Kriterien effektiv sind, und solche, die es deutlich weniger oder offensichtlich nicht sind – deshalb sind die bewiesenermaßen wirksamen Therapien zu bevorzugen.

## Zusammenfassung

Gewürzen werden seit Jahrtausenden Heilkräfte nachgesagt. Nicht ganz unberechtigterweise: Es gibt Studien, die für bestimmte Gewürze zum Beispiel einen gewissen schmerzstillenden beziehungsweise entzündungshemmenden Effekt nachweisen können. Diese beziehen sich aber im Wesentlichen auf Arthrosen, die nicht zu den entzündlich-rheumatischen Erkrankungen gehören.

Für die rheumatischen Erkrankungen konnte bis heute kein Nachweis erbracht werden, dass sie sich durch Weihrauch und Kurkuma beziehungsweise Kreuzkümmel, Muskat und Koriander – ob nun einzeln oder in welcher Kombination auch immer – sinnvoll behandeln lassen. Das bleibt allein den medizinisch erprobten Therapien vorbehalten.

**Take-home-Message**

*Gewürze können sich positiv auf die Gesundheit auswirken. Allerdings existiert kein Nachweis dafür, dass sie sich auch für die Behandlung der entzündlich-rheumatischen Erkrankungen eignen. Weihrauch, Kurkuma & Co. sollten daher allenfalls begleitend zum Einsatz kommen.*

## «Biologische Medikamente sind natürlich immer weniger riskant als chemische Therapien»

**DER MYTHOS**

In der Vorstellung vieler Patient:innen sind biologische Medikamente den chemischen Präparaten immer vorzuziehen, weil Letztere etliche Nebenwirkungen haben, die häufig genug den positiven Effekt übersteigen. Biologische Medikamente verheißen dagegen eine sanfte und irgendwie ganzheitliche Wirkweise. Ganz ohne Nebenwirkungen, versteht sich.

Biologie ist Leben, und was könnte besser für unsere Gesundheit sein als die Kraft der Natur, der wir entstammen? Für viele Patient:innen mit einer entzündlich-rheumatischen Erkrankung liegt eins ganz klar auf der Hand: biologische Medikamente gut, chemische Präparate schlecht.

Das mag auf den ersten Blick logisch erscheinen, und selbst für Menschen, die ansonsten nicht in Schwarz-Weiß-Kategorien, in Entweder-oder denken, könnte der Gegensatz nicht offensichtlicher erscheinen. Aber sind Biologika tatsächlich immer besser, sanfter und frei von unerwünschten Nebenwirkungen?

### ... und die Fakten dazu

Biologische Medikamente sind weder «grün», noch wachsen sie am Baum. Die als Biologika bezeichnete Medikamentengruppe – die Einzahl lautet Biologikum – ist seit 1994 in den USA und seit 1999 in Europa zugelassen. Und man könnte fast unterstellen, es sei ein kluger Marketing-Schachzug gewesen, diesen Namen zu wählen, da zu erwarten war, dass sich allein dadurch die Akzeptanz der Patient:innen deutlich erhöhen würde.

Das «Bio» in Biologika beziehungsweise Biopharmazeutika kommt daher, dass es sich dabei um Arzneistoffe handelt, die in hochkomplexen biotechnologischen Verfahren hergestellt werden – was im Übrigen auch die hohen Preise erklärt. Genauer gesagt: Organismen werden gentechnisch so verändert, dass sie sogenannte monoklonale Antikörper produzieren. Und diese lassen sich ausgesprochen effektiv für die Behandlung sowohl von Tumorerkrankungen als auch von entzündlich-rheumatischen Erkrankungen einsetzen.

Diese monoklonalen Antikörper sehen aus wie unsere eigenen Antikörper, mit denen unser Immunsystem Bakterien und Viren abwehrt. Sie sind fast identisch mit unseren eigenen Antikörpern, mit dem einen Unterschied, dass sie gewissermaßen mit speziellen Aufträgen betraut sind: Im Fall der entzündlich-rheumatischen Erkrankungen sind sie darauf ausgerichtet, in das Immunsystem einzugreifen und entweder Entzündungszellen in ihrem aggressiven Verhalten zu hemmen oder die Botenstoffe zu blockieren, mit denen die Entzündungszellen sich gegenseitig anstacheln.

Zu den Biologika zählen unter anderem die TNF-α-Blocker, die eben den Botenstoff TNF-α an seiner Wirkung hindern. Im Vorfeld der pharmazeutischen Entwicklung hatte sich gezeigt, dass TNF-α bei vielen Entzündungserkrankungen eine wesentliche Rolle spielt, sowohl bei der Entstehung (Pathogenese) als auch beim dauerhaften Fortbestehen (Persistenz) der Entzündung. TNF-α zählt – so wie zum Beispiel auch die Interleukine IL-1, IL-6, IL-12 – zu den entzündungsfördernden Botenstoffen, auch bekannt als pro-inflammatorische Zytokine. Diese steuern die Kommunikation zwischen den Zellen, also auch zwischen den Entzündungszellen, zu denen etwa die T- und B-Lymphozyten zählen. Die eigentliche Ursache von Autoimmunerkrankungen wie den entzündlich-rheumatischen Erkrankungen besteht unter anderem in einem Kommunikationsfehler zwischen diesen Entzündungszellen (vgl. Mateen et al. 2016). Blockiert man die

Botenstoffe oder auch die Zellen, lässt sich damit oft auch die überschießende Entzündung eindämmen.

Hier schlug die Stunde der monoklonalen Antikörper. Das Konzept, Antikörper so zu «programmieren», dass sie die Kommunikationsfehler gezielt reparieren, war geradezu revolutionär und führte zu der Entwicklung des ersten Antikörper-Medikaments Infliximab. Hierbei handelt es sich um einen TNF-α-Blocker, der noch heute sowohl in der Rheumatologie als auch in der Gastroenterologie und der Dermatologie bei Entzündungserkrankungen eingesetzt wird. Die Entwickler:innen der Methode und des Medikamentes erhielten hierfür im Jahr 2018 den Nobelpreis für Chemie.

Im weiteren Verlauf wurde die Therapie mit monoklonalen Antikörpern weiterentwickelt und für sämtliche rheumatologische Erkrankungsgruppen angepasst, darunter:

- Arthritiden (vgl. Baeten et al. 2015; vgl. Ruperto et al. 2012; De Benedetti 2012),
- Kollagenosen (vgl. Morand et al. 2020; Wallace et al. 2002),
- Vaskulitiden (vgl. Stone et al. 2017; Wechsler et al. 2017; Specks et al. 2013).

Damit wurde die Behandlung von Patient:innen mit entzündlich-rheumatischen Erkrankungen in zuvor unvorstellbare Sphären katapultiert. Die früheren, «krankheitsmodifizierenden Antirheumatika» (engl. *disease modifying anti-rheumatic drugs*, DMARDs) konnten häufig nur das Schlimmste verhindern. Doch mithilfe der monoklonalen Antikörper war es erstmals möglich, die Krankheit bei einer größeren Zahl von Patient:innen nicht nur zu beeinflussen, sondern tatsächlich zu stoppen. Und richtig eingesetzt, eröffnete sich zum ersten Mal die Chance, die Therapie nach einer gewissen Zeit sogar wieder absetzen zu können, ohne dass die entzündlich-rheumatischen Erkrankungen sofort wieder aufflammten. Dieser als Remission beschriebene Zustand der

Krankheitsaktivität ist die Bedingung für die angestrebte Therapiedeeskalation, also die schrittweise Reduzierung der Medikamente, deren Ziel letztlich die Beendigung der Therapie nach einiger Zeit ist (vgl. Allaart et al. 2013; Aguilar-Lozano 2013). Bei anderen Erkrankungen hat der Einsatz von Biologika dazu geführt, dass Patient:innen viel weniger oder seltener Cortison oder andere chemische Medikamente (zum Beispiel Cyclophosphamid) einnehmen müssen.

Biologika punkten im Wesentlichen damit, dass sie bei vergleichsweise geringem Risiko für Nebenwirkungen besser wirken – das heißt aber nicht, dass sie ganz ohne Nebenwirkungen auskommen. Die können es nämlich auch hier in sich haben und ganz schön gefährlich sein. Zwar spielen Unverträglichkeiten wie Übelkeit, Durchfall oder Haarausfall – mit denen bei den anderen rheumatologischen Therapien zu rechnen ist – keine große Rolle, dafür stehen drohende Infektionen im Vordergrund (vgl. Redeker et al. 2022; Richter 2016; Listing et al. 2013).

Das deutsche Register zur Langzeitbeobachtung der Biologika-Therapie bei Rheumatoider Arthritis (RABBIT) erhebt die Sicherheit nicht nur der biologischen, sondern auch der anderen innovativen Therapiekonzepte. Auf Basis der bisher gesammelten Daten konnte eine Formel entwickelt werden, mit der sich die Wahrscheinlichkeit errechnen lässt, mit der ein:e Patient:in innerhalb der folgenden zwölf Monate einen schwerwiegenden Infekt erleiden wird. Die Formel berücksichtigt neben der jeweiligen Form der rheumatologischen Therapie das persönliche Alter sowie die individuelle Cortison-Dosis sowie Begleiterkrankungen wie schwere Lungen- oder Nierenerkrankungen. Hierbei zeichnet sich ab, was sich auch in diversen Studien beobachten lässt: Das Risiko einer Infektion ist unter einer biologischen Therapie bis zu doppelt so hoch wie unter der chemischen Therapie. Wer das für sich selbst einmal ausrechnen möchte, kann das unter dieser Web-Adresse tun: https://biologika-register.de/rabbit/risikoscore-fuer-infektionen/ (vgl. auch Tabelle 1).

Aber Achtung! Ein wichtiges Detail sollte dabei nicht übersehen werden: Die bessere Kontrolle der entzündlich-rheumatischen Erkrankung dank eines Biologikums erlaubt eine signifikante Einsparung der begleitenden Cortisontherapie. Was nicht zu unterschätzen ist, weil Cortison nicht nur der größte Risikofaktor für schwere Infektionen ist, sondern das Risiko auch noch mit zunehmender Menge und Dauer der Einnahme steigt. Berücksichtigt man, dass unter der Biologika-Therapie erheblich weniger Cortison eingenommen werden muss, dann zeigt sich allerdings ein erfreulicher Effekt: Unter dem Strich betrachtet, liegt das Infektionsrisiko einer Biologika-Therapie niedriger als das einer chemischen Therapie, wenn dadurch die Menge an täglichem Cortison eingespart werden kann.

| Wahrscheinlichkeit, innerhalb der nächsten 12 Monate eine schwerwiegende Infektion zu erleiden | | |
|---|---|---|
| | unter chemischen Therapien | unter biologischen Therapien |
| bei weniger als 7,5 mg Kortison pro Tag | 1,30 % | 2,35 % |
| bei mehr als 15 mg Kortison pro Tag | 5,10 % | 8,70 % |

**Tabelle 1: Beispielrechnung des Infektionsrisikos nach RABBIT-Infektionsscore**

Biologika sind also weder Allheilmittel noch der letzte Ausweg. Die große Herausforderung besteht vielmehr darin, den für die Patientin oder den Patienten perfekten Zeitpunkt zu identifizieren, ab dem der Einsatz von Biologika eine bessere Nutzen-Risiko-Bilanz aufweist als die chemische Therapie. Eine Frage, die zwar in den letzten Jahren verstärkt in den Mittelpunkt der Forschung gerückt ist, auf die wir aber noch keine endgültigen Antworten haben.

## Zusammenfassung

Die Bewertung «biologisch = gut und chemisch = schlecht» greift in Bezug auf die rheumatologischen Therapien zu kurz. Die Wirksamkeit der Biologika ist überzeugend, womit sie den chemischen Therapieoptionen häufig überlegen sind. Das erhöhte Infektionsrisiko, das von Biologika ausgeht, sollte bei der Abwägung für oder gegen eine solche Therapie allerdings nicht außer Acht gelassen werden. Das ist auch der Grund, warum nicht jede:r Patient:in heute nach der Diagnosestellung einfach ein biologisches Medikament empfohlen bekommt. Nicht nur der hohe Preis schreckt Ärzt:innen ab, sondern eben auch die größere Gefahr einer Infektion. Viele entzündlich-rheumatische Erkrankungen lassen sich auch mit weniger Risiko gut unter Kontrolle bekommen, nämlich mit den althergebrachten chemischen Medikamenten.

**Take-home-Message**

*Biologika sind weder sanft noch natürlichen Ursprungs, sondern biotechnologisch hergestellte Medikamente. Alles in allem sind Biologika den chemischen Therapien dann überlegen, wenn sie eine bessere Entzündungskontrolle erreichen und es ermöglichen, Cortison einzusparen. Die Verringerung des Cortisonbedarfs geht dabei direkt mit der Verringerung des Infektionsrisikos einher. Trotzdem kann im Einzelfall ein chemisches Medikament sinnvoller sein.*

# Schlusswort

Es ist durchaus verständlich, dass man erst einmal schlucken muss, wenn man sich mit einer entzündlich-rheumatischen Erkrankung konfrontiert sieht. Aber es gibt keinen Grund, den Kopf hängen zu lassen. Bei einer frühzeitigen Diagnose und entschlossenem Handeln stehen Ihnen heute viele wissenschaftlich erforschte und nachweislich wirksame Therapiekonzepte zur Verfügung. Außerdem können Sie selbst viel dazu beitragen, Ihre entzündlich-rheumatische Erkrankung unter Kontrolle zu bringen beziehungsweise zu halten. Hier noch einmal die allerwichtigsten grundsätzlichen Tipps auf einen Blick:

**6 Tipps für Menschen mit einer entzündlich-rheumatischen Erkrankung**

1. **Reagieren Sie schnell!** Bei Verdacht auf eine entzündlich-rheumatische Erkrankung ist zügiges und entschlossenes Handeln gefragt. Dann je früher die Diagnose feststeht und die entsprechende Therapie beginnt, desto besser stehen die Chancen, dass die Krankheit unter Kontrolle gebracht wird. Im besten Fall kann sogar im weiteren Verlauf die medikamentöse Therapie wieder abgesetzt werden.
2. **Wissen ist Macht!** Informieren Sie sich anhand seriöser Quellen über Ihre Erkrankung und die therapeutischen Möglichkeiten. Fragen Sie Ihre Ärzt:innen, welche Erkrankung Sie haben, welche Therapie sie Ihnen empfehlen und ob es sinnvolle alternative Optionen gibt. Denken Sie in Ruhe darüber nach und stellen Sie beim nächsten Besuch in der Sprechstunde die Fragen, die aus Ihrer Sicht noch nicht ausreichend beantwortet wurden.
3. **Vertrauen Sie auf das Fachwissen und die langjährige Erfahrung der Ärzt:innen!** Haben Sie sich für einen gemein-

samen Weg entschieden, dann befolgen Sie die Therapieempfehlungen. Die Medikamente, die Ihnen verschrieben werden, spielen die Schlüsselrolle in den bewährten Therapien zur Behandlung Ihrer Krankheit: Sie haben in wissenschaftlichen Studien nachweislich die beste Relation von Wirkung und Nebenwirkung und sind für Sie in Ihrer aktuellen Situation daher die sinnvollste Option. Doch die besten Medikamente und Therapien können nur wirken, wenn sie wie vorgesehen angewendet werden.

4. **Entwickeln Sie Selbstwirksamkeit!** Es gibt Zeiten, in denen man an den Medikamenten schlicht und ergreifend nicht vorbeikommt – was aber nicht heißt, dass man nicht selbst etwas tun könnte, um die Krankheit in Schach zu halten: Essen Sie gesund, machen Sie regelmäßig Sport, achten Sie auf Ihr Gewicht, trinken Sie Alkohol allenfalls in Maßen, hören Sie mit dem Rauchen auf, und nehmen Sie, so es Ihre Krankheit erlaubt, am Berufsleben teil. Das hat einen einfachen Hintergrund: Je besser Ihre allgemeine Verfassung, desto besser auch die Prognose für den Krankheitsverlauf.
5. **Geben Sie sich nicht selbst die Schuld!** Entzündlich-rheumatische Erkrankungen sind Autoimmunkrankheiten, von denen wir bis heute zwar einige Risikofaktoren kennen, nicht aber die genauen Auslösemechanismen. Was viel besser bekannt ist, sind die therapeutischen Maßnahmen, die gut dagegen wirken. Nutzen Sie Ihre Energie lieber dafür, die Ihnen empfohlenen Therapien und Behandlungsverfahren bestmöglich umzusetzen, anstatt sich zu grämen oder womöglich mit unnötigen und nutzlosen Selbstvorwürfen zu belasten.
6. **Bleiben Sie realistisch – und lassen Sie sich nicht entmutigen!** Verstehen Sie Ihre entzündlich-rheumatische Erkrankung als das, was sie ist: eine Krankheit, die sich womöglich nicht

heilen lässt, mit der Sie aber in den meisten Fällen dank einer bestmöglich darauf abgestimmten Therapie mehr oder weniger normal leben können. Auch wenn die typischen Beschwerden Sie vermutlich immer mal wieder heimsuchen werden und gerade in Phasen eines Schubs mit größeren Einschränkungen zu rechnen ist – alles in allem können und sollten Sie der Krankheit auf gar keinen Fall die Deutungshoheit über Ihr Leben überlassen.

Keine Frage, das alles ist viel leichter gesagt als getan. Aber keine Angst, das ist auch allen bewusst, die persönlich oder beruflich mit den Herausforderungen zu tun haben, die mit entzündlich-rheumatischen Erkrankungen einhergehen. Daher gilt für die genannten «6 Tipps» selbstverständlich: Versuchen Sie Ihr Bestes – für sich und für Ihren Körper! Nicht mehr und nicht weniger. Und vergessen Sie dabei nie – wir Rheumatolog:innen, Ärzt:innen und sonstiges medizinisches Fachpersonal stehen Ihnen jederzeit unterstützend mit Rat und Tat zur Seite.

Ich hoffe sehr, dass Ihnen das Hintergrundwissen aus diesem Buch bei der Orientierung hilft und Sie wie ein Kompass durch den Dschungel aus Mythen führt, die sich um die entzündlich-rheumatischen Erkrankungen ranken. Damit Sie Ihrer rheumatischen Erkrankung so gut es geht die Stirn bieten können.

Alles Gute für diesen Weg!

# Dank

Dieses Buch ist zwar die Summe vieler Zufälle, dennoch absolut bewusst und aus meiner Sicht gerechtfertigterweise geschrieben und erfreulicherweise auch veröffentlicht worden. Der Dank geht an alle, die direkt und indirekt an der Entstehung beteiligt waren.

Alles fing damit an, dass eine meiner Patient:innen auf die Idee kam, ich könne doch mal all die Erklärungen aus der Visite zusammenschreiben: die vielen Informationen so rüberbringen, dass sie verständlich und jederzeit wieder abrufbar wären. Wie der Zufall es wollte, arbeitet meine Patientin bei einem Verlag, Sie ahnen es, dem Rowohlt Verlag.

Mein Dank gilt der Redaktion und insbesondere Ana González y Fandiño, die als erfahrene Autorin bereits zahlreiche populärwissenschaftliche Bücher geschrieben und mich maßgeblich beim Verfassen dieses Buches unterstützt hat. Ihre Erfahrung und besonnene Art sowie die Fähigkeit, komplizierte Zusammenhänge einfach darzustellen, haben das Buch von Anfang bis Ende geprägt. Die Zusammenarbeit hätte nicht besser sein können.

Ebenfalls, auch wenn nicht im direkten Zusammenhang mit dem Buch, ist mein Mentor und ehemaliger Ausbilder Prof. Dr. Wolfgang Gross zu nennen. Als Wissenschaftler und Kliniker von internationalem Ruf hat er zwar mit populärwissenschaftlichen Veröffentlichungen zu seiner Zeit wenig im Sinn gehabt, mich aber letztlich doch derartig in Bezug auf die Rheumatologie und Immunologie geprägt, dass ich ohne ihn nicht stünde, wo ich heute stehe.

Vor allem aber danke ich meiner einzigartigen Ehefrau und Familie, die mich auf meinem beruflichen und privaten Weg nun schon seit einigen Jahrzehnten begleiten, dabei grenzenlos unterstützen, motivieren und mir Freiräume schaffen. Sosehr ich mich für die Medizin begeistern kann, noch erfüllender ist das Leben in meiner Familie.

# Quellenangaben

## Allgemeine Mythen

### «*Rheuma* ist eine Volkskrankheit»

Albrecht K, Binder S, Minden K, Poddubnyy D, Regierer AC, Strangfeld A, Callhoff J (2023): Systematic review to estimate the prevalence of inflammatory rheumatic diseases in Germany. *Zeitschrift für Rheumatologie.* 7. Februar 2023. DOI: 10.1007/s00393-022-01302-5

Cross M et al. (2014): Global burden of disease study. *Annals of the Rheumatic Diseases*, Band 73, Ausgabe 7, Seiten 1323–30. DOI: 10.1136/annrheumdis-2013-204763

Deutsche Gesellschaft für Rheumatologie e.V. (Hrsg., 2021): *Rheuma* in Zahlen. Betroffene Menschen in Deutschland. Link ohne DOI: https://dgrh.de/Start/DGRh/Presse/Daten-und-Fakten/*Rheuma*-in-Zahlen.html

Fuchs J, Kuhnert R, Scheidt-Nave C (2017): 12-Monats-Prävalenz von Arthrose in Deutschland. *Journal of Health Monitoring*, Band 2, Ausgabe 3, Seiten 55–60. DOI: 10.17886/RKI-GBE-2017-054

Robert Koch-Institut (RKI) (Hrsg., 2012): Daten und Fakten: Ergebnisse der Studie «Gesundheit in Deutschland aktuell 2010». ISBN: 978-3-89606-213-0

Zink A, Albrecht K (2015): Wie häufig sind muskuloskeletale Erkrankungen in Deutschland? *Zeitschrift für Rheumatologie*, Band 75, Ausgabe 4, Seiten 346–353. DOI: 10.1007/s00393-016-0094-2

### «*Rheuma*? Da kann man leider nichts machen.»

Aletaha D, Eberl G, Nell V P K, Machold K P, Smolen J S (2002): Practical progress in realisation of early diagnosis and treatment of patients with suspected rheumatoid arthritis: results from two matched questionnaires within three years. *Annals of the Rheumatic Diseases*, Band 61, Ausgabe 7, Seiten 630–634. DOI: 10.1136/ard.61.7.630

Detert J, Bastian H, Listing J, Weiß A, Wassenberg S, Liebhaber A, Rockwitz K, Alten R, Krüger K, Rau R, Simon C, Gremmelsbacher E, Braun T, Marsmann F, Höhne-Zimmer V, Egerer K, Buttgereit F, Burmester G-R (2013): Induction therapy with adalimumab plus methotrexate for 24 weeks followed by methotrexate monotherapy up to week 48 versus methotrexate therapy alone for DMARD-naive patients with early rheumatoid arthritis: HIT HARD, an investigator-initiated study. *Annals of the Rheumatic Diseases*, Band 72, Ausgabe 6, Seiten 844–850. DOI: 10.1136/annrheumdis-2012-201612

### «*Rheuma* ist unheilbar, und im Normalfall werden eh nur die Symptome behandelt»

Studenic P, Aletaha D, de Wit M, Stamm TA, Alasti F, Lacaille D, Smolen JS, Felson DT (2023): American College of Rheumatology/EULAR remission criteria for rheumatoid arthritis: 2022 revision. *Annals of the Rheumatic Diseases*, Band 82, Ausgabe 1, Seiten 74–80. DOI: 10.1136/ard-2022-223413

Ugarte-Gil MF, Hanly J, Urowitz M, Gordon C, Bae SC, Romero-Diaz J, Sanchez-Guerrero J, Bernatsky S, Clarke AE, J Wallace D, Isenberg DA, Rahman A, Merrill JT, Fortin PR, Gladman DD, Bruce IN, Petri M, Ginzler EM, Dooley MA, Ramsey-Goldman R, Manzi S, Jönsen A, van Vollenhoven RF, Aranow C, Mackay M, Ruiz-Irastorza G, Lim S, Inanc M, Kalunian K, Jacobsen S, Peschken C, Kamen DL, Askanase A, Pons-Estel BA, Alarcón GS (2022): Remission and low disease activity (LDA) prevent damage accrual in patients with systemic lupus erythematosus: results from the Systemic Lupus International Collaborating Clinics (SLICC) inception cohort. *Annals of the Rheumatic Diseases*, Band 81, Ausgabe 11, Seiten 1541–1548. DOI: 10.1136/ard-2022-222487

Fernández-Carballido C, Collantes-Estévez E, Gratacós J, Juanola X, Zarco P (2021): Remission in axial spondyloarthritis: Developing a consensus definition. *Reumatología Clínica (English Edition)*, Band 17, Ausgabe 7, Seiten 380–387. DOI: 10.1016/j.reumae.2020.01.008

### Morgensteifigkeit ist ein sicheres Zeichen für *Rheuma*

Arnbak B, Jurik AG, Jensen TS, Manniche C (2018): «Association Between Inflammatory Back Pain Characteristics and Magnetic Resonance Imaging Findings in the Spine and Sacroiliac Joints». *Arthritis care & research*, Band 70, Ausgabe 2, Seiten 244–251. DOI: 10.1002/acr.23259

Hazes JM, Hayton R, Silman AJ (1993): «A reevaluation of the symptom of morning stiffness». *The Journal of rheumatology*, Band 20, Ausgabe 7, Seiten 1138–1142. PMID: 8371206

van Nies JA, Alves C, Radix-Bloemen AL et al. (2015): «Reappraisal of the diagnostic and prognostic value of morning stiffness in arthralgia and early arthritis: results from the Groningen EARC, Leiden EARC,

ESPOIR, Leiden EAC and REACH». *Arthritis research & therapy*, Band 17, Ausgabe 1, Seite 108. DOI: 10.1186/s13075-015-0616-3

Sokka T, Mäkinen H, Hannonen P, Pincus T (2007): «Most people over age 50 in the general population do not meet ACR remission criteria or OMERACT minimal disease activity criteria for rheumatoid arthritis». *Rheumatology (Oxford)*, Band 46, Ausgabe 6, Seiten 1020–1023. DOI: 10.1093/rheumatology/kem051

Westhoff G, Buttgereit F, Gromnica-Ihle E, Zink A (2008): «Morning stiffness and its influence on early retirement in patients with recent onset rheumatoid arthritis». *Rheumatology (Oxford)*, Band 47, Ausgabe 7, Seiten 980–984. DOI: 10.1093/rheumatology/ken137

Yazici Y, Erkan D, Peterson MG, Kagen LJ (2001): «Morning stiffness: how common is it and does it correlate with physician and patient global assessment of disease activity?». *The Journal of rheumatology*, Band 28, Ausgabe 6, Seiten 1468–1469, PMID: 11409149

Yazici Y, Pincus T, Kautiainen H, Sokka T (2004): «Morning stiffness in patients with early rheumatoid arthritis is associated more strongly with functional disability than with joint swelling and erythrocyte sedimentation rate». *The Journal of rheumatology*, Band 31, Ausgabe 17, Seiten 23–6. PMID: 15338490

### «Bei *Rheuma* muss erst mal eine neue Matratze her!»

Caggiari G, Talesa GR, Toro G, Jannelli E, Monteleone G, Puddu L (2021): What type of mattress should be chosen to avoid back pain and improve sleep quality? Review of the literature. *Journal of Orthopaedics and Traumatology*, Band 22, Ausgabe 1, Seite 51. DOI: 10.1186/s10195-021-00616-5

Penzel T, RKI (Hrsg., 2005): Schlafstörungen. *Gesundheitsberichterstattung des Bundes*, Ausgabe 27. ISBN: 978-3-89606-159-1

Saidi O, Rochette E, Bourdier P, Ratel S, Merlin E, Pereira B, Duché P (2022): Sleep in children and adolescents with juvenile idiopathic arthritis: a systematic review and meta-analysis of case-control studies. *Sleep*, Band 45, Ausgabe 2, Seiten zsab233. DOI: 10.1093/sleep/zsab233

Thakur B, Pathak M, Singh P, Padhan P (2021): Prevalence of obstructive sleep apnea among patients with rheumatoid arthritis and its association with age and body mass index: A systematic review and meta-analysis. *International Journal of Rheumatic Diseases*, Band 24, Ausgabe 11, Seiten 1354–1361. DOI: 10.1111/1756-185X.14178

**«Ist der Rheumafaktor negativ, ist es kein auch Rheuma»**

Aggarwal A (2014): Role of autoantibody testing. *Best Practice & Research Clinical Rheumatology*, Band 28, Ausgabe 6, Seiten 907–920. DOI: 10.1016/j.berh.2015.04.010

Griesmacher A, Peichl P (2001): Autoantibodies associated with rheumatic diseases. *Clinical Chemistry and Laboratory Medicine*, Band 39, Ausgabe 3, Seiten 189–208. DOI: 10.1515/CCLM.2001.031

Shmerling RH, Delbanco TL (1992): How useful is the rheumatoid factor? An analysis of sensitivity, specificity, and predictive value. *Archives of Internal Medicine*, Band 152, Ausgabe 12, Seiten 2417–2420. PMID: 1456851

**«Wer *Rheuma* hat, sollte sich schonen»**

Arbeitsgemeinschaft der Wissenschaftlichen Medizinischen Fachgesellschaften (AWMF) e.V. (2019): S3-Leitlinie Management der frühen rheumatoiden Arthritis, Link ohne DOI: https://register.awmf.org/de/leitlinien/detail/060002

Mayoux Benhamou MA (2007): Reconditioning in patients with rheumatoid arthritis, *Annales de Réadaptation et de Médecine Physique*, Band 50, Ausgabe 6, Seiten 382–385. DOI: 10.1016/j.annrmp.2007.03.023

Pfaff EM, Derad I, Feldkamp T, Nitschke M, Görg S, Ziemann M (2021): Appearance of new CDC-reactive antibodies in patients waiting for kidney transplantation, *Transplant Immunology*, Band 69, Seite 101449. DOI: 10.1016/j.trim.2021.101449

Rausch Osthoff AK, Niedermann K, Braun J, Adams J, Brodin N, Dagfinrud H, Duruoz T, Appel Esbensen B, Günther KP, Hurkmans E, Bogh Juhl C, Kennedy N, Kiltz U, Knittle K, Nurmohamed M, Pais S, Severijns G, Swinnen TS, Ptsillidou IA, Warburton L, Yankov Z, Vliet Vlieland TPM (2018): 2018 EULAR recommendations for physical activity in people with inflammatory arthritis and osteoarthritis, *Annals of the Rheumatic Diseases*, Band 77, Ausgabe 9, Seiten 1251–1250. DOI: 10.1136/annrheumdis-2018–213585

**«Kein Zwicken, kein Zwacken, also auch kein Rheumaschub»**

keine Quellen

**«Kinderwunsch bei *Rheuma* – ist das nicht völlig unrealistisch?»**

Fischer-Betz R & Späthling-Mestekemper S (2020): Schwangerschaft bei rheumatischen Erkrankungen. Pregnancy and rheumatic diseases. *Zeitschrift für Rheumatologie*, Band 79, Ausgabe 1, Seiten 55–73. DOI: 10.1007/s00393-019-00736-8

**«*Rheuma* und Herzinfarkt – das sind zwei völlig verschiedene Paar Schuhe»**

Johnson TM, Sayles HR, Baker JF, George MD, Roul P, Zheng C, Sauer BC, Liao KP, Anderson DR, Mikuls TR, England BR (2021): Investigating changes in disease activity as a mediator of cardiovascular risk reduction with methotrexate use in rheumatoid arthritis. *Annals of the Rheumatic Diseases*, Band 80, Ausgabe 11, Seiten 1385–1392, DOI: 10.1136/annrheumdis-2021-220125

Ozisler D, Kaplanoglu H, Sandikci SC, Ozisler Z (2022): Evaluation of subclinical atherosclerosis by ultrasound radiofrequency data technology in patients with psoriatic arthritis. *Revista da Associação Médica Brasileira*, Band 68, Ausgabe 12, 1645–1650, DOI: 10.1590/1806-9282.20220416

Ridker PM, Everett BM, Thuren T, MacFadyen JG, Chang WH, Ballantyne C, Fonseca F, Nicolau J, Koenig W, Anker SD, Kastelein JJP, Cornel JH, Pais P, Pella D, Genest J, Cifkova R, Lorenzatti A, Forster T, Kobalava Z, Vida-Simiti L, Flather M, Shimokawa H, Ogawa H, Dellborg M, Rossi PRF, Troquay RPT, Libby P, Glynn RJ, CANTOS Trial Group (2017): Antiinflammatory Therapy with Canakinumab for Atherosclerotic Disease. *New England Journal of Medicine*, Band 377, Ausgabe 12, Seiten 1119–1131, DOI: 10.1056/NEJMoa1707914

## Mythen zu den Ursachen

**«*Rheuma* haben nur alte Leute»**

Karmacharya P, Chakradhar R, Ogdie A (2021): The epidemiology of psoriatic arthritis: A literature review. *Best Practice & Research Clinical Rheumatology*, Band 35, Ausgabe 2, Seite 101692. DOI: 10.1016/j.berh.2021.101692

Minden K (2015): «Classification and epidemiology of juvenile idiopathic arthritis». Hochberg MC, Silman AJ, Smolen JS, Weinblatt ME, Weis-

man MH (Hrsg.) (2015): *Rheumatology* (6th edition), Philadelphia (Elsevier), 2015:826–832, DOI: 10.1016/B978-0-323-09138-1.00100-5
Rabenberg M. (2013): Gesundheitsberichterstattungs des Bundes, Ausgabe 54, «Arthrose», RKI, DOI: 10.25646/3166
Rietschel C & Latta K (2012): «Rheumatische Gelenkerkrankungen im Kindes- und Jugendalter». *Zeitschrift für Rheumatologie*, Band 71, Seiten 403–16, DOI: 10.1007/s00393-012-0994-8
Sieper J. (2013): «Axial spondyloarthropathies». Watts RA, Conaghan PG, Denton C, Foster H, Isaacs J, Müller-Ladner U (Hrsg.): *Oxford Textbook of Rheumatology* (4th ed.), Chapter 113. Oxford (Oxford University Press), DOI: 10.1093/med/9780199642489.003.0113_update_001
Symmons DPM. (2013): «Epidemiology and the rheumatic diseases». Watts RA, Conaghan PG, Denton C, Foster H, Isaacs J, Müller-Ladner U (Hrsg.): *Oxford Textbook of Rheumatology* (4th ed.), Chapter 27. Oxford (Oxford University Press), DOI: 10.1093/med/9780199642489.003.0027
Tian J, Zhang D, Yao X, Huang Y, Lu Q (2022): Global epidemiology of systemic lupus erythematosus: a comprehensive systematic analysis and modelling study. *Annals of the Rheumatic Diseases*, DOI: 10.1136/ard-2022-223035

### «*Rheuma* ist natürlich vererblich»

Block SR (2006): «A brief history of twins». *Lupus*, Band 15, Ausgabe 2, Seiten 61–64, DOI: 10.1191/0961203306lu2263ed
Crowson CS, Matteson EL, Myasoedova E, Michet CJ, Ernste FC, Warrington KJ, Davis JM 3rd, Hunder GG, Therneau TM, Gabriel SE (2011): «The lifetime risk of adult-onset rheumatoid arthritis and other inflammatory autoimmune rheumatic diseases». *Arthritis & Rheumatism*, Band 63, Ausgabe 3, Seiten 633–639. DOI: 10.1002/art.30155
Deapen D, Escalante A, Weinrib L, Horwitz D, Bachman B, Roy-Burman P, Walker A, Mack TM (1992): «A revised estimate of twin concordance in systemic lupus erythematosus». *Arthritis & Rheumatology*, Band 35, Ausgabe 3, Seiten 311–318. DOI: 10.1002/art.1780350310
Gateva V, Sandling JK, Hom G, Taylor KE, Chung SA, Sun X, Ortmann W, Kosoy R, Ferreira RC, Nordmark G, Gunnarsson I, Svenungsson E, Padyukov L, Sturfelt G, Jönsen A, Bengtsson AA, Rantapää-Dahlqvist S, Baechler EC, Brown EE, Alarcón GS, Edberg JC, Ramsey-Goldman R, McGwin G Jr, Reveille JD, Vilá LM, Kimberly RP, Manzi S, Petri MA, Lee

A, Gregersen PK, Seldin MF, Rönnblom L, Criswell LA, Syvänen AC, Behrens TW, Graham RR (2009): «A large-scale replication study identifies TNIP1, PRDM1, JAZF1, UHRF1BP1 and IL10 as risk loci for systemic lupus erythematosus». *Nature Genetics*, Heft 41, Band 11, Seiten 1228–1233. DOI:10.1038/ng.468

Fries JF, Wolfe F, Apple R, Erlich H, Bugawan T, Holmes T, Bruce B (2002): «HLA-DRB1 genotype associations in 793 white patients from a rheumatoid arthritis inception cohort: frequency, severity, and treatment bias». *Arthritis & Rheumatolgy*, Band 46, Ausgabe 9, Seiten 2320–2329. DOI: 10.1002/art.10485

Jiang X, Askling J, Saevarsdottir S, Padyukov L, Alfredsson L, Viatte S, Frisell T (2016): «A genetic risk score composed of rheumatoid arthritis risk alleles, HLA-DRB1 haplotypes, and response to TNFi therapy – results from a Swedish cohort study». *Arthritis research & therapy*, Band 18, Ausgabe 1, Seite 288. DOI: 10.1186/s13075-016-1174-z

Mattey DL, Dawes PT, González-Gay MA, García-Porrúa C, Thomson W, Hajeer AH, Ollier WE (2001): «HLA-DRB1 alleles encoding an aspartic acid at position 70 protect against development of rheumatoid arthritis». *The Journal of rheumatology*, Band 28, Ausgabe 2, Seiten 232–239, PMID: 11246655

Mohamed RH, Pasha HF, El-Shahawy EE (2012): Influence of TRAF1/C5 and STAT4 genes polymorphisms on susceptibility and severity of rheumatoid arthritis in Egyptian population. *Cellular Immunology*, Band 273, Ausgabe 1, Seiten 67–72. DOI: 10.1016/j.cellimm.2011.11.005

Viatte S, Plant D, Lunt M, Fu B, Flynn E, Parker BJ, Galloway J, Solymossy C, Worthington J, Symmons DPM, Dixey JJ, Young A, Barton A (2013): Investigation of rheumatoid arthritis genetic susceptibility markers in the early rheumatoid arthritis study further replicates the TRAF1 association with radiological damage. *The Journal of Rheumatology*, Band 40, Ausgabe 2, Seiten 144–56, DOI: 10.3899/jrheum.121034

de Vries N, Tijssen H, van Riel PLCM, van de Putte LBA (2002): «Reshaping the shared epitope hypothesis: HLA-associated risk for rheumatoid arthritis is encoded by amino acid substitutions at positions 67–74 of the HLA-DRB1 molecule». *Arthritis & Rheumatology*, Band 46, Ausgabe 4, Seiten 921–928. DOI: 10.1002/art.10210

van der Woude D, Lie BA, Lundström E, Balsa A, Feitsma AL, Houwing-Duistermaat JJ, Verduijn W, Nordang GB, Alfredsson L, Klareskog L,

Pascual-Salcedo D, Gonzalez-Gay MA, Lopez-Nevot MA, Valero F, Roep BO, Huizinga TW, Kvien TK, Martín J, Padyukov L, de Vries RR, Toes RE (2010): «Protection against anti-citrullinated protein antibody-positive rheumatoid arthritis is predominantly associated with HLA-DRB1*1301: a meta-analysis of HLA-DRB1 associations with anti-citrullinated protein antibody-positive and anti-citrullinated protein antibody-negative rheumatoid arthritis in four European populations». *Arthritis and Rheumatology*, Heft 62, Band 5, Seiten 1236–1245. DOI: 10.1002/art.27366

### «Wer *Rheuma* hat, ist selbst schuld»

Asoudeh F, Jayedi A, Kavian Z, Ebrahimi-Mousavi S, Nielsen SM, Mohammadi H (2021): A systematic review and meta-analysis of observational studies on the association between animal protein sources and risk of rheumatoid arthritis. *Clinical Nutrition*, Band 40, Ausgabe 7, Seiten 4644–4652, DOI: 10.1016/j.clnu.2021.05.026

Brennan DN, Ungprasert P, Warrington KJ, Koster MJ (2018): Smoking as a risk factor for giant cell arteritis: A systematic review and meta-analysis. *Seminars in Arthritis and Rheumatism*, Band 48, Ausgabe 3, Seiten 529–537, DOI: 10.1016/j.semarthrit.2018.07.001

Gómez-Puerta JA, Gedmintas L, Costenbader KH (2013): The association between silica exposure and development of ANCA-associated vasculitis: Systematic review and meta-analysis. *Autoimmunity Reviews*, Band 12, Ausgabe 12, Seiten 1129–1135. DOI: 10.1016/j.autrev.2013.06.016

Hatami E, Aghajani M, Pourmasoumi M, Haeri F, Boozari B, Nezamoleslami S, Clark CCT, Nezamoleslami S, Ghiasvand R (2022): The relationship between animal flesh foods consumption and rheumatoid arthritis: a case-control study. *Nutrition Journal*, Band 21, Ausgabe 1, Seite 51. DOI: 10.1186/s12937–022–00800–1

Mankia K, Siddle H, Di Matteo A, Alpízar-Rodríguez D, Kerry J, Kerschbaumer A, Aletaha D, Emery P (2021): A core set of risk factors in individuals at risk of rheumatoid arthritis: a systematic literature review informing the EULAR points to consider for conducting clinical trials and observational studies in individuals at risk of rheumatoid arthritis. *RMD Open*, Band 7, Ausgabe 3, Seite e001768, DOI: 10.1136/rmdopen-2021–001768

Morotti A, Sollaku I, Franceschini F, Cavazzana I, Fredi M, Sala E, De Palma G (2022): Systematic Review and Meta-analysis on the Association of Occupational Exposure to Free Crystalline Silica and Rheumatoid

Arthritis. *Clinical Reviews in Allergy & Immunology*, Band 62, Ausgabe 2, Seiten 333–345. DOI: 10.1007/s12016-021-08846-5

Nielen MMJ, van Schaardenburg D, Reesink HW, van de Stadt RJ, van der Horst-Bruinsma IE, de Koning MHMT, Habibuw MR, Vandenbroucke JP, Dijkmans BAC (2004): Specific autoantibodies precede the symptoms of rheumatoid arthritis: A study of serial measurements in blood donors. *Arthritis & Rheumatology*, Band 50, Ausgabe 2, Seiten 380–386. DOI: 10.1002/art.20018

Pattison DJ, Harrison RA, Symmons DPM (2004): The role of diet in susceptibility to rheumatoid arthritis: a systematic review. *The Journal of Rheumatology*, Band 31, Ausgabe 7, Seiten 1310–1319. PMID: 15229949

### «Rauchen und *Rheuma* haben doch gar nichts miteinander zu tun»

Arnson Y, Shoenfeld Y, Amital H (2010): Effects of tobacco smoke on immunity, inflammation and autoimmunity. *Journal of Autoimmunity*, Band 34, Ausgabe 3, Seiten J258–65. DOI: 10.1016/j.jaut.2009.12.003

Barbhaiya M, Tedeschi SK, Lu B, Malspeis S, Kreps D, Sparks JA, Karlson EW, Costenbader KH. 2018. «Cigarette Smoking and the Risk of Systemic Lupus Erythematosus, Overall and by Anti-Double Stranded DNA Antibody Subtype, in the Nurses' Health Study Cohorts». *Annals of the Rheumatic Diseases* 77(2):196–202. DOI: 10.1136/annrheumdis-2017-211675.

Brennan DN, Ungprasert P, Warrington KJ, Koster MJ (2018): Smoking as a risk factor for giant cell arteritis: A systematic review and meta-analysis. *Seminars in Arthritis and Rheumatism*, Band 48, Ausgabe 3, Seiten 529–537. DOI: 10.1016/j.semarthrit.2018.07.001

Brusca SB, Abramson SB, Scher JU (2014): Microbiome and mucosal inflammation as extra-articular triggers for rheumatoid arthritis and autoimmunity. *Current Opinion in Rheumatology*, Band 26, Ausgabe 1, Seiten 101–107. DOI: 10.1097/BOR.0000000000000008

Chang K, Yang SM, Kim SH, Han KH, Park SJ, Shin JI (2014): Smoking and rheumatoid arthritis. *International Journal of Molecular Sciences*, Band 15, Ausgabe 12, Seiten 22279–22295. DOI: 10.3390/ijms151222279

England BR, Mikuls TR (2021): Epidemiology of, risk factors for, and possible causes of rheumatoid arthritis. *UpTodate*. Link ohne DOI: https://www.uptodate.com/contents/epidemiology-of-risk-factors-for-and-possible-causes-of-rheumatoid-arthritis

Eder L, Shanmugarajah S, Thavaneswaran A, Chandran V, Rosen CF, Cook RJ, Gladman DD (2012): The association between smoking and the development of psoriatic arthritis among psoriasis patients. *Annals of the Rheumatic Diseases*, Band 71, Ausgabe 2, Seiten 219–24. DOI: 10.1136/ard.2010.147793

Di Giuseppe D, Discacciati A, Orsini N, Wolk A (2014): Cigarette smoking and risk of rheumatoid arthritis: a dose-response meta-analysis. *Arthritis Research & Therapy*, Band 16, Ausgabe 2, Seiten R61. DOI: 10.1186/ar4498

Glossop JR, Dawes PT, Mattey DL (2006): Association between cigarette smoking and release of tumour necrosis factor alpha and its soluble receptors by peripheral blood mononuclear cells in patients with rheumatoid arthritis. *Rheumatology*, Band 45, Ausgabe 10, Seiten 1223–1229, DOI: 10.1093/rheumatology/kel094

Hedström AK, Stawiarz L, Klareskog L, Alfredsson L (2018): Smoking and susceptibility to rheumatoid arthritis in a Swedish population-based case-control study. *European Journal of Epidemiology*, Band 33, Ausgabe 4, Seiten 415–423. DOI: 10.1007/s10654-018-0360-5

Hedström AK, Klareskog L, Alfredsson L (2018a): Exposure to passive smoking and rheumatoid arthritis risk: results from the Swedish EIRA study. *Annals of the Rheumatic Diseases*, Band 77, Ausgabe 7, Seiten 970–972. DOI: 10.1136/annrheumdis-2018-212973

Hyrich KL, Watson KD, Silman AJ, Symmons DPM; British Society for Rheumatology Biologics Register (2006): Predictors of response to anti-TNF-alpha therapy among patients with rheumatoid arthritis: results from the British Society for Rheumatology Biologics Register. *Rheumatology (Oxford)*, Band 45, Ausgabe 12, Seiten 1558–1565, DOI: 10.1093/rheumatology/kel149

Khan T, Jose RJ, Renzoni EA, Mouyis M (2021): A Closer Look at the Role of Anti-CCP Antibodies in the Pathogenesis of Rheumatoid Arthritis-Associated Interstitial Lung Disease and Bronchiectasis. *Rheumatology and Therapy*, Band 8, Ausgabe 4, Seiten 1463–1475. DOI: 10.1007/s40744-021-00362-4

Nielen MM, van Schaardenburg D, Reesink HW, van de Stadt RJ, van der Horst-Bruinsma IE, de Koning MHMT, Habibuw MR, Vandenbroucke JP, Dijkmans BAC (2018): Specific autoantibodies precede the symptoms of rheumatoid arthritis: a study of serial measurements in blood donors. *Arthritis & Rheumatology*, Band 50, Ausgabe 2, Seiten 380–6. DOI: 10.1002/art.20018

Shi J, van de Stadt LA, Levarht EW, Huizinga TW, Hamann D, van Schaardenburg D, Toes REM, Trouw LA (2014): Anti-carbamylated protein (anti-CarP) antibodies precede the onset of rheumatoid arthritis. *Annals of the Rheumatic Diseases*, Band 73, Ausgabe 4, Seiten 780–783. DOI: 10.1136/annrheumdis-2013-204154

Sugiyama D, Nishimura K, Tamaki K, Tsuji G, Nakazawa T, Morinobu A, Kumagai S (2010): Impact of smoking as a risk factor for developing rheumatoid arthritis: a meta-analysis of observational studies. *Annals of the Rheumatic Diseases*, Band 69, Ausgabe 1, Seiten 70–81, DOI: 10.1136/ard.2008.096487

Villaverde-García V, Cobo-Ibáñez T, Candelas-Rodríguez G, Seoane-Mato D, Campo-Fontecha PDD, Guerra M, Muñoz-Fernández S, Cañete JD (2017): The effect of smoking on clinical and structural damage in patients with axial spondyloarthritis: A systematic literature review. *Seminars in Arthritis and Rheumatism*, Band 46, Heft 5, Seiten 569–583. DOI: 10.1016/j.semarthrit.2016.11.004

Wu J, Peters BA, Dominianni C, Zhang Y, Pei Z, Yang L, Ma Y, Purdue MP, Jacobs EJ, Gapstur SM, Li H, Alekseyenko AV, Hayes RB, Ahn J (2016): Cigarette smoking and the oral microbiome in a large study of American adults. *The ISME Journal*, Band 10, Ausgabe 10, Seiten 2435–46. DOI: 10.1038/ismej.2016.37

### «*Rheuma* kommt von den Amalgamfüllungen in den Zähnen»

Chen KH, Yu HC, Chang YC. (2021): Analysis of dental amalgam fillings on primary Sjögren's syndrome: A population-based case-control study in Taiwan. *Medicine (Baltimore)*, Band 100, Ausgabe 47, Seite e28031. DOI: 10.1097/MD.0000000000028031

Geier DA & Geier MR (2021): Dental Amalgams and the Incidence Rate of Arthritis among American Adults. *Clinical Medicine Insights: Arthritis and Musculoskeletal Disorders*, Band 14, Seiten 1–11. DOI: 10.1177/11795441211016261

Karataş GK, Tosun AK, Karacehennem E, Sepici V. (2002): Mercury Poisoning: An Unusual Cause of Polyarthritis. *Clinical Rheumatology*, Band 21, Ausgabe 1, Seiten 73–75. DOI: 10.1007/s100670200018

Pedersen LM & Permin H (1988): Rheumatic disease, heavy-metal pigments, and the Great Masters. *The Lancet*, Band 4, Ausgabe 1 (8597), Seiten 1267–1269. DOI: 10.1016/s0140-6736(88)92082-x

**«Dass Impfungen *Rheuma* auslösen, kommt gar nicht so selten vor»**

Chang R, Yen-Ting Chen T, Wang SI, Hung YM, Chen HY, Wei CCJ (2023): Risk of autoimmune diseases in patients with COVID-19: A retrospective cohort study. *EClinicalMedicine*, Band 56, Seite 101783. DOI: 10.1016/j.eclinm.2022.101783

Chen Y, Xu Z, Wang P, Li XM, Shuai ZW, Ye DQ, Pan HF (2022): New-onset autoimmune phenomena post-COVID-19 vaccination. *Immunology*, Band 165, Ausgabe 4, Seiten 386–401. DOI: 10.1111/imm.13443

Jara LJ, García-Collinot G, Medina G, Cruz-Dominguez M, Vera-Lastra O, Carranza-Muleiro RA, Saavedra MA (2017): *Immunologic Research*, Band 65, Ausgabe 1, Seiten 8–16. DOI: 10.1007/s12026-016-8811-0

L'Huillier A, Ren G, Shi Y, Zhang J(2012). A two-hit model of autoimmunity: lymphopenia and unresponsiveness to TGF-β signaling. *Cellular & Molecular Immunology*, Band 9, Ausgabe 5, Seiten 369–370. DOI: 10.1038/cmi.2012.25

**«*Rheuma*? Das kann auch die Folge einer Borreliose sein»**

Nadelman RB, Nowakowski J, Forseter G, Goldberg NS, Bittker S, Cooper D, Aguero-Rosenfeld M, Wormser GP (1996): The clinical spectrum of early Lyme borreliosis in patients with culture-confirmed erythema migrans. *The American Journal of Medicine*, Band 100, Ausgabe 5, Seiten 502–508. DOI: 10.1016/s0002-9343(95)99915-9

Steere AC & Sikand VK (2003): The presenting manifestations of Lyme disease and the outcomes of treatment. *The New England Journal of Medicine*, Band 348, Ausgabe 24, Seiten 2472–2474. DOI: 10.1056/NEJM200306123482423

Zoschke DC, Skemp AA, Defosse DL (1991): Lymphoproliferative responses to Borrelia burgdorferi in Lyme disease. *Annals of Internal Medicine*, Band 114, Ausgabe 4, Seite 285, DOI: 10.7326/0003-4819-114-4-285

**«Mein *Rheuma* kommt vom nasskalten Wetter»**

Abasolo L, Tobías A, Leon L, Carmona L, Fernandez-Rueda JL, Fernandez-Gutierrez B, Jover JA (2013): Weather conditions may worsen symptoms in rheumatoid arthritis patients: the possible effect of temperature. *Reumatología Clínica*, Band 9, Ausgabe 4, Seiten 226–228. DOI: 10.1016/j.reumae.2013.03.002

Jamison RN, Anderson KO, Slater MA (1995): Weather changes and pain: perceived influence of local climate on pain complaint in chronic pain patients. *Pain*, Band 61, Ausgabe 2, Seiten 309–315. DOI: 10.1016/0304-3959(94)00215-Z

Ng J, Scott D, Taneja A, Gow P, Gosai A (2004): Weather changes and pain in rheumatology patients. *APLAR Journal of Rheumatology*, Band 7, Ausgabe 3, Seiten 204–206. DOI: 10.1111/j.1479-8077.2004.00099.x

Rosemann T, Laux G, Szecsenyi J, Wensing M, Grol R (2008): Pain and osteoarthritis in primary care: factors associated with pain perception in a sample of 1,021 patients. *Pain Medicine*, Band 9, Ausgabe 7, Seiten 903–910. DOI: 10.1111/j.1526-4637.2008.00498.x

Savage EM, McCormick D, McDonald S, Moore O, Stevenson M, Cairns AP (2015): Does rheumatoid arthritis disease activity correlate with weather conditions? *Rheumatology International*, Band 35, Ausgabe 5, Seiten 887–890. DOI: 10.1007/s00296-014-3161-5

Smedslund G, Mowinckel P, Heiberg T, Kvien TK, Hagen KB (2009): Does the weather really matter? A cohort study of influences of weather and solar conditions on daily variations of joint pain in patients with rheumatoid arthritis. *Arthritis Care & Research*, Band 61, Ausgabe 9, Seiten 1243–1247. DOI: 10.1002/art.24729

Strusberg I, Mendelberg RC, Serra HA, Strusberg AM (2002): Influence of weather conditions on rheumatic pain. *The Journal of Rheumatology*, Band 29, Ausgabe 2, Seiten 335–338. PMID: 11838853

Ziadé N, Bouzamel M, Mrad-Nakhlé M, Abi Karam G, Hmamouchi I, Abouqal R, Farah W (2021): Prospective correlational time-series analysis of the influence of weather and air pollution on joint pain in chronic rheumatic diseases. *Clinical Rheumatology*, Band 40, Ausgabe 10, Seiten 3929–3940. DOI: 10.1007/s10067-021-05735-2

### «Stillen verursacht *Rheuma*»

De Carolis S, Moresi S, Rizzo F, Monteleone G, Tabacco S, Salvi S, Garufi C, Lanzone A (2019): Autoimmunity in obstetrics and autoimmune diseases in pregnancy. *Best Practice & Research Clinical Obstetrics & Gynaecology*, Band 60, Seiten 66–76. DOI: 10.1016/j.bpobgyn.2019.03.003

Kim MY, Kim HJ, Noh JH, Kim SA, Hwang DS, Lee CH, Ha IH (2020): Relationship of Breastfeeding Duration with Joint Pain and Knee Osteoarthritis in Middle-aged Korean Women: A Cross-sectional Study using the Korea National Health and Nutrition Examination Survey. Preprint. DOI: 10.21203/rs.3.rs-15727/v1

## Mythen zu den Therapien

### «Eine Therapie braucht man bei *Rheuma* erst dann, wenn die Beschwerden nicht mehr auszuhalten sind»

De Cock D, Meyfroidt S, Joly J, Van der Elst K, Westhovens R, Verschueren P; CareRA study group (2014): A detailed analysis of treatment delay from the onset of symptoms in early rheumatoid arthritis patients. *Scandinavian Journal of Rheumatology*, Band 43, Ausgabe 1, Seiten 1–8. DOI: 10.3109/03009742.2013.805242

van Jaarsveld CH, Jacobs JW, van der Veen MJ, Blaauw AA, Kruize AA, Hofman DM, Brus HL, van Albada-Kuipers GA, Heurkens AH, ter Borg EJ, Haanen HC, van Booma-Frankfort C, Schenk Y, Bijlsma JW (2000): Aggressive treatment in early rheumatoid arthritis: a randomised controlled trial. On behalf of the Rheumatic Research Foundation Utrecht, The Netherlands. *Annals of the Rheumatic Diseases*, Band 59, Ausgabe 6, Seiten 468–477. DOI: 10.1136/ard.59.6.468

Tang C, Godfrey T, Stawell R, Nikpour M (2012): Hydroxychloroquine in lupus: emerging evidence supporting multiple beneficial effects. *Internal Medicine Journal*, Band 42, Ausgabe 9, Seiten 968–978. DOI: 10.1111/j.1445-5994.2012.02886.x

### «Bei *Rheuma* kann man auch selbst etwas machen»

Deyle GD, Henderson NE, Matekel RL, Ryder MG, Garber MB, Allison SC (2000): Effectiveness of manual physical therapy and exercise in osteoarthritis of the knee. A randomized, controlled trial. *Annals of Internal Medicine*, Band 132, Ausgabe 3, Seiten 173–181. DOI: 10.7326/0003-4819-132-3-200002010-00002

DGE (2017): Vollwertig essen und trinken nach den 10 Regeln der DGE. Link ohne DOI: https://www.dge.de/ernaehrungspraxis/vollwertige-ernaehrung/10-regeln-der-dge

Gwinnutt JM, Wieczorek M, Balanescu A, Bischoff-Ferrari HA, Boonen A, Cavalli G, de Souza S, de Thurah A, Dorner TE, Moe RH, Putrik P, Rodríguez-Carrio J, Silva-Fernández L, Stamm T, Walker-Bone K, Welling J, Zlatković-Švenda MI, Guillemin F, Verstappen SMM (2023): 2021 EULAR recommendations regarding lifestyle behaviours and work participation to prevent progression of rheumatic and musculoskeletal diseases. *Annals of the Rheumatic Diseases*, Band 82, Ausgabe 1, Seiten 48–56. DOI: 10.1136/annrheumdis-2021-222020

Nelligan RK, Hinman RS, Kasza J, Crofts SJC, Bennell KL (2021): Effects of a Self-directed Web-Based Strengthening Exercise and Physical Activity Program Supported by Automated Text Messages for People With Knee Osteoarthritis: A Randomized Clinical Trial. *JAMA Internal Medicine*, Band 181, Ausgabe 6, Seiten 776–785. DOI: 10.1001/jamainternmed.2021.0991

WHO (2020): Healthy diet, Link ohne DOI: https://www.who.int/news-room/fact-sheets/detail/healthy-diet

### «Eine Medikamentenpause ab und an ist für den Körper gesünder als die regelmäßige Einnahme»

Costedoat-Chalumeau N, Houssiau F, Izmirly P, Le Guern V, Navarra S, Jolly M, Ruiz-Irastorza G, Baron G, Hachulla E, Agmon-Levin N, Shoenfeld Y, Dall'Ara F, Buyon J, Deligny C, Cervera R, Lazaro E, Bezanahary H, Leroux G, Morel N, Viallard JF, Pineau C, Galicier L, Van Vollenhoven R, Tincani A, Nguyen H, Gondran G, Zahr N, Pouchot J, Piette JC, Petri M, Isenberg D (2019): A Prospective International Study on Adherence to Treatment in 305 Patients With Flaring SLE: Assessment by Drug Levels and Self-Administered Questionnaires. *Clinical Pharmacology & Therapeutics*, Band 103, Ausgabe 6, Seiten 1074–1082. DOI: 10.1002/cpt.885

Costedoat-Chalumeau N, Pouchot J, Guettrot-Imbert G, Le Guern V, Leroux G, Marra D, Morel N, Piette JC (2013): Adherence to treatment in systemic lupus erythematosus patients. *Best Practice & Research Clinical Rheumatology*, Band 27, Ausgabe 3, Seiten 329–340. DOI: 10.1016/j.berh.2013.07.001

Costedoat-Chalumeau N, Amoura Z, Hulot JS, Aymard G, Leroux G, Marra D, Lechat P, Piette JC (2007): Very low blood hydroxychloroquine concentration as an objective marker of poor adherence to treatment of systemic lupus erythematosus. *Annals of the Rheumatic Diseases*, Band 66, Ausgabe 6, Seiten 821–824. DOI: 10.1136/ard.2006.067835

Durcan L, Clarke WA, Magder LS, Petri M (2015): Hydroxychloroquine Blood Levels in Systemic Lupus Erythematosus: Clarifying Dosing Controversies and Improving Adherence. *The Journal of Rheumatology*, Band 42, Ausgabe 11, Seiten 2092–2097. DOI: 10.3899/jrheum.150379

Pasma A, den Boer E, van 't Spijker A, Timman R, van den Bemt BJF, Busschbach JJV,Hazes JMW (2016): Nonadherence to disease modifying antirheumatic drugs in the first year after diagnosis: comparing three adherence measures in early arthritis patients. *Rheumatology*, Band 10, Ausgabe 55, Seiten 1812–1819. DOI: 10.1093/rheumatology/kew247

Greenberg RN (1984): Overview of patient compliance with medication dosing: a literature review. *Clinical Therapeutics*, Band 6, Ausgabe 5, Seiten 592–599. PMID: 6383611

Hashmi F, Haroon M, Ullah S, Asif S, Javed S, Tayyab Z (2022): Stress at Home and Female Gender Are Significantly Associated With Non-adherence and Poor Illness Perception Among Patients With Rheumatoid Arthritis. *Cureus*, Band 14, Ausgabe 6, Seite e25835. DOI: 10.7759/cureus.25835

Katchamart W, Narongroeknawin P, Sukprasert N, Chanapai W, Srisomnuek A (2012): Rate and causes of noncompliance with disease-modifying antirheumatic drug regimens in patients with rheumatoid arthritis. *Clinical Rheumatology*, Band 40, Ausgabe 4, Seiten 1291–1298. DOI: 10.1007/s10067-020-05409-5

de Klerk E, van der Heijde D, Landewé R, van der Tempel H, Urquhart J, van der Linden S (2003): Patient compliance in rheumatoid arthritis, polymyalgia rheumatica, and gout. *The Journal of Rheumatology*, Band 30, Ausgabe 1, Seiten 44–54. PMID: 12508389

de Klerk E, van der Heijde D, Landewé R, van der Tempel H, van der Linden S (2003a): The compliance-questionnaire-rheumatology compared with electronic medication event monitoring: a validation study. *Journal of Rheumatology*, Band 30, Ausgabe 11, Seiten 2469–2475. PMID: 14677194

WHO (Hrsg., 2003): Adherence to long-term therapies: evidence for action. DOI: https://apps.who.int/iris/handle/10665/42682?locale-attribute=de&

### «Methotrexat führt zur Bildung von Rheumaknoten»

Kaushik P, Solomon DH, Greenberg JD, Anderson JT, Reed G, Pala O, Sumbul-Yuksel B, Kadam P, Kremer JM; CORRONA investigators (2015): Subcutaneous nodules are associated with cardiovascular events in patients with rheumatoid arthritis: results from a large US registry. *Clinical Rheumatology*, Band 34, Ausgabe 10, Seiten 1697–1704. DOI: 10.1007/s10067-015-3032-9

Patatanian E, Thompson DF: A review of methotrexate-induced accelerated nodulosis (2002): *Pharmacotherapy*, Band 22, Ausgabe 9, Seiten 1157–1162. DOI: 10.1592/phco.22.13.1157.33525

### «Die Entwicklung von Psoriasis zu Psoriasis-Arthritis ist einfach unaufhaltbar»

Acosta Felquer ML, LoGiudice L, Galimberti ML, Rosa J, Mazzuoccolo L, Soriano ER (2021): Treating the skin with biologics in patients with psoriasis decreases the incidence of psoriatic arthritis. *Annals of the Rheumatic Diseases*, Band 81, Ausgabe 1, Seiten 74–79. DOI: 10.1136/annrheumdis-2021-220865

Gisondi P, Bellinato F, Targher G, Idolazzi L, Girolomoni G (2022): Biological disease-modifying antirheumatic drugs may mitigate the risk of psoriatic arthritis in patients with chronic plaque psoriasis. *Annals of the Rheumatic Diseases*, Band 81, Ausgabe 1, Seiten 68–73. DOI: 10.1136/annrheumdis-2021-219961

Merola JF, Ogdie A (2021): Does psoriasis treatment affect PsA development? *Nature Reviews Rheumatology*, Band 17, Ausgabe 12, Seiten 708–709. DOI: 10.1038/s41584-021-00706-y

### «Bei *Rheuma* kann man auch erst mal die Ernährung umstellen, bevor man an medikamentöse Therapien denkt»

Dong Y, Zhu H, Chen L, Huang Y, Christen W, Cook NR, Copeland T, Mora S, Buring JE, Lee IM, Costenbader KH, Manson JE (2022): Effects of Vitamin D3 and Marine Omega-3 Fatty Acids Supplementation on Biomarkers of Systemic Inflammation: 4-Year Findings from the VITAL Randomized Trial. *Nutrients*, Band 14, Ausgabe 24, Seite 5307. DOI: 10.3390/nu14245307

Grübler MR, Gängler S, Egli A, Bischoff-Ferrari HA (2021): Effects of vitamin D3 on glucose metabolism in patients with severe osteoarthritis: A randomized double-blind trial comparing daily 2000with 800 IU vitamin D3. *Diabetes, Obesity and Metabolism*, Band 23, Ausgabe 4, Seiten 1011–1019. DOI: 10.1111/dom.14307

Jin X, Ding C, Hunter DJ, Gallego B (2022): Effectiveness of vitamin D supplementation on knee osteoarthritis – A target trial emulation study using data from the Osteoarthritis Initiative cohort. *Osteoarthritis Cartilage*, Band 30, Ausgabe 11, Seiten 1495–1505. DOI: 10.1016/j.joca.2022.06.005

MacFarlane LA, Cook NR, Kim E, Lee IM, Iversen MD, Gordon D, Buring JE, Katz JN, Manson JE, Costenbader KH (2020): The Effects of Vitamin D and Marine Omega-3 Fatty Acid Supplementation on Chronic Knee Pain in Older US Adults: Results From a Randomized Trial. *Arthritis Rheumatology*, Band 72, Ausgabe 11, 1836–1844. DOI: 10.1002/art.41416

Mischoulon D, Dunlop BW, Kinkead B, Schettler PJ, Lamon-Fava S, Rakofsky JJ, Nierenberg AA, Clain AJ, Mletzko Crowe T, Wong A, Felger JC, Sangermano L, Ziegler TR, Cusin C, Fisher LB, Fava M, Rapaport MH (2022): Omega-3 Fatty Acids for Major Depressive Disorder With High Inflammation: A Randomized Dose-Finding Clinical Trial. *The Journal of Clinical Psychiatry*, Band 83, Ausgabe 5, Seite 21m14074. DOI: 10.4088/JCP.21m14074

Shen S, Yan G, Cao Y, Zeng Q, Zhao J, Wang X, Wang P (2023): Dietary supplementation of n-3 PUFAs ameliorates LL37-induced rosacea-like skin inflammation via inhibition of TLR2/MyD88/NF-κB pathway. *Biomedicine & Pharmacotherapy*, Band 157, Seite 114091. DOI: 10.1016/j.biopha.2022.114091

Sköldstam L, Hagfors L, Johansson G (2003): An experimental study of a Mediterranean diet intervention for patients with rheumatoid arthritis. *Annals of the Rheumatic Diseases*, Band 62, Ausgabe 3, Seiten 208–214. DOI: 10.1136/ard.62.3.208

So J, Asztalos BF, Horvath K, Lamon-Fava S (2022): Ethyl EPA and ethyl DHA cause similar and differential changes in plasma lipid concentrations and lipid metabolism in subjects with low-grade chronic inflammation. *Journal of Clinical Lipidology*, Band 16, Ausgabe 6, Seiten 887–894. DOI: 10.1016/j.jacl.2022.10.002

Turesson Wadell A, Bärebring L, Hulander E, Gjertsson I, Hagberg L, Lindqvist HM, Winkvist A (2021): Effects on health-related quality of life in the randomized, controlled crossover trial ADIRA (Anti-inflammatory Diet In Rheumatoid Arthritis). *PLoS One*, Band 16, Ausgabe 10, Seite0258716. DOI: 10.1371/journal.pone.0258716

**«Ausreichend Vitamin D verhindert die Entstehung von *Rheuma*»**

Hahn J, Cook NR, Alexander EK, Friedman S, Walter J, Bubes V, Kotler G, Lee IM, Manson JE, Costenbader KH. 2022. Vitamin D and marine omega 3 fatty acid supplementation and incident autoimmune disease: VITAL randomized controlled trial. *BMJ*. Band 376, Seite e066452. Doi: 10.1136/bmj-2021-066452.

Costenbader KH, Cook NR, Lee IM, Hahn J, Walter J, Bubes V, Kotler G, Yang1 N, Friedman S, Alexander EK, Manson JAE (2022): Vitamin D and Marine n-3 Fatty Acid Supplementation for Prevention of Autoimmune Disease in the VITAL Randomized Controlled Trial: Outcomes over 7 Years. *Arthritis & Rheumatology*, Band 74, Suppl. 9. www.tinyurl.com/y4dbh6mu

Niedermaier T, Gredner T, Kuznia S, Schöttker B, Mons U, Lakerveld J, Ahrens W, Brenner H; PEN-Consortium (2022): Vitamin D food fortification in European countries: the underused potential to prevent cancer deaths. *European Journal of Epidemiology*, Band 37, Ausgabe 4, Seiten 309–320. DOI: 10.1007/s10654-022-00867-4

**«Cannabis wirkt effektiv gegen *Rheuma* und ist dabei auch noch natürlich»**

Blake DR, Robson P, Ho M, Jubb RW, McCabe CS (2006). Preliminary assessment of the efficacy, tolerability and safety of a cannabis-based medicine (Sativex) in the treatment of pain caused by rheumatoid arthritis». *Rheumatology*, Band 45, Ausgabe 1, Seiten 50–52, DOI: 10.1093/rheumatology/kei183

Dotsey E, Ushach I, Pone E, Nakajima R, Jasinskas A, Argueta DA, Dillon A, DiPatrizio N, Davies H, Zlotnik A, Crompton PD, Felgner PL (2017). Transient Cannabinoid Receptor 2 Blockade during Immunization Heightens Intensity and Breadth of Antigen-specific Antibody Responses in Young and Aged mice. *Scientific Reports*, Band 7, Ausgabe 1, Seite 42584. DOI: 10.1038/srep42584

El-Gohary M, Eid MA (2004). Effect of cannabinoid ingestion (in the form of bhang) on the immune system of high school and university students. *Human & experimental toxicology*, Band 23, Ausgabe 3, Seiten 149–156. DOI: 10.1191/0960327104ht426oa

Giorgi V, Marotto D, Batticciotto A, Atzeni F, Bongiovanni S, Sarzi-Puttini P

(2021). Cannabis and Autoimmunity: Possible Mechanisms of Action. *ImmunoTargets and Therapy*, Band 10, S. 261–271. DOI: 10.2147/ITT.S267905

Gould J (2015). Cannabis: 4 big questions. *Nature*, Band 525, Ausgabe 7570, Seite 18. DOI: 10.1038/525S18a

Jan TR, Su ST, Wu HY, Liao MH (2007). Suppressive effects of cannabidiol on antigen-specific antibody production and functional activity of splenocytes in ovalbumin-sensitized BALB/c mice». *International immunopharmacology*, Band 7, Ausgabe 6, Seiten 773–780. DOI: 10.1016/j.intimp.2007.01.015

Fitzcharles MA, Baerwald C, Ablin J, Häuser W (2016). Efficacy, tolerability and safety of cannabinoids in chronic pain associated with rheumatic diseases (fibromyalgia syndrome, back pain, osteoarthritis, rheumatoid arthritis): A systematic review of randomized controlled trials». *Der Schmerz*, Band 30, Ausgabe 1, Seiten 47–61. DOI: 10.1007/s00482–015–0084–3

Mammana S, Cavalli E, Gugliandolo A, Silvestro S, Pollastro F, Bramanti P, Mazzon E (2019). Could the Combination of Two Non-Psychotropic Cannabinoids Counteract Neuroinflammation? Effectiveness of Cannabidiol Associated with Cannabigerol. *Medicina*, Band 55, Ausgabe 11, Seite 747. DOI: 10.3390/medicina55110747

Russo EB, Marcu J (2017): Cannabis Pharmacology: The Usual Suspects and a Few Promising Leads. *Advances in Pharmacology*, Band 80, Seiten 67–134. DOI: 10.1016/bs.apha.2017.03.004

Schulze-Schiappacasse C, Durán J, Bravo-Jeria R, Verdugo-Paiva F, Morel M, Rada G (2022). Are Cannabis, Cannabis-Derived Products, and Synthetic Cannabinoids a Therapeutic Tool for Rheumatoid Arthritis? A Friendly Summary of the Body of Evidence. *Journal of clinical rheumatology: practical reports on rheumatic & musculoskeletal diseases*, Band 28, Ausgabe 2, Seiten e563–e567. DOI: 10.1097/RHU.0000000000001745

### «Kastanien in der Hosentasche helfen gegen *Rheuma*»

Beasley J, Ward L, Knipper-Fisher K, Hughes K, Lunsford D, Leiras C. 2019. Conservative therapeutic interventions for osteoarthritic finger joints: A systematic review. *Journal of Hand Therapy.* Band 28, Ausgabe 2, Seiten 153–164.e2. DOI: 10.1016/j.jht.2018.01.001

Colebatch AN, Edwards CJ, Østergaard M, van der Heijde D, Balint PV,

D'Agostino MA, Forslind K, Grassi W, Haavardsholm EA, Haugeberg G, Jurik AG, Landewé RB, Naredo E, O'Connor PJ, Ostendorf B, Potocki K, Schmidt WA, Smolen JS, Sokolovic S, Watt I, Conaghan PG. 2013. EULAR recommendations for the use of imaging of the joints in the clinical management of rheumatoid arthritis. *Annals of the Rheumatic Diseases*, Band 72, Ausgabe 6, Seiten: 804–814. DOI: 10.1136/annrheumdis-2012-203158

Dziedzic K, Nicholls E, Hill S, Hammond A, Handy J, Thomas E, Hay E. 2015. Self-management approaches for osteoarthritis in the hand: a 2×2 factorial randomised trial. *Annals of the Rheumatic Diseases*, Band 74, Heft 1, Seiten 108–118. DOI: 10.1136/annrheumdis-2013-203938

Hennig T, Hæhre L, Hornburg VT, Mowinckel P, Norli ES, Kjeken I. 2015. Effect of home-based hand exercises in women with hand osteoarthritis: a randomised controlled trial. *Annals of the Rheumatic Diseases*, Band 74, Heft 8, Seiten 1501–1508. DOI: 10.1136/annrheumdis-2013-204808

Kang TW, Lee JH, Park DH, Cynn HS. 2019. Effects of a finger exercise program on hand function in automobile workers with hand osteoarthritis: A randomized controlled trial. *Hand Surgery and Rehabilitation*, Band 38, Heft 1, Seiten 59–66. DOI: 10.1016/j.hansur.2018.09.007

Kolasinski SL, Neogi T, Hochberg MC, Oatis C, Guyatt G, Block J, Callahan L, Copenhaver C, Dodge C, Felson D, Gellar K, Harvey WF, Hawker G, Herzig E, Kwoh CK, Nelson AE, Samuels J, Scanzello C, White D, Wise B, Altman RD, DiRenzo D, Fontanarosa J, Giradi G, Ishimori M, Misra D, Shah AA, Shmagel AK, Thoma LM, Turgunbaev M, Turner AS, Reston J. 2020. 2019 American College of Rheumatology/Arthritis Foundation Guideline for the Management of Osteoarthritis of the Hand, Hip, and Knee. *Arthritis & Rheumatology*. Band 72, Ausgabe 2, Seiten 220–233. DOI: 10.1002/art.41142

Kroon FPB, Carmona L, Schoones JW, Kloppenburg M. 2018. Efficacy and safety of non-pharmacological, pharmacological and surgical treatment for hand osteoarthritis: a systematic literature review informing the 2018 update of the EULAR recommendations for the management of hand osteoarthritis. *RMD Open*. Band 4, Ausgabe 2, Seite e000734. DOI: 10.1136/rmdopen-2018-000734

Lefler C, Armstrong WJ. 2004. Exercise in the treatment of osteoarthritis in the hands of elderly. Clinical Kinesiology: Journal of the *American Kinesiotherapy Association*, Band 58, Heft 2, Seiten 13–17, DOI: ohne

Østerås N, Kjeken I, Smedslund G, Moe RH, Slatkowsky-Christensen B, Uhlig T, Hagen KB. 2017. Exercise for hand osteoarthritis. Cochrane *Database of Systematic Reviews*, Band 1, Ausgabe 1, Seite CD010388. DOI: 10.1002/14651858.CD010388.pub2

Østerås N, Hagen KB, Grotle M, Sand-Svartrud AL, Mowinckel P, Kjeken I. 2014. Limited effects of exercises in people with hand osteoarthritis: results from a randomized controlled trial. *Osteoarthritis and Cartilage*. Band 22, Heft 9, Seiten 1224–1233. DOI: 10.1016/j.joca.2014.06.036

Poletto E, Tinazzi I, Marchetta A, Smania N, Rossato E. 2021. Hand Erosive Osteoarthritis and Distal Interphalangeal Involvement in Psoriatic Arthritis: The Place of Conservative Therapy. *Journal of Clinical Medicine*, Band 10, Heft 12, Seite 2630. DOI: 10.3390/jcm10122630

Rannou F, Poiraudeau S, Non-pharmacological approaches for the treatment of osteoarthritis. *Best Practice & Research Clinical Rheumatology*, Band 24, Ausgabe 1, Seiten 93–106. DOI: 10.1016/j.berh.2009.08.013

Rogers MW, Wilder FV 2007. The effects of strength training among persons with hand osteoarthritis: A two-year follow-up study. *Journal of Hand Therapy*. Band 20, Ausgabe 3, Seiten 244–250. DOI: 10.1197/j.jht.2007.04.005

Stamm TA, Machold KP, Smolen JS, Fischer S, Redlich K, Graninger W, Ebner W, Erlacher L. 2002. Joint protection and home hand exercises improve hand function in patients with hand osteoarthritis: A randomized controlled trial. *Arthritis Care & Research*, Band 47, Ausgabe 1, Seiten 44–49. DOI: 10.1002/art1.10246

Stoffer-Marx MA, Klinger M, Luschin S, Meriaux-Kratochvila S, Zettel-Tomenendal M, Nell-Duxneuner V, Zwerina J, Kjeken I, Hackl M, Öhlinger S, Woolf A, Redlich K, Smolen JS, Stamm TA. 2018. Functional consultation and exercises improve grip strength in osteoarthritis of the hand – A randomised controlled trial. *Arthritis Research & Therapy*, 2018, Band 20, Ausgabe 1, Seite 253. DOI: 10.1186/s13075-018-1747-0

**«Die Alternativmedizin bietet gute Optionen für den Einstieg in die Welt der Rheumamedikamente»**

keine Quellen

**«Bei *Rheuma* kann man erst mal was mit Blutegeln machen»**

Lauche R, Cramer H, Langhorst J, Dobos G (2014): A systematic review and meta-analysis of medical leech therapy for osteoarthritis of the knee. *The Clinical Journal of Pain*, Band 30, Ausgabe 1, Seiten 63–72. DOI: 10.1097/AJP.0b013e31828440ce

**«Die Kraft der Gewürze – *Rheuma* lässt sich auch mit Weihrauch, Kreuzkümmel und Kurkuma heilen»**

Amalraj A, Varma K, Jacob J, Divya C, Kunnumakkara AB, Stohs SJ, Gopi S (2017): A Novel Highly Bioavailable Curcumin Formulation Improves Symptoms and Diagnostic Indicators in Rheumatoid Arthritis Patients: A Randomized, Double-Blind, Placebo-Controlled, Two-Dose, Three-Arm, and Parallel-Group Study. *Journal of Medicinal Food*, Band 20, Ausgabe 10, Seiten 1022–1030. DOI: 10.1089/jmf.2017.3930

Javadi M, Khadem Haghighian H, Goodarzy S, Abbasi M, Nassiri-Asl M (2019): Effect of curcumin nanomicelle on the clinical symptoms of patients with rheumatoid arthritis: A randomized, double-blind, controlled trial. *International Journal of Rheumatic Diseases*, Band 22, Ausgabe 10, Seiten 1857–1862. DOI: 10.1111/1756-185X.13688

**«Biologische Medikamente sind natürlich immer weniger riskant als chemische Therapien»**

Aguilar-Lozano L, Castillo-Ortiz JD, Vargas-Serafin C, Morales-Torres J, Sanchez-Ortiz A, Sandoval-Castro C, Padilla-Ibarra J, Hernandez-Cuevas C, Ramos-Remus C (2013): Sustained clinical remission and rate of relapse after tocilizumab withdrawal in patients with rheumatoid arthritis. *The Journal of Rheumatology*, Band 40, Ausgabe 7, Seiten 1069–1073. DOI: 10.3899/jrheum.121427

Allaart CF, Lems WF, Huizinga TWJ (2013): The BeSt way of withdrawing biologic agents. *Clinical and Experimental Rheumatology*, Band 31, Ausgabe 4, Suppl 78, Seiten 14–18. PMID: 24129130

Baeten D, Sieper J, Braun J, Baraliakos X, Dougados M, Emery P, Deodhar A, Porter B, Martin R, Andersson M, Mpofu S, Richards HB; MEASURE 1 Study Group; MEASURE 2 Study Group (2015): Secukinumab, an Interleukin-17A Inhibitor, in Ankylosing Spondylitis. *New England Journal of Medicine*, Band 373, Ausgabe 26, Seiten 2534–2548. DOI: 10.1056/NEJMoa1505066

De Benedetti F, Brunner HI, Ruperto N, Kenwright A, Wright S, Calvo I, Cuttica R, Ravelli A, Schneider R, Woo P, Wouters C, Xavier R, Zemel L, Baildam E, Burgos-Vargas R, Dolezalova P, Garay SM, Merino R, Joos R, Grom A, Wulffraat N, Zuber Z, Zulian F, Lovell D, Martini A; PRINTO; PRCSG (2012): Randomized trial of tocilizumab in systemic juvenile idiopathic arthritis. *New England Journal of Medicine*, Band 367, Ausgabe 25, Seiten 2385–2395. DOI: 10.1056/NEJMoa1112802

Mateen S, Zafar A, Moin S, Khan AQ, Zubair S (2016): Understanding the role of cytokines in the pathogenesis of rheumatoid arthritis. *Clinica Chimica Acta*, Band 455, Seiten 161–171. DOI: 10.1016/j.cca.2016.02.010

Listing J, Gerhold K, Zink A. The risk of infections associated with rheumatoid arthritis, with its comorbidity and treatment (2013): *Rheumatology (Oxford)*, Band 52, Ausgabe 1, Seiten 53–61. DOI: 10.1093/rheumatology/kes305

Morand EF, Furie R, Tanaka Y, Bruce IN, Askanase AD, Richez C, Bae SC, Brohawn PZ, Pineda L, Berglind A, Tummala R; TULIP-2 Trial Investigators (2020): Trial of Anifrolumab in Active Systemic Lupus Erythematosus. *New England Journal of Medicine*, Band 382, Ausgabe 3, Seiten 211–221. DOI: 10.1056/NEJMoa1912196

Redeker I, Albrecht K, Kekow J, Burmester GR, Braun J, Schäfer M, Zink A, Strangfeld A (2022): Risk of herpes zoster (shingles) in patients with rheumatoid arthritis under biologic, targeted synthetic and conventional synthetic DMARD treatment: data from the German RABBIT register. *Annals of the Rheumatic Diseases*, Band 81, Ausgabe 1, Seiten 41–47. DOI: 10.1136/annrheumdis-2021–220651

Richter A, Listing J, Schneider M, Klopsch T, Kapelle A, Kaufmann J, Zink A, Strangfeld A (2016): Impact of treatment with biologic DMARDs on the risk of sepsis or mortality after serious infection in patients with rheumatoid arthritis. *Annals of the Rheumatic Diseases*, Band 75, Ausgabe 9, Seiten 1667–1673. DOI: 10.1136/annrheumdis-2015–207838

Ruperto N, Brunner HI, Quartier P, Constantin T, Wulffraat N, Horneff G, Brik R, McCann L, Kasapcopur O, Rutkowska-Sak L, Schneider R, Berkun Y, Calvo I, Erguven M, Goffin L, Hofer M, Kallinich T, Oliveira SK, Uziel Y, Viola S, Nistala K, Wouters C, Cimaz R, Ferrandiz MA, Flato B, Gamir ML, Kone-Paut I, Grom A, Magnusson B, Ozen S, Sztajnbok F, Lheritier K, Abrams K, Kim D, Martini A, Lovell DJ; PRINTO; PRCSG (2012): Two randomized trials of canakinumab in systemic juvenile idiopathic arthritis.

*New England Journal of Medicine*, Band 367, Ausgabe 25, Seiten 2396–2406. DOI: 10.1056/NEJMoa1205099

Specks U, Merkel PA, Seo P, Spiera R, Langford CA, Hoffman GS, Kallenberg CG, St Clair EW, Fessler BJ, Ding L, Viviano L, Tchao NK, Phippard DJ, Asare AL, Lim N, Ikle D, Jepson B, Brunetta P, Allen NB, Fervenza FC, Geetha D, Keogh K, Kissin EY, Monach PA, Peikert T, Stegeman C, Ytterberg SR, Mueller M, Sejismundo LP, Mieras K, Stone JH; RAVE-ITN Research Group (2013): Efficacy of remission-induction regimens for ANCA-associated vasculitis. *New England Journal of Medicine*, Band 369, Ausgabe 5, Seiten 417–427. DOI: 10.1056/NEJMoa1213277

Strangfeld A, Manger B, Eisterhues C, Krause A, Listing J, Zink A (2012): Validierung des RABBIT Risikoscores für schwerwiegende Infektionen. Kongress Deutsche Gesellschaft für Rheumatologie (DGRh). Abstract RA.09. Link ohne DOI: https://biologika-register.de/wp-content/uploads/2018/09/P38_RABBIT_Risikoscore.pdf

Stone JH, Tuckwell K, Dimonaco S, Klearman M, Aringer M, Blockmans D, Brouwer E, Cid MC, Dasgupta B, Rech J, Salvarani C, Schett G, Schulze-Koops H, Spiera R, Unizony SH, Collinson N (2017): Trial of Tocilizumab in Giant-Cell Arteritis. *New England Journal of Medicine*, Band 377, Ausgabe 4, Seiten 317–328. DOI: 10.1056/NEJMoa1613849

Wallace DJ, Atsumi T, Daniels M, Hammer A, Meizlik P, Quasny H, Schwarting A, Zhang F, Roth DA (2002): Safety of belimumab in adult patients with systemic lupus erythematosus: Results of a large integrated analysis of controlled clinical trial data. *Lupus*, Band 31, Ausgabe 13, Seiten 1649–1659. DOI: 10.1177/09612033221131183

Wechsler ME, Akuthota P, Jayne D, Khoury P, Klion A, Langford CA, Merkel PA, Moosig F, Specks U, Cid MC, Luqmani R, Brown J, Mallett S, Philipson R, Yancey SW, Steinfeld J, Weller PF, Gleich GJ; EGPA Mepolizumab Study Team (2017): Mepolizumab or Placebo for Eosinophilic Granulomatosis with Polyangiitis. *New England Journal of Medicine*, Band 376, Ausgabe 20, Seiten 1921–1932. DOI: 10.1056/NEJMoa1702079